唐山玉清观道学文化丛书

董沛文　主编

千峰老人全集

（繁简对照本）

席春生◎执行主编

上

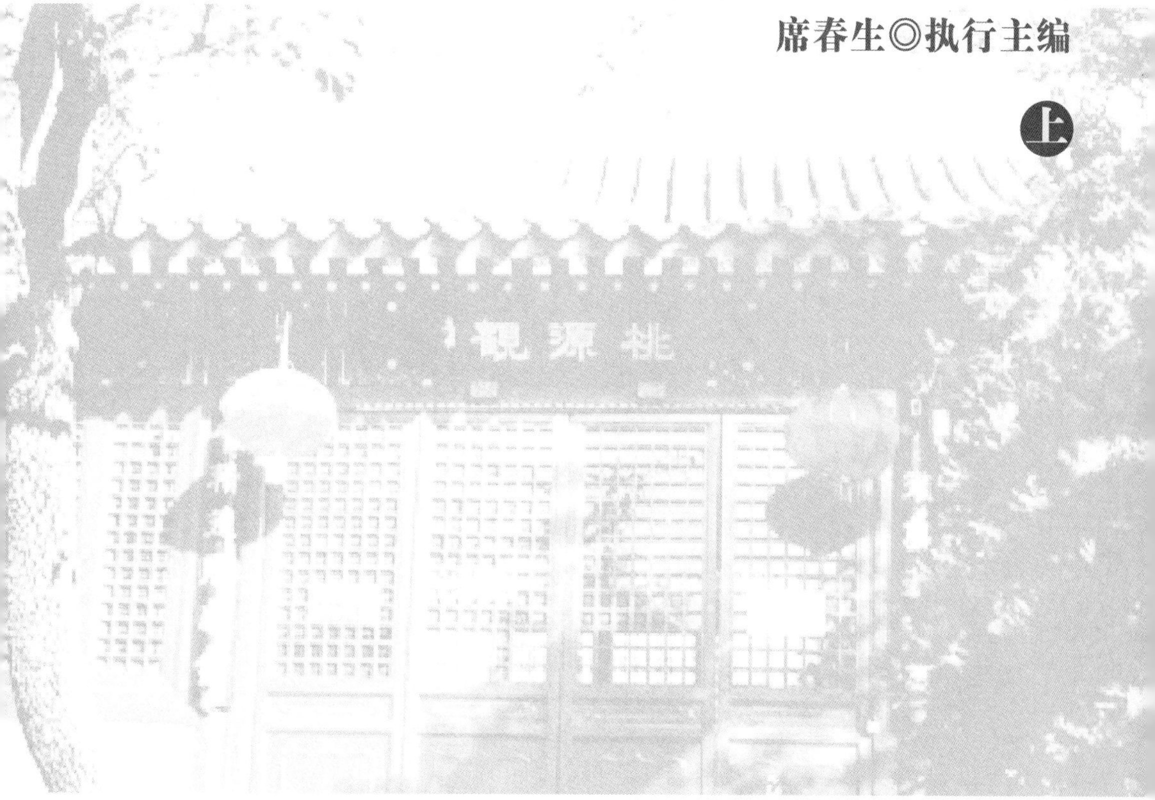

宗教文化出版社

图书在版编目(CIP)数据

千峰老人全集(繁简对照本)/董沛文主编;席春生编.--北京:宗教文化出版社,2013.12(2021.8重印)

ISBN 978-7-80254-795-7

Ⅰ.①千… Ⅱ.①董… Ⅲ.①道家-养生(中医)Ⅳ.①R212

中国版本图书馆CIP数据核字(2013)第308190号

千峰老人全集

(繁简对照本)

董沛文 主编　席春生 执行主编

出版发行:宗教文化出版社

地　　址:北京市西城区后海北沿44号　(100009)

电　　话:64095215(发行部)　64095210(编辑部)

责任编辑:赛　勤

版式设计:陶　静

印　　刷:河北广森印刷科技有限公司

版本记录:170×230毫米　16开本　50.5印张　600千字

2013年12月第1版　2021年8月第4次印刷

书　　号:ISBN 978-7-80254-795-7

定　　价:198.00元(上、下册)

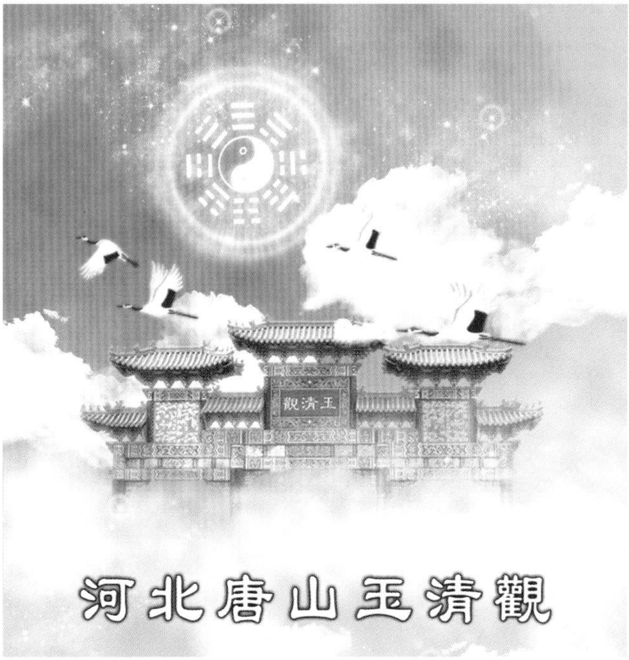

玉清观记

玉清古观，处冀东之域，倚燕山之脉，傍滦水之涘，望渤海之滨，立石城（唐山市开平区，古称石城）垣内，聚亿万年之钟秀，享千百年之香火。山水环抱，京津毗邻，鸾翔凤集，人杰地灵。黄帝问道而登空同，轩辕学仙而礼广成，鼎湖跨龙以飞升，仙宗道脉，由之滥觞。昔古孤竹国君，嗣子伯夷叔齐，立次子为储君。国君殁，齐让伯夷，夷不受而遁，齐不立亦逃。闻西伯善养老，相偕欲适周。当值盛夏，路过石城之地，腹饥口渴，踌躇间，突现一淙清泉，汩汩而流，急掬泉水，捧之尽饮，入口温如玉，至腹冽沁腑，饥渴顿消。昆仲绕泉徘徊，流连忘返，决意结庐而居，烧茅修炼以求仙。其玉浆清泉，即后世之玉清古井也。数年后，往西岐，复隐首阳山中，不食周粟，杳失所踪。燕君昭王，遣使求不死药，入海登蓬莱方丈，卜地石城合药以炼丹，其丹炉遗迹尚存井隅也。秦皇寻神山，觅仙药，游碣石，尝饮玉清之水，顿改容颜，身轻而转体健。张陵演教，天师布道，桓灵帝间，有观筑于古井之侧。唐王东征，屯兵大城，山赐唐姓，筑立石城，二百余丈。有随军道士，长于望气，见紫霞缥缈如飞鸾，仙气凝聚似丹鼎，遂离军隐居，潜修仙道，升举而去。刘操仕燕主居相位，正阳垒卵以度化，易号海蟾子而学仙，为演清净无为之宗，以道全形之旨。复遇吕祖纯阳于原野，饮玉清之神水，授以金液还丹之秘，遁迹修真，得成仙道。丘祖长春真人，会元世祖于雪山，赐号神仙，颁虎符玺书，掌天下道教。越二载，驻鹤燕京，大阐玄风，道侣云集，化道十方，建宫立观，设坛作醮。丘祖座下，有一弟子，结庐于石城，立宫于井侧，见水清冷，故题观名曰澄清，祀三清之真容，布道德之宝章，香火鼎盛，终日不绝。几经兵火，焚毁殆尽。明永乐间，召仙真三丰张真人于金阙，犹龙不见，惟隐迹名山，藏身大川，隐显戏于人间耳。一日携弟子游蓟北，途经石城，睹残垣败瓦，黯然神伤，咐弟子云："此地古炼丹之处也，尝有观名澄清，惜毁于兵祸，留汝此地，募修宫观，异日将兴。井名玉清，乃古仙遗迹，以之为观名可也。斯井水清如玉，可传淮南王之术于乡里，授做豆腐，济养百姓，以解温饱，亦可彰我仙家飞丹砂而点灵汞之玄妙也。以火炼金而丹成，今岁丙申，正其值，玉清当兴，因缘所定。越五百余年，火燥土焦，木以犯土，当有浩劫，观随亦毁。金木交并，九返还丹，观必重兴，香火复盛也。"真人语毕，飘然而去。弟子遵真人之命，修道观，兴香火，并用古井之水，盐卤以点豆汁，其术不日而风行四乡。以玉清神水所点之豆腐，质地柔嫩，晶莹如玉，味道鲜美，烹调得味，有远胜燕窝之美誉。光绪初，开平建矿，近代工业之始兴，人口增多，商贾云集，成京东之重镇。玉清观，历数百年之风雨，几经增葺，规模宏大，坐北朝南，处石城西门外，火神关帝二庙侍立左右。岁临丙辰，乙未之月，地动山摇，突发地震，房屋摧倒，楼宇化为平地，玉清观亦随之毁塌。多难而兴邦，艰苦而奋志。唐山儿女，意坚志强，抗震自救，恢复建设，经廿余年之拼搏，重塑辉煌于冀东，再兴繁荣于滨海。玉清古观，亦得之以复建也。董道长崇文，号文道子，讳沛文，皈依全真，嗣教龙门。董道长乃著名实业家，河北省政协委员。清秀浑朴，端庄大方，谈吐间声和语慢，儒雅温和，亲切近人，无烟火气息，真道家风范。幼读诗书，博阅经籍，早年隶职企业，后弃职经商。历经多年之艰辛，饱尝恒沙之磨砺，奋志不懈，果业斐然。荏苒光阴，感人生如梦。芸芸众生，名利绊身，几失真我；追名逐利，沦丧道德，世风愈下；人心不古，禀赋天和，损耗殆尽。甲申冬月，睹道观之残桓，望断壁之朽木，不忍坐视，乃盟愿发心，斥以巨资，再塑三清真容，复兴玉清古观，上接轩辕遗教，绵老圣之心传；下振道门宗风，扬钟吕之秘旨。洵属不愿独善己身，达而兼善天下者也。国运隆，有祥瑞，吉士出，观必兴。玉清之塌毁复建，斯应仙真之谶语乎？复建之玉清观，由政府拨地廿余亩，座落于开平老城遗址北门外，坐北朝南。正南牌楼，雄伟壮丽，气势非凡。牌楼之上，手书玉清观三大字，字劲苍道，金光闪灿。由南往北，大殿三重，依次为灵官殿、文昌殿、玉皇殿。再之往后，乃高达三层之三清殿。各殿建筑，风格迥异，却又有异曲同工之妙。主殿气势宏伟，雕梁画栋，斗拱飞檐。配殿小巧玲珑，精工细做，结构严谨。每重殿内，绘有壁画，均乃道教典故，及山水人物，供游人香客之观赏，劝善以净化人心，使之人人奉善，不为恶习之所染。纵观整个道观，红墙黄瓦，苍松翠柏，具浓厚道教古韵之风貌，与开平古艺街遥相呼应，珠联璧合，古文化之气息犹若天成。观内奇花异草，绿树成荫，鸟语花香，道教独具之仙乐，道众诵经之天韵，不时幽然入耳，仿佛置身于仙境之中。玉清古观，重焕仙容，琳琅殿阁，日臻完善，谋公益之慈善，造大众之福祉，弘文化之传统，扬道教之祖风，殊为唐山福地洞天之胜境，河北仙府宫观之翘楚。诚邀国内之羽士道子，喜迎海外之仙客高真，会四洲之宾朋游人，接五湖之善信男女，驾临驻鹤，共庆国昌，同祈太平，是幸甚哉。

道历四千七百六年岁在己丑

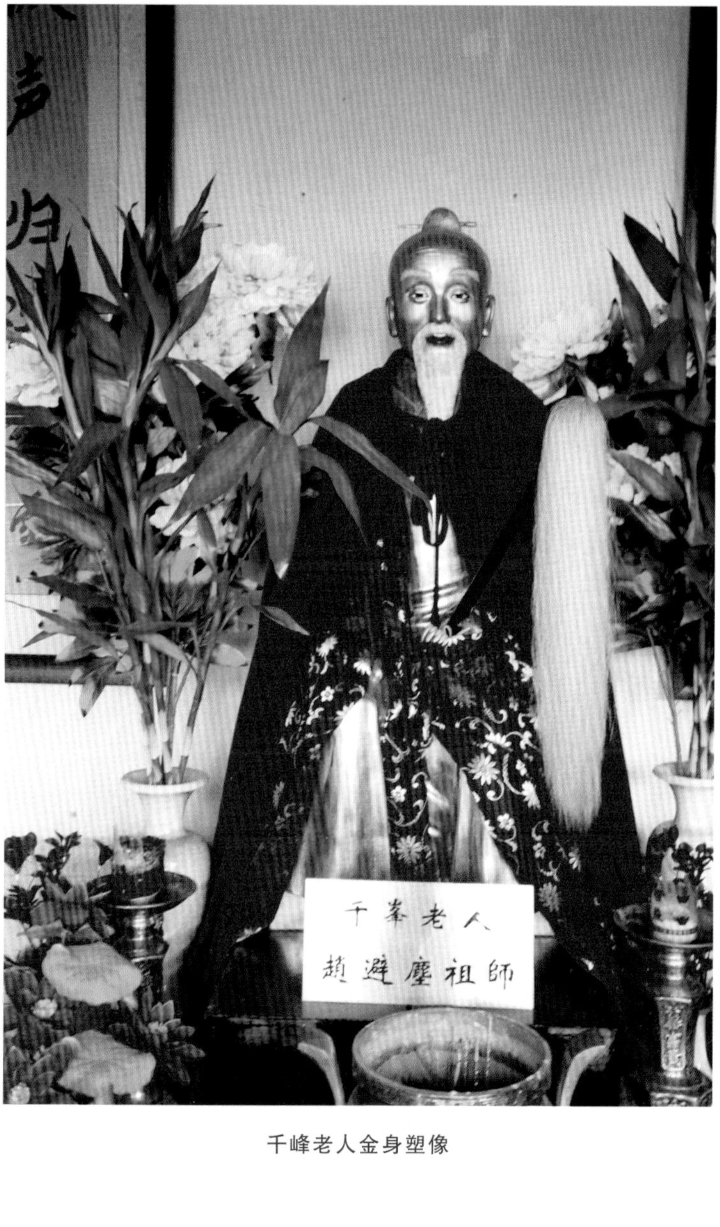

千峰老人金身塑像

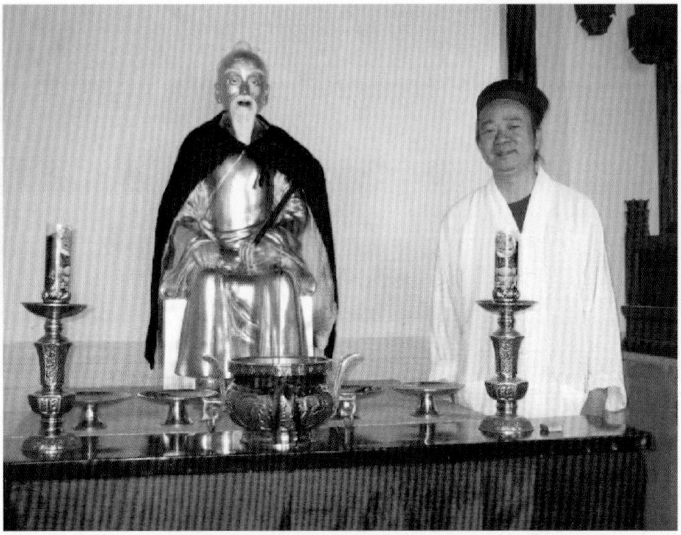

中国道教协会副会长、北京市道教协会会长黄信阳
亲临千峰老人金身塑像安座仪式

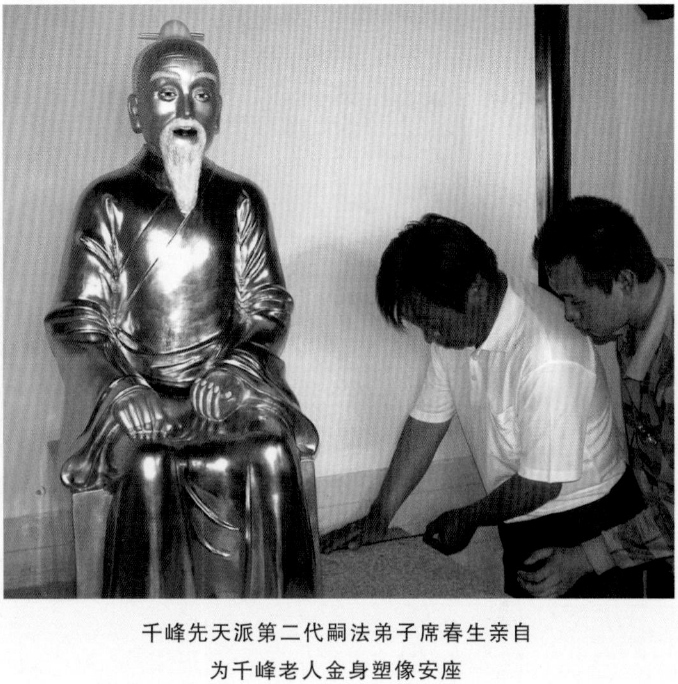

千峰先天派第二代嗣法弟子席春生亲自
为千峰老人金身塑像安座

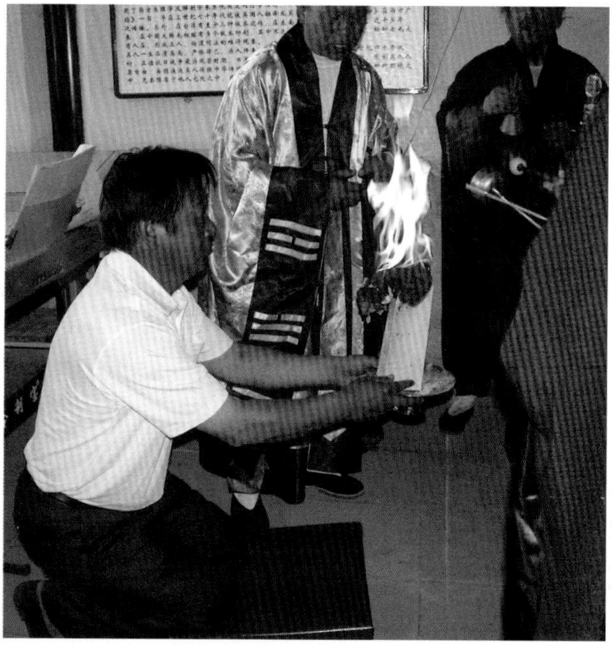

千峰先天派第二代嗣法弟子席春生为
千峰老人金身塑像安座上表

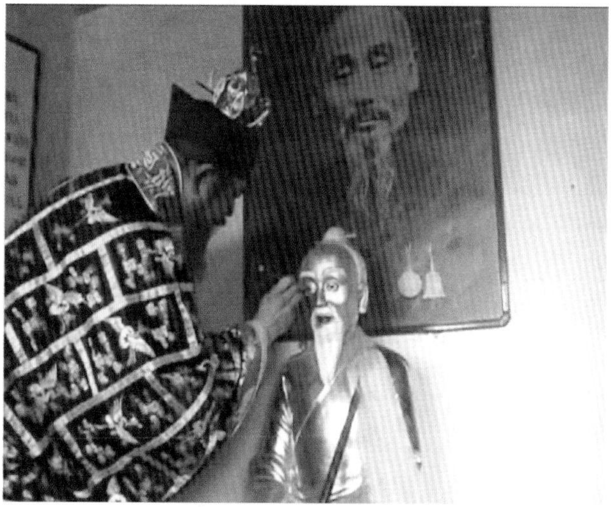

千峰老人金身塑像开光

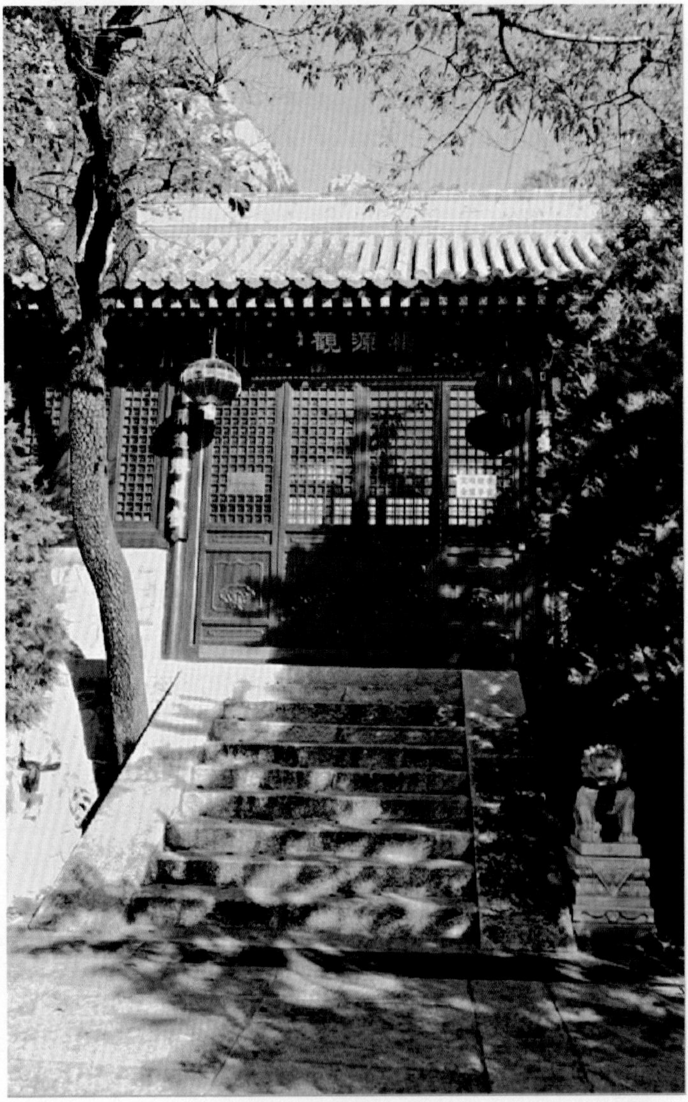

千峰祖庭桃源观

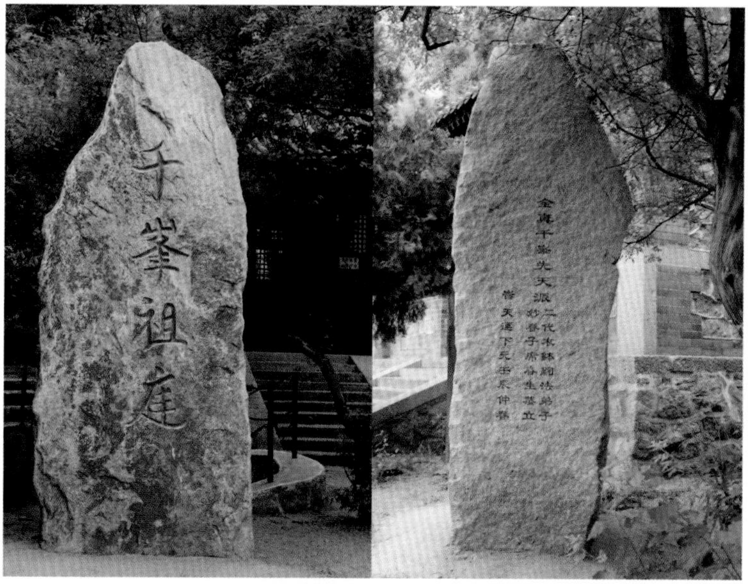

凤凰岭桃源观千峰祖庭碑

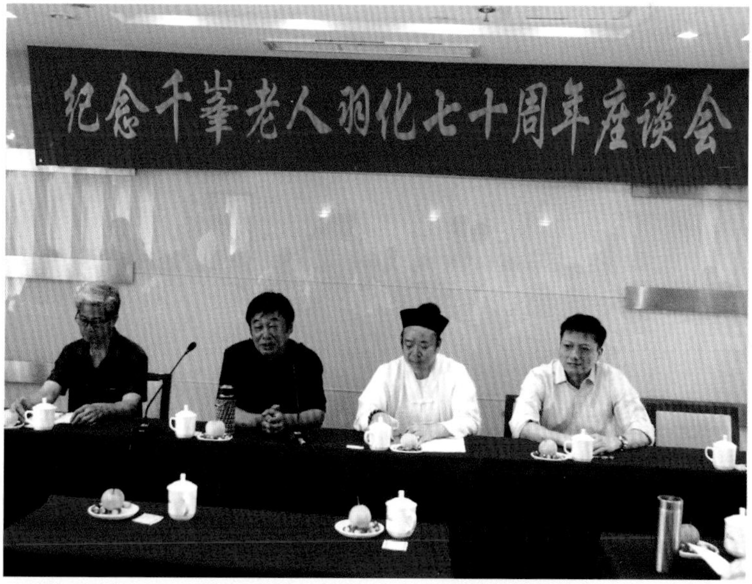

2012 年 8 月 31 日，全真千峰先天派创派祖师
千峰老人赵避尘羽化七十周年座谈会

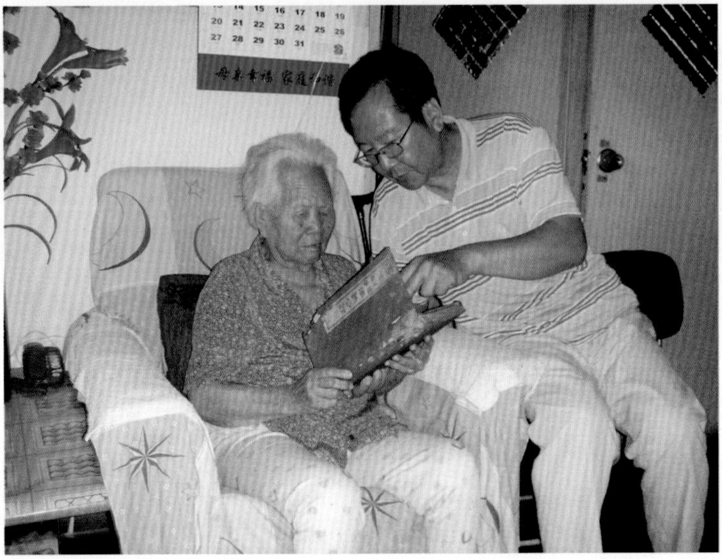

千峰老人大儿媳暴俊英及千峰老人重孙赵明鉴别千峰老人手用书

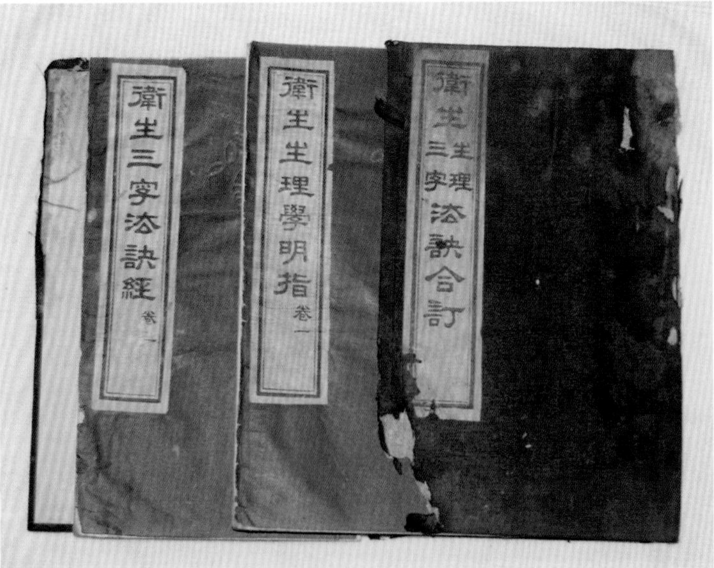

千峰老人手用书

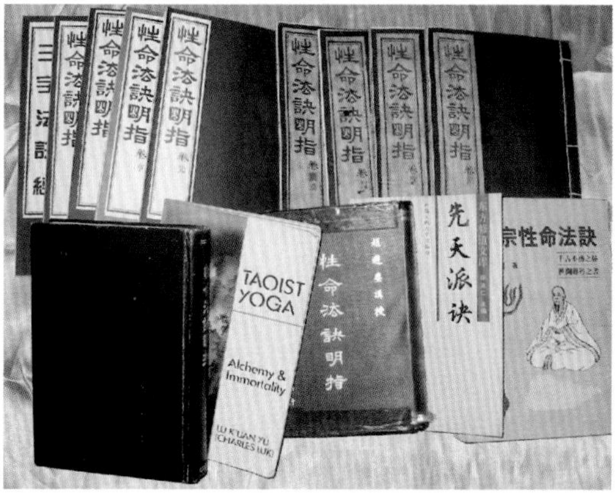

《性命法诀明指》多种版本

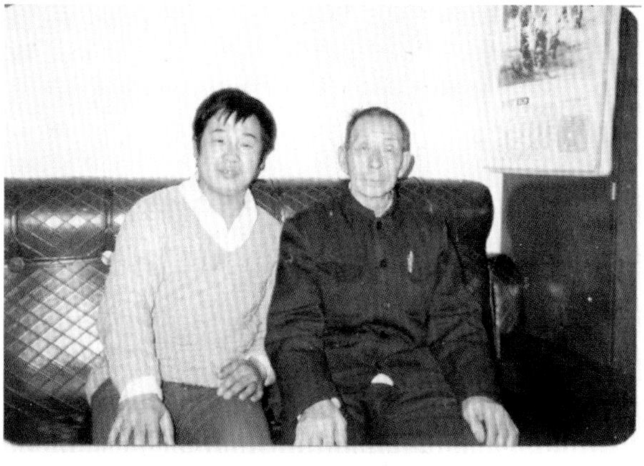

席春生与恩师牛金宝

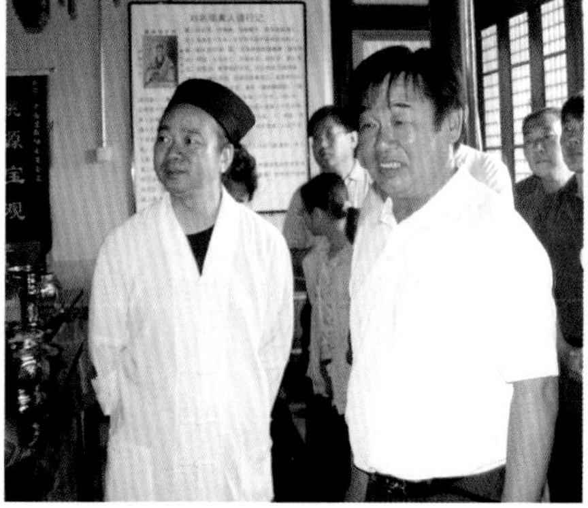

中国道教协会副会长、北京市道教协会会长黄信阳与千峰先天派第二代嗣法弟子席春生

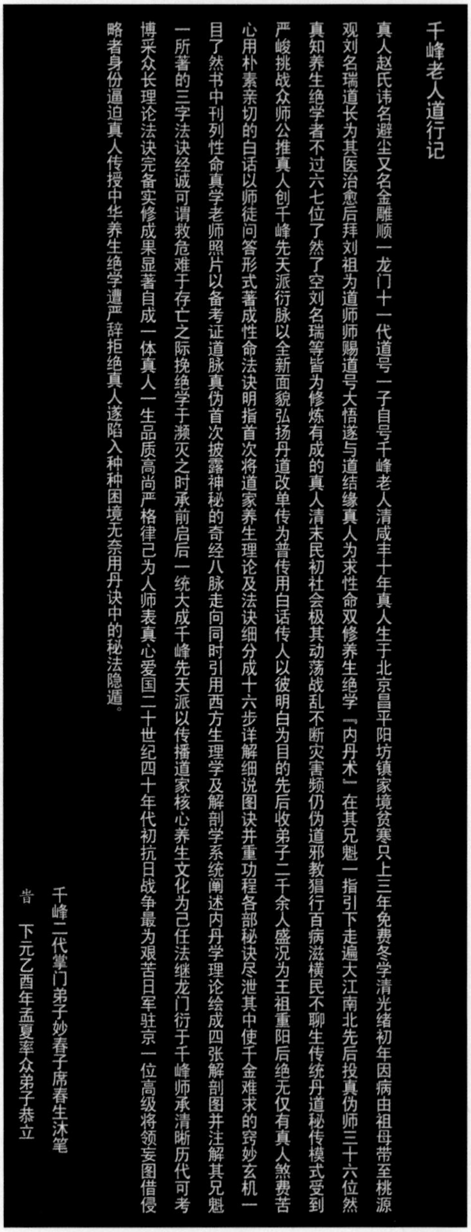

千峰老人道行记

真人赵氏讳名避尘又名金雕顺一龙门十一代道号一子自号千峰老人清咸丰十年真人生于北京昌平阳坊镇家境贫寒只上三年免费冬学清光绪初年因病由祖母带至桃源观刘名瑞道长为其医治愈后拜刘祖为道师师赐道号大悟遂与道结缘真人为求性命双修养生绝学『内丹术』在其兄魁一指引下走遍大江南北先后投真伪师三十六位然真知养生绝学者不过六七位了然了空刘名瑞等皆为修炼有成的真人清末民初社会极其动荡战乱不断灾害频仍伪道邪教猖行百病滋横民不聊生传统丹道秘传模式受到严峻挑战众师公推真人创千峰先天派衍脉以全新面貌弘扬丹道改单传为普传用白话传人以彼明白为目的先后收弟子二千余人盛况为王祖重阳后绝无仅有真人煞费苦心用朴素亲切的白话以师徒问答形式著成性命法诀明指首次将道家养生理论及法诀细分成十六步详解细说图诀并重功程各部秘诀尽泄其中使千金难求的窍妙玄机一目了然书中刊列性命真学老师照片以备考证道脉真伪首次披露神秘的奇经八脉走向同时引用西方生理学及解剖学系统阐述内丹学理论绘成四张解剖图并注解其兄魁一所著的三字法诀经诚可谓救危难于存亡之际挽绝学于濒灭之时承前启后一统大成千峰先天派以传播道家核心养生文化为己任法继龙门衍于千峰师承清晰历代可考博采众长理论法诀完备实修成果显著自成一体真人一生品质高尚严格律己为人师表真心爱国二十世纪四十年代初抗日战争最为艰苦日军驻京一位高级将领妄图借侵略者身份逼迫真人传授中华养生绝学遭严辞拒绝真人遂陷入种种困境无奈用丹诀中的秘法隐遁。

千峰二代掌门弟子妙春子席春生沐笔

旹　下元乙酉年孟夏率众弟子恭立

千峰老人道行记碑

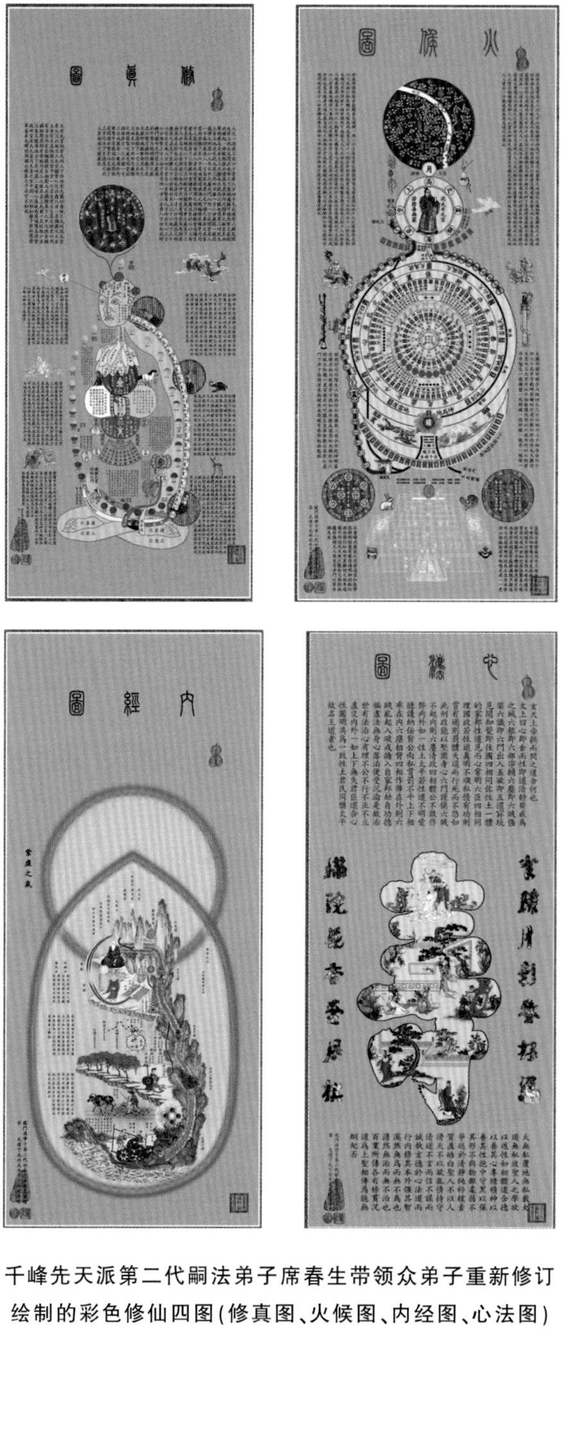

千峰先天派第二代嗣法弟子席春生带领众弟子重新修订绘制的彩色修仙四图(修真图、火候图、内经图、心法图)

授權委托書

茲授權趙避塵後裔一致親認的趙避塵之徒孫，龍門道法第十三代傳人席春生，代表我們——趙避塵之後裔，全權處理有關趙避塵之著作《性命法訣明指》、《三字法訣經》等著作權、版權事宜。

委托人 趙避塵之子趙鳳賢

趙避塵之長孫趙鏡 1992.10.30.

千峰老人赵避尘后裔（次子赵凤贤，长孙赵镜）委托席春生老师全权处理有关赵避尘著作的著作权及版权事宜之授权委托书

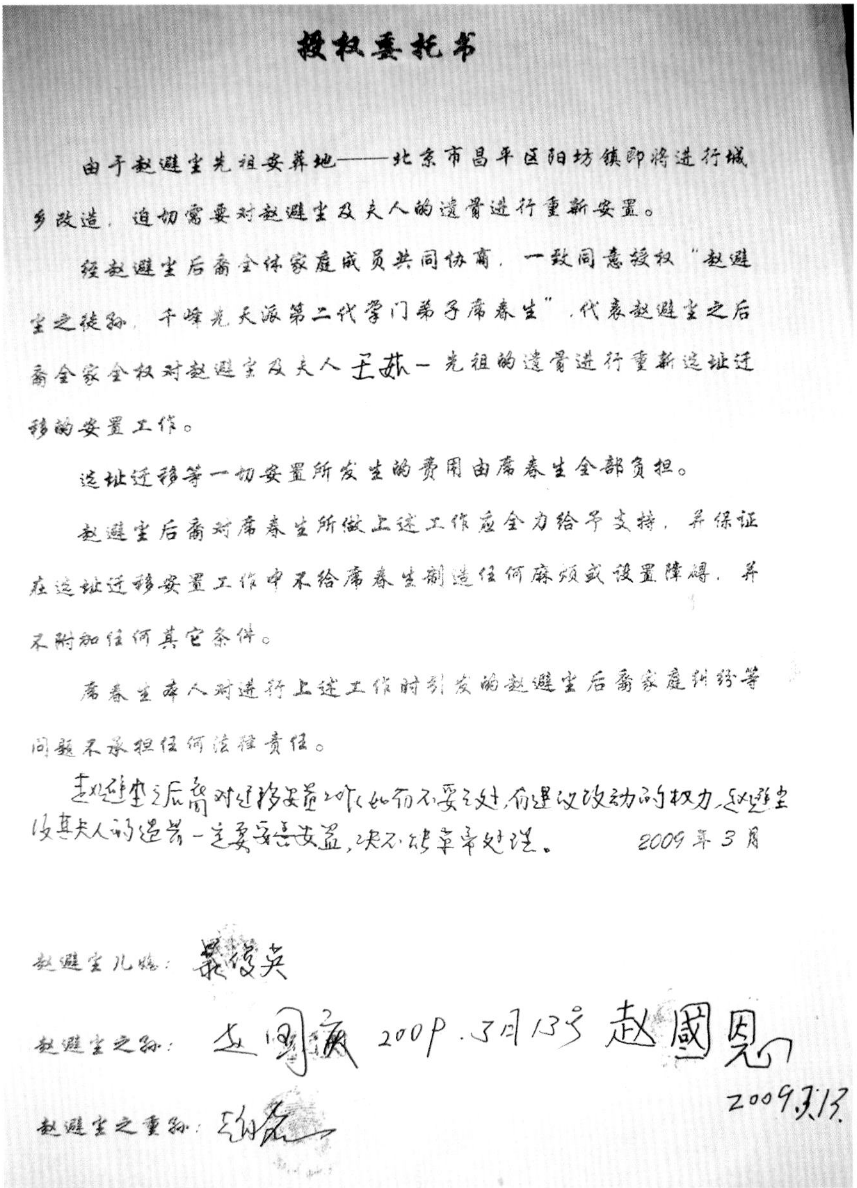

授权委托书

由于赵避尘先祖安葬地——北京市昌平区阳坊镇即将进行城乡改造，迫切需要对赵避尘及夫人的遗骨进行重新安置。

经赵避尘后裔全体家庭成员共同协商，一致同意授权"赵避尘之徒孙，千峰先天派第二代掌门弟子席春生"，代表赵避尘之后裔全家全权对赵避尘及夫人王娇—先祖的遗骨进行重新选址迁移的安置工作。

选址迁移等一切安置所发生的费用由席春生全部负担。

赵避尘后裔对席春生所做上述工作应全力给予支持，并保证在选址迁移安置工作中不给席春生制造任何麻烦或设置障碍，并不附加任何其它条件。

席春生本人对进行上述工作时引发的赵避尘后裔家庭纠纷等问题不承担任何法律责任。

赵避尘之后裔对迁移安置工作如有不妥之处，有建议改动的权力。赵避尘及其夫人的遗骨一定要妥善安置，决不能草率处理。　　2009年3月

赵避尘儿媳：暴俊英

赵避尘之孙：赵国庆 2009.3.13 赵國恩 2009.3.13

赵避尘之重孙：赵名

千峰老人赵避尘后裔(长媳暴俊英，孙赵国庆、赵国恩，重孙赵名)委托席春生老师全权负责千峰老人重新安葬、立塔事宜之授权委托书

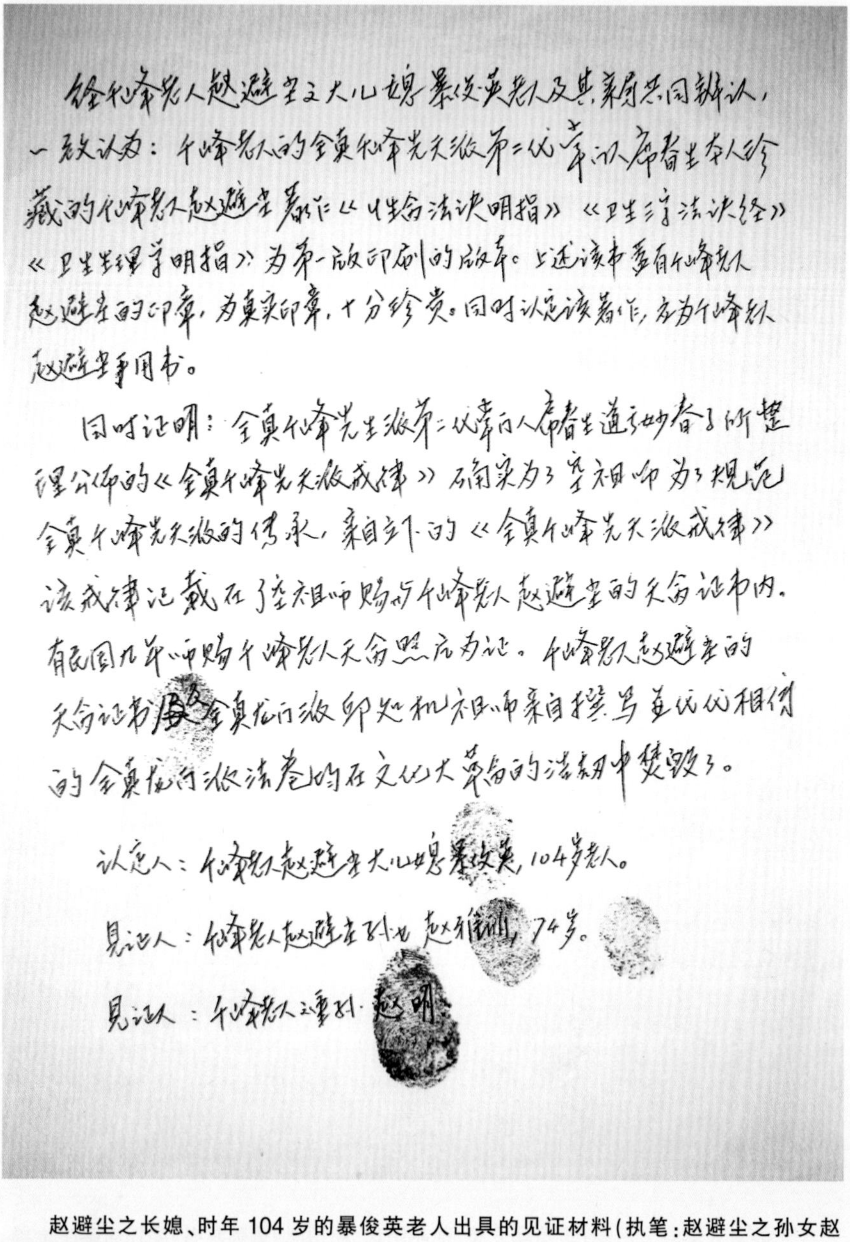

经千峰老人赵避尘之大儿媳暴俊英老人及其亲属共同辨认，一致认为：千峰老人的全真千峰先天派第二代弟子康春生本人珍藏的千峰老人赵避尘著作《性命法诀明指》《卫生三字法诀经》《卫生生理学明指》为第一版印刷的版本。上述该书盖有千峰老人赵避尘的印章，为真实印章，十分珍贵。同时认定该著作，是为千峰老人赵避尘手用书。

同时证明：全真千峰先天派第二代弟子康春生道长妙春子所整理公布的《全真千峰先天派戒律》确实为了圣祖师为了规范全真千峰先天派的传承，亲自立下的《全真千峰先天派戒律》，该戒律记载在了圣祖师赐给千峰老人赵避尘的天命证书内。有民国九年师赐千峰老人天命照片为证。千峰老人赵避尘的天命证书及全真龙门派邱处机祖师亲自撰写并代代相传的全真龙门派法卷均在文化大革命的浩劫中焚毁了。

认定人：千峰老人赵避尘大儿媳暴俊英，104岁老人。

见证人：千峰老人赵避尘孙女 赵雅丽，74岁。

见证人：千峰老人之重孙 赵明

赵避尘之长媳、时年104岁的暴俊英老人出具的见证材料（执笔：赵避尘之孙女赵雅丽；见证人：赵避尘之重孙赵名）

《千峰老人全集》(繁简对照本)编委名单

顾　　　问：黄信阳

执行主编：席春生

编　　　委：雷向阳　任建华　王粤飙

周润景　魏　宏

主要撰稿人：席春生　雷向阳

文字输录：任建华　雷向阳

点　　　校：雷向阳　任建华

目录

唐山玉清观道学文化丛书

序　一

任法融

董君沛文，余之旧知，修太上之大道，传龙门之法脉，以道士身，扶玄元教。悟大道之理，兴实业以济世；契圣祖之心，用慈俭而化人。投数千万巨资，复兴玉清名观；历五六载苦功，重塑仙真金身。昔日捐资于学府，助学者编辑圣典；今则统众于京都，携道友点校仙经。经书流通，可辅正道之传承；道术修炼，能健国民之身心。

道依教传，法随文化，经能载道，书可救世。道法经书，玄门之珍宝；历祖仙真，太上之法裔。余注《道德》，讲《参同》，解《阴符》，冀弘道于斯世；栖楼观，住白云，理道协，愿兴教于十方。文字之功不可没，经书之教不可废，道院之根不可除，祖师之业不可亡。今董君发愿，出版圣祖仙真之经书，建立养生修真之道院，乃振兴玄宗之作为，实双修功德之正道。山人闻之，随喜赞叹！

是书系总名曰：《唐山玉清观道学文化丛书》。言道学则道教在其中矣，论文化则经法在其中矣。三百年来，道门未能大兴；一甲子际，经书不见普印。虽曰气运，亦关人谋。人能弘道，众志成城。方今之世，政通人和，宗教复兴，信仰自由，正我道门光大之时也。董君应缘而出，邀学界之名流，统道门之同修，整理仙经，出版道书，化道教于日常，传正法于当世，使道流有道书可读，冀信众有道法可习。功益斯民，德泽后昆。

仙学丹道，摄生要术，最宜普世而利民者也。今以吕洞宾、张三丰仙书为发端，继则编陈图南、李道纯、陆潜虚、李涵虚、傅金铨、闵小艮诸仙全集。是则道门罕印之书，名山深藏之典，如能精编精校，广传广化，则太上之道脉能扶，仙真之正法可续。道济天下，德化苍生，斯功巨矣。

唐山玉清观，古仙葛洪访道之处，真人三丰隐修之地。仙迹随道书以神化，大道借名观而传承。经千年风雨以护道，因国初地震而败落。董君沛文，睹道观之残垣，望断壁之朽木，不忍坐视，乃发心重建玉清道观，再塑三清真容。今则观成而道化，复思经教而民敦。劝善化人，移风易俗，敦伦尽诚，此道教之所当为也；养生强身，修真还丹，羽化飞升，此道士之所当修也。劝善当藉经教，修真须知法诀。道观容道流而弘化，道书载道法而育仙。则知胜地非常，经书宝贵，仙诀难得，因缘殊胜。

书将成，董君索序于余，乐而述之，与共勉焉。

岁在戊子年古历八月十五日于京华白云观

（作者系全国政协常委、中国道教协会会长）

唐山玉清观道学文化丛书

序 二

康志锋

道教既是一种宗教也是一种文化,中华民族传统文化以道学文化为根基。博大精深的道教文化不仅是中华民族传统文化的重要组成部分,也是中国传统文化的宝贵遗产。道教文化内涵十分丰富,“人法地、地法天、天法道、道法自然”言简意赅,是道教对宇宙万物对立统一规律的高度总结概括。道教中的诸如道法自然、尊道贵德、清静无为、返璞归真等理念,为许多思想家、政治家、文学家、教育家乃至普通百姓所尊崇。古往今来无数人都从道教文化、从《道德经》汲取过智慧和营养。

中华民族创造了灿烂瑰丽的中华文化,作为土生土长的道教在长期发展的过程中积累了众多的经论典籍,对于哲学、文学、艺术、医学、化学、天文、地理等方面都产生过重要影响。《道德经》可谓道教文化的奠基和代表之作,《道德经》在中华文化史上产生的重大而深远的影响是不可估量的。

道教的宗旨是修仙成道、济世利人。道学文化的精华在于其性命学说,也即道教养生。作为中国传统文化根柢的道教,挖掘利用其积极因素，为人民服务，为社会服务是道教义不容辞的责任。

董沛文道长自皈依道教以来，信仰虔诚，道风纯正，学识丰富，一直热衷弘扬中华优秀传统文化，长期致力于道家典籍的保护整理工作，且学以致用，尤其对道教养生情有独钟，无论是经商还是修观都乐此不疲，精神实在可嘉！近年有缘与董道长相识，深感其对道教事业的热忱，近知他再次斥资策划编纂《唐山玉清观道学文化丛书》，颇为感慨，略叙管见，是为序！

(作者系河北省民族宗教事务厅副厅长)

唐山玉清观道学文化丛书

序 三

董沛文

中华民族历史源远流长,文化丰富璀璨,中国是世界文明古国之一。华夏文明据传说肇始于轩辕黄帝,教导民众播五谷、创文字、制衣冠、作历律、定算数、立音律、造舟车、创医学,开创了中华民族的古代文明之河。黄帝战蚩尤,平叛乱,立为天子,居五帝之首。访天师岐伯,问疗病之方,作《内经》,用以解除人民的疾病痛苦。登空同山,拜广成子问道学仙,佐五谷而养民人,用以强健黎民的体魄,延长民众的寿命,道统仙学由此而滥觞,道教也由此而初具雏形。

民族的根基在于传统,一个民族之所以成为独立的民族,关键在于他的传统,它是民族的旗帜,是区别于其他民族的显著标识。没有自己独特传统的民族,不能保持自己民族传统的民族,已经不是一个独立的民族,更不会有独立的民族精神和民族个性。华夏民族的传统,就是五千年的历史,就是民族一脉相承的国学文化。弘扬国学,弘扬传统文化,就是发扬爱国主义精神,是民族精神的皈依,民族精神得以独立,才能将中华民族腾飞于世界民族之上!

从文化角度看,中华民族的传统来源两个方面:一是道家,创立于史官,以《老子》为代表,崇阴尚柔,提倡静、柔、谦、弱、下、和之六德。道学文化,实际是继承了母系民族文化传统,拥有几十万年的实践和发展经验,是成熟的"传统文化",是华夏民族的"老传统",是我们民族文化的原始基因。二是儒家,创立于孔子,曾问礼于老子,以《诗》、《书》、《礼》、《易》为代表,贵阳贱阴,推行仁、义、礼、智、信之五常。儒学文化,是继承了夏商周三代的父系氏族文化传统,拥有四五千年的实践经验,是渐进成熟的"传统文化",是华夏民族的"新传统",是我们民族文化原始基因的外延和发展。战国时期的"百家争鸣",不过都是在祖述道家,我们应向以《老子》为代表的道家文化中发掘智慧!

鲁迅先生在《致许寿裳》的信函中说:"中国根柢全在道教以此读史,有多种问题可以迎刃而解。"研究中国科学技术史的著名学者、英国皇家科学院院士李约瑟博士也曾强调:"中国如果没有道家思想,就会像是一棵某些深根已经烂掉了的大树。"

东汉时期张道陵以道家之学为基础,吸纳原始巫觋之术创立"五斗米道"和以《太平经》为经典的"太平道",都是早期的道教。从此,道学与道教合流,道学与道教并行不悖,不明道学不足以识道教,不知道教不足以悉道学。

道学和道教不是普通民众眼中的消极、陈腐、浮妄的封建迷信学说,更不是教人离群寡居、消极厌世、不近人情、行径怪异的乖巧邪说,而是非常积极的文化,解决人们日常生活中方方面面的所想、所需和所求,所涉及的范围非常广泛,上到朝政辅国,下到衣食住行,是非常注重实践的实用文化。道家之学,有帝王御政之术，有辅国经世之略，有强兵战胜之策，有经商治业之谋，有冶炼烧制之方，有祛病延年之药，有服食驻颜之饵，有导引强身之技，有御敌抗辱之功，有夫妇床笫之戏，有预知未来之占，有趋吉避凶之法，有长生不老之丹，有修心养性之道，有飞升轻举之秘，有祭祀先人之礼，有超度亡魂之仪，有祈祷太平之醮，有怡情冶性之乐，可见道学、道教覆盖面之广，凡是人们之所想，必有与之相应的技术和方法。因此道学、道教，是以人为本之学，是人性化之教，是人生不可缺少、不可不学的文化和信仰。道教经典《度人经》中说："仙道贵生，无量度人"，充分体现了道学和道教贵生度人的特点。仙学养生大师、前中国道教协会会长陈撄宁(1880–1969)就曾指出"仙家唯生的宗旨"，并且说："神仙之术，首贵长生。惟讲现实，极与科学相接近。有科学思想、科学知识之人，学仙最易入门。"(陈撄宁《读〈化声自叙〉的感想》)

古代道家道教圣贤真人，无不利用自己的道学智慧建功立业，标名青史，垂德后世，为道家学子立行的典范。黄帝为天子，"且战且学仙"，登空同问道广成，鼎湖跨龙升举。太公吕望辅佐武王，立周天子八百年基业。老子为柱下史，走流沙而化道西域。范蠡献妙计帮助越王勾践复国，三年灭吴，后封金挂印，乘舟泛五湖而去，遵循了道家"功成名遂身退，天之道"的教诲。后定居于陶，自称陶朱公，经商积资巨万，后散给黎民，曾"十九年之中三致千金"，真是"天生我材必有用，千金散尽还复来"。陶弘景归隐山林，心存魏阙，梁武帝"每有吉凶征讨大事，无不前以咨询，月中常有数信，时人谓为山中宰相"。(《南史·陶弘景传》)吕祖曾中进士，刘海蟾为燕相，重阳应武举，三丰做县宰。诸葛亮、徐茂公、刘伯温等，更是人们耳熟能详道家人物。

道教中的仙人、真人的境界更是让人魂牵梦绕，遐想向往。

《庄子·大宗师》中说:“何谓真人? 古之真人,不逆寡,不雄成,不谟士。若然者,登高不慄,入水不濡,入火不热,是知之能登假于道也若此”。“古之真人,不知悦生,不知恶死,其出不欣,其入不拒;倏然而往,倏然而来而已矣。不忘其所始,不求其所终;受而喜之,忘而复之,是之谓不以心捐道,不以人助天。是之谓真人”。“其好之也一,其弗好之也一。其一也一,其不一也一。其一与天为徒,其不一与人为徒。天与人不相胜也,是之谓真人”。这就要求真人能看破世俗的成败得失, 能看破生死以及人生旅途上的生命价值,在行为状态上与道合真。能够树立天人合一的宇宙观和生态观,不掠夺大自然,不戡天役物,要与自然界万物和睦共处。真人在生活态度和精神面貌上更要保持一股中和之气。《汉书·艺文志》叙神仙云:“神仙者,所以保性命之真而游求于其外者也。聊以荡意平心,同死生之域而无怵惕于胸中。”

《黄帝内经·素问·上古天真论》中说:“黄帝曰:余闻上古有真人者,提挈天地,把握阴阳,呼吸精气,独立守神,肌肉若一,故能寿敝天地,无有终时,此其道生。中古之时,有至人者,淳德全道,和于阴阳,调于四时,去世离俗,积精全神,游行天地之间,视听八达之外,此盖益其寿命而强者也,亦归于真人。其次有圣人者,处天地之和,从八风之理,适嗜欲于世俗之间,无恚嗔之心,行不欲离于世,举不欲观于俗,外不劳形于事,内无思想之患,以恬愉为务,以自得为功,形体不敝,精神不散,亦可以百数。其次有贤人者,法则天地,象似日月,辩列星辰,逆从阴阳,分别四时,将从上古合同于道,亦可使益寿而有极时。”揭示了仙人、真人是“此其道生”,是可以通过修炼达到的,不仅仅是神话小说中编造的美丽故事。南宋陈泥丸在《翠虚篇·丹基归一论》中说“一阴一阳之谓道,道即金丹也,金丹即是也。古仙上灵,诏人炼七返九还金液大丹者，是乃入道之捷径耳。”白玉蟾《紫清指玄集·鹤林问道篇》中也说：“夫金丹者，金则性之义，丹者心之义，其体谓之大道，其用谓之大丹，丹即道也，道即丹也。”因此道教内丹学就是通向仙人、真人境界的阶梯，人们只要修炼成大丹，便成了驻世逍遥快乐的仙真。

道教内丹学是参天地、同日月、契造化的金丹大道，又是返自然、还本我、修性命的天人合一之学，源远流长，肇始于伏羲、神农、黄帝上古时期，与道学同源，乃中华民族传统文化的瑰宝。老子、庄子集其成，阴长生、魏伯阳、葛洪、魏华存奠其基，钟离权、吕洞宾、陈抟、刘海蟾将内丹学理论体系发展成熟，大开法门传道，从此内丹流派纷呈。北宋以来，直至明清，丹道流派大多都上溯钟（钟离权）、吕（吕洞宾），宣称是钟吕门下，由之又分为南、北、中、东、西五大流派。南宗创始于浙江天台张紫阳（984–1082），名伯端，有《悟真篇》、《金丹四百字》、《青华秘文》等；北宗创立于陕西咸阳王重阳（1112–1170），传全真七子，尤以长春真人丘处机创立的龙门派，广开教门，至今传承不衰；中派肇始于元朝李道纯，其本是南宗白玉蟾门人王金蟾的门人，入元后加入全真道，因之调和南北两派之学于一炉，被丹家尊为中派。东派创立于扬州陆潜虚（1520–1606），名西星，著《方壶外史》、《三藏真诠》等。西派创立于清道咸年间李涵虚（1806–1856），著有《道窍谈》、《三车秘旨》等。

世间芸芸众生求财、求禄、求寿、求平安者，如过江之鲫。然其中最难求者就是“寿”，千古一帝秦始皇，权倾天下，富有四海，却求“寿”无门，望“寿”而叹。而道教之内丹仙学文化中服食、服药、辟谷、导引、胎息诸术，恰是养生长寿、长视久生之妙术。内丹学，陈撄宁会长早年称之为“仙学”，“盖神仙者，乃精神与物质混合团结煅炼而成者。”(陈撄宁《答复浦东李道善君问修仙》)以法、侣、财、地为修仙炼丹的四大条件。法,就是丹道法诀,是内丹修炼的具体操作功程,其理法存于丹经道书,其关键秘密处则在于口诀,必须由师父口传才能掌握丹诀次第和火候细微。侣,就是修真的道侣丹友,结伴共修大道,同参玄机,互相扶助,过大关防危虑险之时更是不能缺少;阴阳丹诀中的金鼎、火鼎、水鼎,也属于侣的范畴。财,就是修道用的资财,一是访师之用,有“法财互施”之说;二是备制炉鼎器皿之资;三是在日常生活中的支出。地,就是适宜从事修炼的洞天福地。从事修炼,首要必须积功累德,以增福培慧,所谓“道高降龙虎,德重鬼神钦”,更有“有道无德,道中之贼”之说。做“一个高尚的人,一个纯粹的人,一个有道德的人”,才是一个完整的“全人”,才有资格修炼丹道,仙经谓:“欲修仙道,先尽人道;人道不修,仙道远矣。”所以内丹学不是普通的信仰,是真知践履之学,不仅仅是养生全形、延年长寿之学,更是“一套凝炼常意识(识神),净化潜意识(真意),开发元意识(元神)的心理程序”。丹道具有净化人之心灵,塑造人之道德,化解心中之恶,走向至美之善。内丹学可以树立正确的人生观、价值观、道德观,培塑人们的道德情操,必然会在构建和谐社会中发挥积极的作用。

访师求诀自不可少,但是真师难遇,真诀难得。陈撄宁会长早年耗费五六年的时间寻师访道,结果“都是空跑”,自思“这样的寻访,白费光阴,还不如自已看书研究,因此遂下决心阅览《道藏》。”(陈撄宁《自传》)历经数年苦读,参悟《道藏》中所秘载的丹诀道法,终成为一代仙学巨子、养生大师,新中国成立后参与筹备道教协会,曾被选举为会长,教内有“当代太上老君”之美誉。丹道法诀常隐藏于丹经道书之中,博阅丹经,广参道典,不失为没有条件访师者的首选。近年虽然有《道藏》、《藏外道书》、《道藏辑要》、《道藏精华》、《道书集成》等大型丛书影印刊行,然而仅一部《道藏》就五千四百余卷,浩如烟海,普通读者焉有时间逐卷研读？另外,这些丛书都是影印出版,竖版繁体,不利于阅读,同时价格昂贵,普通读者购买颇为吃力。

余自幼就非常爱好传统文化，对于古籍经典苦读孜孜不倦，常通宵达旦,乐此不疲。及长进入工作岗位,每以微薄薪金购书渴读。因缘所致,弃职经商,尝将所学到的道家玄妙思想用于为人处世之中,事半功倍。庚辰年皈依道教,承嗣全真龙门派二十六代薪传。从之深研道家文化,遍游洞天福地,寻仙访道,拜师学艺,研习养生术,体悟道教之奥妙精深。甲申冬月,斥资复建唐山玉清观,再塑三清真容。古时玉清观,在开平古建筑中,是规模较大的一座庙宇。坐落在开平西城门外,火神庙与关帝庙之间。坐北朝南,始建于汉代,初毁于宋,复建于明,后毁于唐山大地震。再建的玉清观,坐落在开平老城遗址北门外,坐北朝南,由政府拨地二十余亩,总体建筑面积约九万六千平方米。完成建筑后的玉清观与开平古艺文化街遥相呼应,形成浓厚的古文化氛围。丙戌年，唐山道众发起筹建唐山市道教协会，被推选为道协负责人。

宫观虽立不可无文化,道士虽众不可无道统。文以载道,书以救世。且玉清古观,乃古仙合药炼丹之地,三丰隐居修炼之所,与丹道仙学早已结下千古之殊缘。故邀请专家学者为顾问,携手道门同修为编纂，将浩如烟海的道书古籍加以整理校订，首以吕祖、三丰之仙书为发轫,继理陈抟、李道纯、陆潜虚、李涵虚、傅金铨、闵一得诸仙书道籍,编纂为《唐山玉清观道学文化丛书》。丹经道书,几经传抄翻刻,鱼鲁豕亥之处颇多,影响阅读,也不利于道教文化的传播。本次点校整理,务求善本,必致精良,努力使《唐山玉清观道学文化丛书》成为名山深藏之宝典、道流渴读之仙籍,予愿足矣。

在编纂本丛书的过程中,先后得到中国道教协会任法融、张继禹、黄信阳三位会长的鼓舞,得到中央民族大学牟钟鉴教授、中国社会科学院胡孚琛教授的赞许,也得到河北民族宗教事务厅陈会新厅长、康志锋副厅长、王兴社处长等领导的支持,在此一并表示衷心的感谢!

岁在戊子识于唐山玉清观

(作者系中国道教协会副秘书长、

河北省政协委员、唐山市道教协会会长)

序　言

道家文化，是中国传统文化的核心文化，也是在神州大地上土生土长的、最具中国特色的华夏文明。

道家文化，是世界上历史最为悠久的民族文化之一。伴随着中华文明的起源，经历了几千年的兴盛和衰落，道家文化以其顽强的生命力传承到今天，不能不说是一个奇迹，这也是其独有的特点所决定的。

道家文化，博大精深，极具包容力。在数千年的历史发展中，道家广泛吸收和借鉴了墨家、儒家、法家、佛家等他家文化，去粗取精，扬长避短，推陈出新，融会贯通，最终形成了其气势恢弘、包罗万类的文化体系。在道教出现之后，作为三教之一的全真道，从某种程度上说，正是继承了道家的这种精神，才得以发展壮大以至今日之局面。因此，可以说，道家文化是凝结了中华传统文化之精髓。

传统道家文化，大致说来，有以下三类：其一，是数术文化，数术又称术数，数术穷天地；其二，是道术文化，道术又称法术，道术通玄奥；其三，是丹道文化，又称性命双修金丹大道、内丹术，道家认为“我命在我不在天”，这是道家成就大道的通天神器。这三类道家文化，其理论核心都是中国传统文化的核心理论——天人合一。而天人合一，作为中国传统文化的最高境界，是人与自然和谐共处的终极之境。天人合一,并非人人都能理解,它的内涵有三个层次、三个概念:首先是天人对应,然后是天人感应,最后才是天人合一。

在三类道家文化中,其地位最高的是性命双修金丹大道。因为其他两类都不能超脱生死,成就性命,乃方便之法、权宜之法,不是究竟之法。"我命在我不在天",唯有金丹大道,可以贯通天人而成就性命,终达天人合一至境。性命双修金丹大道,古称黄老之道、老庄之学或称神仙之道,地位至尊而无上崇高。其理论如同万古丹经王——《周易参同契》中所说,以天人合一理论为核心,将周易、黄老、炉火之学融为一体,相互参用。道家传统理论认为:"天有三宝日月星,地有三宝水火风,人有三宝精炁神",三者密不可分,息息相通。性命双修金丹大道,就是利用天地三宝来锻炼人之三宝,使人生命中的精微物质得到提炼和升华,改善机制,亦即老子所说的"长生久视"之道。作为落实丹道理论的实修实证功程体系,更是凝聚了无数前辈先祖的终生心血,承载了他们的经验和教训,能够传承至今,弥足珍贵。

金丹大道真传,最重口诀。唯怀有通天之志、彻地至德者,乃可作为载道之器而接承之。故道家南宗先祖张伯端《悟真篇》有诗云:"饶君聪慧过颜闵,不遇真师莫强猜。只为金丹无口诀,教君何处结灵胎?"因此,作为道家文化核心和道教立教之本,性命双修金丹大道其传承方式自古以来都是秘密授受,独行于世,教外别传,卓尔不群。而道家著书立说,向来都是书立半部,藏头露尾,假象指玄,一语双关。欲修其道,须求道家丹道正脉中得诀得法之真师。唯得正脉真师,读经明法,依法修行,方能有所成就。

宋元以降,道家丹道出现了众多流派,而近代影响较大的,当属法继龙门、脉延千峰的全真千峰先天派。作为道家黄老真传正脉，全真千峰先天派之影响已名传九州，远播四海内外，对传播道家核心文化起到了非常重要的作用。全真千峰先天派丹道功程，是在完整继承了道家全真龙门派性命双修金丹大道基础上，又广泛吸纳了道家全真南无派及佛教禅宗、儒家理门等其他门派的理论思想，经千峰老人赵避尘祖师及其胞兄赵魁一祖师系统整理之后，最终发展完善而成的。全真千峰先天派丹道体系虽然承袭全真龙门派，而千峰老人当时曾拜师三十六位之多，全真龙门派开派祖师丘长春真人“持一法不拘一法，涉诸门不拘一门”的祖训，在千峰老人这里得到充分的体现。而全真龙门派丹道体系，又脱胎于全真祖师王重阳的真传。重阳祖师受道于钟、吕二祖，钟、吕二祖之道得之于王玄甫祖师，再溯而上，则达先圣老子，直至黄帝。可见千峰道脉源远流长，源自圣祖黄老，并非自创，实承历代先真之脉，递相授受而至今日。“天下无二道，圣人无二心”，古今如此。实修方面，千峰老人当时所拜的诸位有性命真功者，俱为修炼有成的大家，其成就令世人瞩目。其中，犹以全真龙门派第十代宗师、佛教禅宗临济派高僧了然、了空禅师实修成果最高。在千峰老人著作中，刊有数位仙师照片，仙风道骨令人赞服。“千峰承继全真旨，万派声归海上霄”，诚如中国道教协会黄信阳副会长题写之联那样，全真千峰先天派师承清楚并历代可考，博采众家之长，理论法诀完备，实修成果显著，自成一体。

作为黄老真传正脉，全真千峰先天派丹道理论及实修体系，与先秦道家主流及历代丹道正脉一脉相承。全真千峰先天派开派祖师千峰老人著有《性命法诀明指》、《卫生生理学明指》、《卫生三字法诀经(注)》、《内修秘要》等著作。其中所披露的性命天人功程次第，与《周易》所载理论完全吻合，与《道德经》同样若合符契。《性命法诀明指》中对人的一生元炁消长变化理论，又是对《黄帝内经》所载理论的完美注解。而其《卫生性命法诀全图》，作为丹道理论的具体化和落实之处，是千峰老人所传丹道十六步功程的完整图示。它与道家秘传的《修真图》、《内经图》、《武当山修性心法图》（简称《心法图》）及《修真内外火候全图》（简称《火候图》）等图可以相互印证，异曲同工，合辙同轨，从不同角度揭示了道家性命双修金丹大道的独特天人妙韵。

我们知道，虽然道家典籍浩如烟海，丹经道书汗牛充栋，而作为初学者入门之书，能够为现代年轻人所读之书，则非常之少。其原因是，绝大部分道家经典都是远离现代社会的古人撰写的，都是用繁体字写成的文言文，专用字、生僻字、通假字、异体字等充斥其中，又多不讲基础知识，因此让一般人感到玄之又玄，甚至望而生畏。而全真千峰先天派的著作，则绝少过去晦涩之风，力倡著书以通俗易懂的白话、口语为主，尽量让读者明白为目的。这正是全真千峰先天派传授丹道的独特方法，也是千峰老人之师——了空禅师对千峰老人的要求。故千峰老人秉承师训，在传道过程中，坚持用通俗易懂的白话、口语传人，以彼明白为目的，不分贫富贵贱，一视同仁，从不以此为个人谋私利，坚持为人人健康服务。也正是得益于这些特点，全真千峰先天派才能在短短八十多年，影响远播海外而声名远扬。所以，全真千峰先天派的著作，非常适合现代的丹道爱好者阅读和学习，我们认为更有必要系统整理这些著作。

为了向广大学者和爱好者提供翔实可信的正宗道家文化研究资料，作为龙门嫡传后学、千峰先天派嗣法弟子，我在二十多年中先后参与或主持整理出版了几个不同版本的千峰老人著作，在国内外产生了重大影响。2011 年由宗教文化出版社公开出版发行了我们整理的《千峰老人全集》原版影印本后，收到大量读者来信来访，并提出了很多有意义的想法。其中，有人提出能否出版一套繁简对照的版本，方便更多年轻人学习。如今，为更好弘扬道家核心文化，普及道家性命双修金丹大道的理论及常识，我们特地在《千峰老人全集》影印本基础上，整理并补充了其简体文字资料作为对照本，以供不同年龄、不同需求的读者研究阅读。

全真千峰先天派嗣法弟子、第二代掌门人　席春生

癸巳仲夏于北京尽善堂

千峰老人传略

赵避尘，又名赵金雕、赵顺一，道号一子，自号千峰老人。清咸丰十年农历七月十六(即1860年9月1日)生于北京昌平县阳坊镇。生父赵永宽，生母孟生贞。赵氏兄弟三人：长兄兴一，次兄魁一，赵避尘为三子，顺一。顺一自幼承继叔父赵永升为子。

由于家境贫寒，父母无力，赵避尘只免费上过三年私塾冬学。清光绪初年(1875年)因患便血病，由祖母带至距阳坊镇西南十里千峰山桃源观，又名旮旯庵，请庙内刘名瑞道长为其治病。病愈后拜刘名瑞为道师，师赐道号大悟，自此与道结缘。

刘名瑞为道教全真南无派第二十代传人。

清光绪九年(1883年)在北京昌平县阳坊镇拜来北京隐居的天津河北堤头村著名迷宗拳武术家、道家性命双修内丹学养生家刘云普学习迷宗、心意、鹰爪诸武术及道家内丹养生学。在此前赵避尘还与本镇一佛门庙内和尚学习少林拳术。

赵避尘随师刘云普武术学成后，曾走镖于北京至乌兰巴托一线。

约于清光绪十六年(1890年)前后，开始任清朝盐税官员，到各地(主要沿京杭运河)为清朝官府收取盐税，借此开始他寻访修炼有成就的高人，系统学习中国道家传统养生文化的历程。

清光绪十九年(1893年)在江苏淮安关板闸村小会经堂庙内遇佛门方丈悟蟾老师。清光绪二十年(1894年)拜在悟蟾师门下，学习性命真功,又称内丹养生学。

清光绪十九年(1893年)在江苏淮安关,清江浦江淮四舟上遇师朱宝祥,学习道家性命真功。

清光绪二十一年(1895年)三月十三日,在江苏镇江金山寺内谒拜了然、了空为师,师赐道号一子。了然、了空虽为佛教禅宗临济派弟子,却是道教全真龙门派第十代得道高师。了然于清乾隆三十六年(1771年)拜全真龙门派第九代宗师柳华阳真人为师,了空于嘉庆四年(1799年)拜全真龙门派第九代宗师柳华阳真人为师,专事学习中国道家性命双修内丹养生学,二人修炼成就高深莫测。

清光绪二十四年(1898年)十月二十七日,在北京三官庙内拜理门广四爷,学习性命真功。

民国五年(1916年)春,在北京前门外打磨厂,由胞兄赵魁一引进,拜彭茂昌为师,专学内丹养生学。

民国九年(1920年)三月在北京文昌阁内拜谭至明为师,学习内丹养生学。同年又得受谭至明师弟张懋德(号润亭)传授性命真功,张懋德为北京白云观庙内戒师,著刻有《天仙圣母源流泰山宝卷》。

民国九年(1920年)五月,了空来北京,在北京昌平县平西府赵避尘盐店寓所,得受了空师赐与的天命证书,命赵避尘打破陈规改密室单传为普传,救济众生,摆脱病魔苦海,使人人有份,位位健康,同登寿域,并设戒律十条,嘱曰:不可用两面话传人,以彼明白为目的。后并亲赐法卷。

民国十七年(1928年)四月十七日,开始立全真千峰先天派宗谱,并以千峰老人为号初渡传法。自此,由我国几千年来无数先辈经广泛实践总结的性命双修养生文化体系改密室单传为普传,开历史之先河。

在千峰老人寻访求道的征程中,始终受到其胞兄赵魁一的帮助与指点。

民国十七年至民国二十年左右，著名辛亥革命老人朱子桥为其向当时的国民政府申请，由国民政府颁发给千峰老人赵避尘“传授卫生性理学”证书。自此学者如云。千峰老人传人的标准为人人健康服务，不分贵贱贫富一律平等。因此一段时期内，上至总统黎元洪，军阀吴佩孚、张作霖及其子张学良，辛亥革命元勋朱子桥、杜心五，国民党高级将领张执中，著名京剧表演艺术家程砚秋，下至庶民百姓上千人，先后受到千峰老人赵避尘的传授。

民国二十九年(1940 年)，千峰老人赵避尘隐修，并出现了种种返老还童景象。

民国三十一年初农历辛巳年辛丑月壬午日庚子时(1942 年 1 月 29 日)，千峰老人赵避尘在四生慈善会会长杨佩兰赠送的宅院中羽化，遗蜕安放在家乡北京昌平县阳坊镇。

千峰老人在近六十多年学道、修道、传道过程中历尽艰辛，先后投真伪师三十六位之多，各种滋味遍尝，寻访了中国名山大川，足迹遍布大江南北，终成大果，为中国传统养生文化的传播发展做出了巨大贡献。

导读

性命双修金丹大道，作为道家教外别传的根本法脉，自人类文明产生以来，就一直在华夏大地上递相授受，延续不绝，代有传人。自古大道一脉相承，后则门派林立，支分脉延，各树一帜，以致旁门与正门混杂，旁道与大道同行。门内尚能明辨是非，门外则莫衷一是，因此历来慕其名者众多，而误入旁门者不少，不能不令人扼腕长叹。性命双修金丹大道，非同其他小术，乃贯通天地、超凡入圣之学，故学必求师承正法，修必须身体力行。欲明正法，须读经典，以经验师证道，庶可免误入歧途之悲。这里，我们向大家推荐近代三部著名丹道经典著作——《性命法诀明指》、《卫生三字法诀经(注)》及《卫生生理学明指》。为什么要选择这三部书？一是因其法诀完整，皆有效验，价值早为学术界所公认；二是因其语言通俗易懂，易于为不同层次爱好者入门之用。论及这三部经典，首先应该提及书的作者以及其学术渊源。因此，这里略陈一二，以述其中来龙去脉。

一、千峰老人赵避尘及全真千峰先天派

《性命法诀明指》一书，由清末民初时期著名养生泰斗——千峰老人赵避尘所著。赵避尘(1860—1942)，又名赵金雕、赵顺一，道号一子，自号千峰老人，北京昌平人，为道教全真龙门派第十一代性命双修金丹大道养生学正宗传人。千峰老人早年慕道，首拜道教全真南无派二十代祖师刘名瑞为师，后遍访明师，转易多门，先后拜道师及武师三十六位之多，于武术及丹

道皆有非凡建树。清光绪二十一年拜在全真龙门派第十代祖师了然、了空门下，完整继承了道教全真龙门派性命双修金丹大道全诀全法。嗣后受众师公推，开宗延脉，创全真千峰先天派，树旗传法。其胞兄赵魁一，作为开创全真千峰先天派的另一位宗师，修炼卓有成效。在千峰老人寻访求道的征程中，始终受到他的帮助与指点。

全真千峰先天派的创立，在近代丹道发展史上有着特殊的意义。千峰老人所生活的年代，正值清末民初社会极其动荡的特殊时期，当时战乱频仍，内忧外患，伪道邪教盛行，百病滋横，民不聊生，国术界号召**"强国强种"**抵御外来侵略，传统丹道秘密授受的传承模式，也受到了严峻的考验。正是鉴于当时复杂的社会情况，为使千古流传的大道能够真正造福于人类，救万民于水深火热之中，众师才公推千峰衍派，改革过去的传授方式，以一种全新的模式弘扬大道。这也是历史和社会赋予全真千峰先天派的使命与责任。因此，全真千峰先天派自开创之日起，便以与过去迥然不同的面貌，出现于世人面前。

首先，千峰老人一改过去单传为普传，改文言为白话，在社会上公开传授金丹大道，并提出**"道也者，人人有份，位位可得，同登寿域"**的号召。凡学者不分贫富贵贱，皆一视同仁，故从学者如云。当时上至军阀政要、社会名流，下至黎民百姓，人数达数千人之众。其中，有辛亥革命元勋朱子桥及杜心五，军阀黎元洪、吴佩孚、张作霖及其子张学良，国民党高级将领张治中，慈善家杨佩澜，清末民初著名京剧表演艺术家果湘林夫妇及女婿程砚秋，著名画家齐白石、徐悲鸿，以及其他一些文化界名流等，既有叱咤风云之辈，亦有寻常百姓之流。这种盛况在近代历史上是绝无仅有的，对于传播中华传统道家养生文化意义非常重大。

为使金丹大道能够在更广范围流传，千峰老人又煞费苦心，用朴素亲切的白话，结合自己的亲身实践经验，仿效《伍柳仙宗》的写作手法，以师徒问答形式著成《性命法诀明指》一书，将千古秘传的金丹大道功程和盘托出，以供弟子学习研修之用，为后人研究金丹大道、窥破玄机道妙提供了极为珍贵的文字资料。另外，他还著有《卫生生理学明指》及《内修秘要》

等著作，并注解了其兄赵魁一的《卫生三字法诀经》，这都为传播和弘扬丹道养生文化起到了不可或缺的作用。诚可谓救危难于存亡之际，挽绝学于濒灭之时，一统大成，承前启后，使千古流传的性命双修金丹大道绝学能够延续至今日，其功不可没。

全真千峰先天派的特点，可以概括为：**师承清晰可考，博采众家之长，理论法诀完备，实修成果显著。**内丹学派向来十分重视师承源流，讲究一脉相承，自古都是师徒口口相授，不容间断一时。重要口诀，必要师多次叮嘱，反复背诵。而全真龙门派自丘长春祖师开创以后七百多年传承，历经十代至千峰老人，每位祖师在历史上都留有清晰记载，全真千峰先天派也因此成为当今学术界一致认可的一脉正宗内丹学派。全真千峰先天派法承龙门，历代祖师皆修有所成，不流于纸上谈玄之虚。千峰老人当时所拜的诸位有性命真功者，俱为修炼有成的大家，其成就令世人瞩目。千峰老人本人也身体力行，修炼至非常高深的境界；赵魁一祖师更是捷足先登，修炼成就有目共睹，名动一时。正是由于这些异于其他传统门派的特点，全真千峰先天派自开创之初，便受到各界人士的普遍关注，在社会上产生重大影响。

二、学术渊源及学术观点

全真千峰先天派的学术渊源，从形式上说来主要有以下几方面：一是全真龙门派，二是全真南无派，此外还吸收和借鉴了佛教禅宗及儒家理门等其他宗派的理论及思想。因为全真南无派刘名瑞祖师，其丹道功程法诀亦出自全真龙门一脉，因此也可以说，全真千峰先天派是在全面继承了全真龙门派丹道体系基础上，广泛吸收其他宗门的经验，重新整理，脱胎而出，自成一体的正宗一脉。而在全真龙门派历代祖师中，对全真千峰先天派的形成影响最大的，当属第八代宗师伍冲虚及第九代宗师柳华阳。千峰老人在《性命法诀明指》中，曾多次提到伍、柳及其著作《伍柳仙宗》，推崇之意溢于言表，于此可见一斑。

全真千峰先天派的学术观点，同样也是全面继承了全真龙门派的衣钵。因为龙门派自丘长春祖师开派以来，就力主**“持一法不拘一法，涉诸门不拘一门”**的学术观点，主张兼收并蓄，博采众家之长为我所用，故能统领道林，经久不衰，深为历代统治者所器重。而千峰老人在几十年的访道过程中，先后拜道师三十多位，融贯三教，终成一统。从这一点上说，全真千峰先天派可谓尽得龙门心法真韵。

从丹道法诀上说，全真千峰先天派在全面继承全真龙门派丹法基础上，又进行了新的整理和发展。丹道功程历来讲究循序渐进，环环紧扣，不容错乱，如此方能冀修有成。为了让众学者能够清楚地了解丹道功程法诀并牢固记忆，千峰老人将丹道全程的四大阶段(即下手炼精化炁、转手炼炁化神、了手炼神还虚、撒手炼虚合道)，分解成十六步，每步口诀都和盘托出，并详加解释，这对于学者依法修炼提供了极有价值的资料。

千峰老人在传授丹道过程中，一改过去假象指玄的传道方法，坚持用通俗易懂的白话、口语传人，“以彼明白为目的”。传人不分贵贱，待人不分等级，从不以此为个人谋私利，坚持为人人健康服务。“一语天然万古新，豪华落尽见真淳”，《性命法诀明指》之所以能够在短短数十年中蜚声海内外，独领风骚，正得益于这种明晓通俗的著述风格和特点。

三、全真千峰先天派经典著作流传情况

千峰老人先后著有《性命法诀明指》、《卫生生理学明指》、《内修秘要》等书，并批注了其兄赵魁一所著的《卫生三字法诀经》。

《性命法诀明指》一书，上文中已有提及，这里对其内容再略作介绍，以供读者阅读时参考。首先，《性命法诀明指》是详细论述全真千峰先天派内丹修行功程理论和方法的一部经典著作，书中图诀并重，解释详尽，功程各部玄机秘诀无不尽涵其中，使人信然。又于卷首刊列了有性命真学的七位老师照片，以备读者考证道脉真伪，其良苦用心苍天可鉴。书中对千古不传之秘不厌其烦，详加指划，去尽皮相，务明真机，揭示了教外别传全

部功程,泄露了千金难求的窍妙玄机。书中,千峰老人第一次将丹道功程细分为十六步,使体系更加完备。同时,第一次公开了人身中除十二正经外神秘的奇经八脉内修走向(此八脉在《灵枢经》中虽有记载,但并没有实际应用的具体方法;著名丹道名家张伯端及中医名圣李时珍对此虽也有精辟论述,但也未见具体用法)。另外,他还第一次引用了西方生理学及解剖学来系统阐述丹道学理论,并绘制了四张解剖图。最后要指出的是,千峰老人在《性命法诀明指》中,冒着遭受暗算的风险,不惜笔墨公开力辟伪道邪教,所列邪教伪道五十余种,其刚正不阿的勇气同样令人钦佩。

《性命法诀明指》于1933年刻制成木版印刷,只供门内弟子学习之用,当时印数很少,但流传范围依然很广。早在上世纪七十年代就有译名陆宽昱(鲁宽瑜)(Charles Luk (Lu K´uan Yu)的将《性命法诀明指》一些内容译成英文本,取名《道教瑜珈:炼丹术与成仙术》(Taoist Yoga: Alchemy & Immortality),首先在英国出版,后又移至美国出版至今,在英语世界产生了极大影响。这也是我们所知将中国最古老文化译成英文、介绍给西方人的为数不多的著作之一。此后,此英文版又相继被西方其他国家学者转译,使此书在西方影响日益扩大。如俄罗斯的叶·阿·托尔奇诺夫(E.A. Tortchinov),中文名陶奇夫,就是从1970年伦敦英译本又转译成俄文,1993年在圣彼得堡出版了此书的俄文版。此外,《性命法诀明指》还有德文、西班牙文等译本,均已公开出版。

在中国台湾也有人将原版《性命法诀明指》从大陆带去,多次印刷发行。如1961年台湾真善美出版社首先在台湾影印出版了《性命法诀明指》精装本,此书当时远播中国香港、日本、韩国、东南亚及欧美地区。1987年,台湾武陵出版社又用《仙踪性命法诀》的书名影印出版了《性命法诀明指》,但印刷质量较为粗糙。

千峰老人批注的其兄赵魁一著作《卫生三字法诀经》,用非常精炼的语言阐述了内丹修行的玄机窍妙,读来朗朗上口,便于记忆。此书当时印数较《性命法诀明指》为少,流传范围也更小。1988年,学术期刊出版社重新影印出版了《性命法诀明指》、《卫生三字法诀经》,在中国产生了重大影响，其价值亦为学术界所公认。

《卫生生理学明指》一书，从 1920 年开始著述，到 1929 年完成，是千峰老人成书最早的一部专著。全书一卷，分为三章，每章又分为六节，共成十八篇专论。三章以总论炼精、炼炁、炼神为纲，其目则从后天而返先天：炼精首论后天五谷之精，次炼后天五谷之精，继而论真阳之精、炼真阳之精，最后论真阳舍利之精、炼真阳舍利之精；炼气首论后天吸呼之气，次炼后天吸呼之气，继而论内外吸呼之炁、炼内外吸呼之炁，最后论先天不息之炁、炼先天不息之息；炼神首论后天身体之神，次炼后天身体之神，继而论先后天精神之神、炼先后天精神之神，最后论先天不神之神、炼先天不神之神。全书以精炁神为纲，以先后天为目，精简严谨，与《性命法诀明指》著述风格迥异。

《卫生生理学明指》与《卫生三字法诀经》于 1933 年同时刻板，同封一套。其书前有千峰老人及其师了空祖师照片、序言，以及妙硕子果文德手绘的四幅生理解剖彩图及注释，书后还有千峰老人的自序。此套书当时印数极少，门内许多弟子亦无缘得见，因此流传范围也极小，影响也远未有《性命法诀明指》那样深远。自 1933 年印刷面世以来，其后国内未见再版印刷。据我们近年来的了解，现在国内也仅有个别图书馆还藏有此书原版。而这本书在西方影响则比国内要大，这主要归功于法国学者卡特琳娜·戴思博(Catherine Despeux)，她将此书翻译成法文并于 1979 年在法国巴黎公开出版(法文名称：Traite d´ alchimie et de physiologic taoiste)。她是根据其师马克斯·卡当马克(Max Kaltenmark)收藏的此书 1933 年印刷版而翻译的。而后，1981 年又在罗马出版了意大利版(Trattato di alchimia et fisiologia taoista)。这本书也因此被西方所熟知，成为他们了解中国道家核心文化——性命双修金丹大道的入门必读之物。

《内修秘要》一书成稿时正值抗日战争最为艰苦阶段，百姓为求生、保命四处奔逃，无暇顾此，所以未来得及刻版印刷，原稿在十年浩劫中焚毁。

《性命法诀明指》一书自上世纪三十年代刻印出版至上世纪九十年代初，多次印刷，影响历久不衰。其版本除了上面列出的以外，还有数种版本问世。而其底本,基本上都是1988年学术期刊出版社影印出版的《性命法诀明指》、《卫生三字法诀经》。1988年春,我受老师牛金宝的全权委托,参与了当时出版《性命法诀明指》的工作。这里,还有一些问题需要澄清一下。

①版本选定问题:《性命法诀明指》的选本工作于1988年3月完成,当时参加版本选择的共有两个版本,其中我老师珍藏的原版《性命法诀明指》书中有两处与千峰老人的问答,足以证明其传承的连续性。因此,共同选定用我老师珍藏的原版《性命法诀明指》作为底本影印出版。其时,中国气功科学研究会文献委员会并未成立,中国气功科学研究会也未派人参加选本工作。因此,该书中《出版说明》出现的署名"文献委员会",我不知道是什么时间参与进来的,更是与该文献委员会的主任毫无干系。

②《性命法诀明指》底本问题:学术期刊出版社于1988年11月出版的《性命法诀明指》底本,为受我老师牛金宝全权委托、1988年春由我提供的版本,而并非该书《出版说明》中描述的其他人的版本,《出版说明》中出现的提供版本的后者始终未出现过。1988年初由我提供的版本,至1989年4月才归还给我继续保存。1989年底,某人为得到此书,指使家中其他人,用不正当的手段,从我家中将我老师传留给我的《性命法诀明指》一书盗走。我一直恪守千峰戒律,谨遵师嘱,不与争辩,保持沉默。

③序言问题:当时我受牛老师之托,代他撰写序言,不想此文被后来成立的中国气功科学研究会文献委员会主任、北京某著名大学的一位教授在未征得我本人同意的情况下,擅自作了大范围的篡改,以致面目全非。更可笑的是将原文中的**"虚室生白——现蟾光:六景现"**,想当然地改成**"观蟾光、六景观"**。观由人为,现由自然,一后一先,岂能等同?毫厘之差,千里之谬,读者不可不察。

1990年中国人民大学出版社出版的《东方修道文库》,《性命法诀明指》、《卫生三字法诀经》经过校点,重新排版印刷,改名为《先天派诀》,并由主编徐兆仁先生撰写了《先天派诀》前言,前言中徐兆仁对此书及千峰老人赵避尘作了极高的评价。这是一种比较严谨的版本,错误较少。1992

年巴蜀书社出版的《藏外道书》第26册1收录的《性命法诀明指》、《卫生三字法诀经》,其版本同样也是学术期刊出版社影印本。

此间流传的另外几种《性命法诀明指》版本,则错讹百出,致使原著面目全非:如《性命法诀全书》、《千峰老人丹功法诀注释》等被人做了极不负责的曲解,造成了非常严重的影响,而《奇人奇术奇方》一书,更是改头换面地窃取原著内容。这些版本的流传,造成了严重的混乱。丹经道书作为先贤证道之书,不容妄解臆测。往往一字之歧,则旁正攸分,魔道自别。而世多好事之徒,恣意曲解经典,遂使歧途愈衍愈多。

为了正本清源,给广大读者提供一个更正确的完整版本,作为千峰老人嗣法后学以及上述著作版权的全权继承者,我们在2004年重新校点了千峰老人所著的《性命法诀明指》及其注释的《卫生三字法诀经》,并收录于我们校点、出版的《中国传统道家养生文化经典》丛书中。《中国传统道家养生文化经典》出版后,多次印刷,在社会上引起强烈反响。短短几年内,影响波及海内外,盛行于现实及网络世界,已然成为近几年兴起的道家文化热的一个焦点。为了弘扬道统,以便为学术界和道家文化爱好者提供一套全真千峰先天派的原汁原味的完整经典,使更多有缘之人能够从祖师的著作中受益,2011年我们又拿出多年珍藏的千峰老人当年的手用书、1933年第一次印刷的《性命法决明指》、《卫生三字法诀经(注)》及《卫生生理学明指》原版书,命名为《千峰老人全集》,以影印的形式,结集出版。在此基础上,我们这次重新整理并补充了其简体文字资料作为对照本,以供不同年龄、不同需求的读者研究阅读。

全真千峰先天派戒律

昔众师公推赵祖避尘师为救济群生摆脱病魔苦海，使人人有份，位位健康，同登寿域，打破陈规将中华养生绝学，道家《性命双修金丹大道》改密室单传为普传，创《全真千峰先天派》并由全真龙门派第十代宗师了空祖师设戒律十条规范全真千峰先天派传承，载于赐予赵祖避尘师的天命证书内。时庚申年(1920年)壬午月于北京昌平县平西府赵祖寓所。

戊辰年(1928年)丁巳月乙亥日。始立全真千峰先天派宗谱，并以千峰老人为号，初度传法。

戒　律

学道乃身心性命之大事，欲求圣道，要当以忠孝仁信为本，首务积善、定念、修德、理身。奉道守戒，作为入道求玄的根本，应终身无犯。

一、尊师重道，不欺师灭祖，不蔑视前人。

二、要忠孝、济世、守身、节俭、利人、诚信。

三、不得诽谤他人，毁攻同道。同道、同学相互尊重、团结。

四、不得阴贼潜谋，馋毁贤良，露才扬己，妄语伤人。当尽节君亲。

五、道为上圣相传，至奉为公，必选上贤德厚者传之，切禁父子相传，恐非其人，败损道风。

六、不胡言乱语，匪道谤道。

七、上圣之道为国之珍宝，不可为己之私，见利忘义。
八、不准将圣道秘法送人情。
九、未经师允不得妄自私传，免致误人。
十、经师允后，可谨慎传之，万不可传小人、匪人，免遭天谴。
以上戒规处处遵守。时时默记永生奉行。

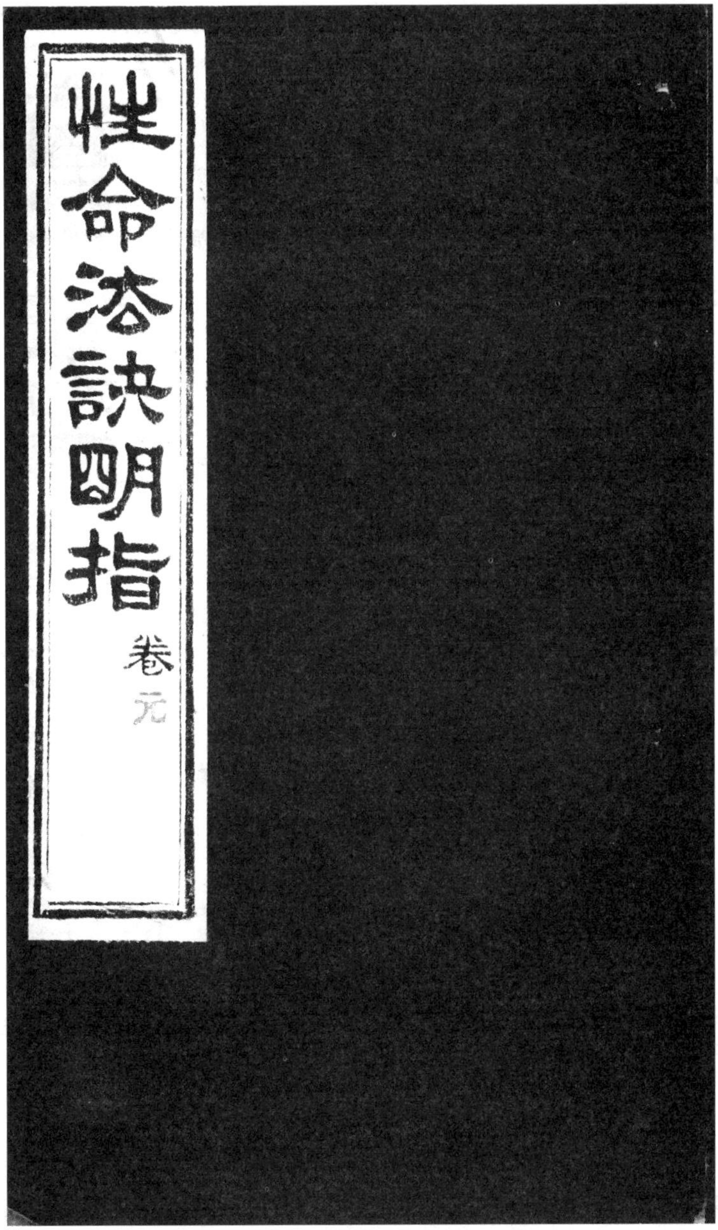
性命法訣明指
卷元

民國二十二年刻板

性命法訣

板存暫在前外一尺大街龍華齋刻字鋪

每本壹圓
不准翻印

開公章印
書不公印
原暫

千峯先天派

趙避塵

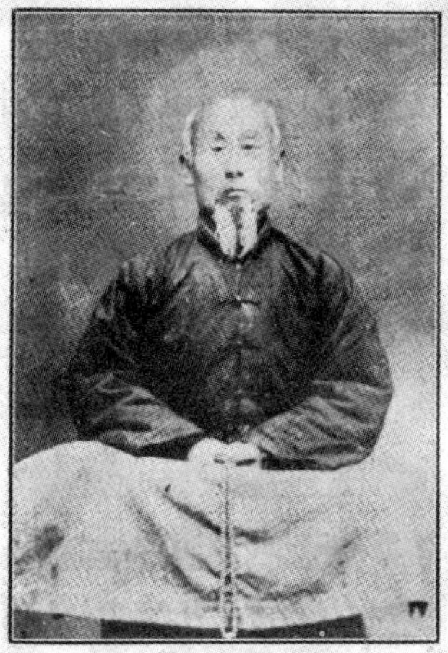

六十九歲

趙順一

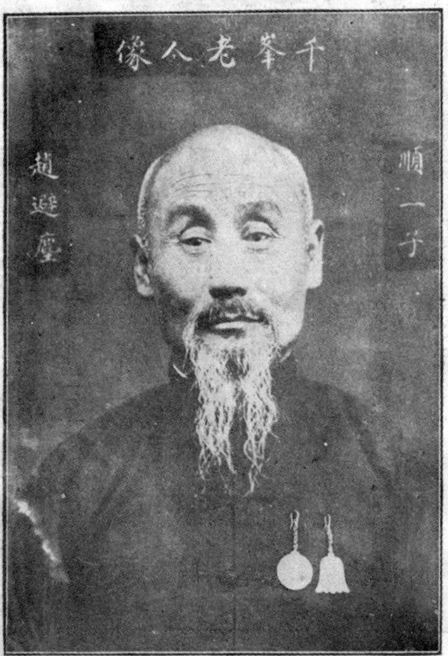

七十三歲

千峯老人趙避塵　道號順一子　平北昌平縣陽坊鎮人也　自幼年好玄學　遍訪明師數十年　所遇眞僞師　不下三十餘位　個中苦味　殆已徧嘗　求師之難　可謂極矣　然無昔年之苦　焉能今日出頭得見道德高尚之人乎　凡求眞道者　投一位師不成　非得多師互相印證　不知眞僞　余投三十餘師　知性命雙修者　只五六位耳　無怪乎金仙大道知之者少也　今將所得於師及自己所曾經驗者　盡情宣布　希望依法修煉者　證位仙班或同登壽域　於願足矣

千峰老人赵避尘，道号顺一子，平北昌平县阳坊镇人也。自幼年好玄学，遍访明师数十年，所遇真伪师不下三十余位。个中苦味，殆已遍尝。求师之难，可谓极矣！然无昔年之苦，焉能今日出头得见道德高尚之人乎？凡求真道者，投一位师不成，非得多师互相印证，不知真伪。余投三十余师，知性命双修者，只五六位耳。无怪乎金仙大道，知之者少也。

今将所得于师及自己所曾经验者，尽情宣布。希望依法修炼者，证位仙班，或同登寿域，于愿足矣。

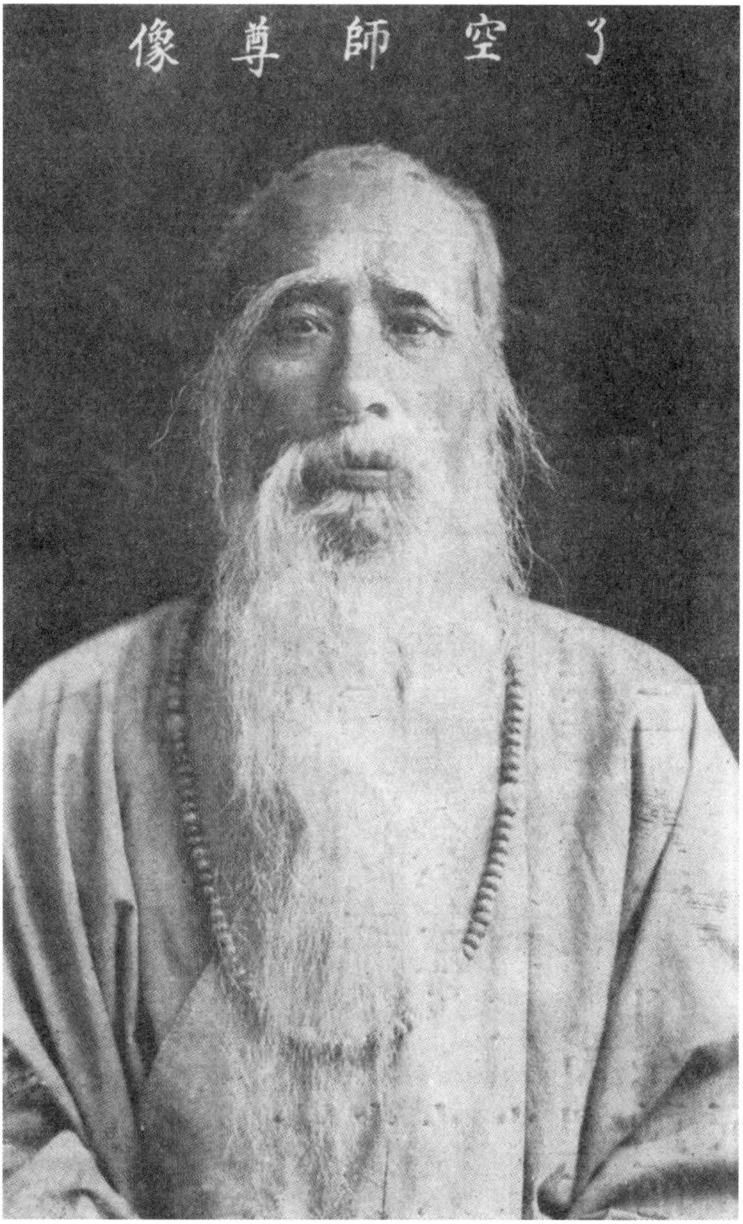
了空師尊像

余北京人也 因世界傳僞道者衆 外訪弟子數年 後至光緒廿一年三月十三日 在金山寺 遇趙避塵 收爲外度弟子 至民國九年 受與天命 傳人用白話 以彼明白爲目的 夫道者長生之學也 世人身體軟弱 由煉性命炁 煉至强壯 性者眞炁在心爲離 故爲火龍也 命者眞炁在腎爲坎 故爲水虎也 法能降火龍 訣能伏水虎 龍虎二炁歸一 上升於泥丸宮 下降於生死竅 人仙得也 由此將精煉足 金光三現 止火 採大鱉過後三關 慧光發現 神仙得也 慧光者卽玄關也 又爲三花聚於頂 光內有陰陽二蕊炁 雌雄蕊炁合一 內裡作胎 用三千升絳宮 眞炁養足胎圓 性命二光合一 用念動而向太空口訣 由中現出眞像 與我一樣 此是身外有身 天仙得也

余北京人也。因世界传伪道者众，外访弟子数年。后至光绪廿一年三月十三日，在金山寺遇赵避尘，收为外度弟子。至民国九年，授与天命，传人用白话，以彼明白为目的。

夫道者长生之学也。世人身体软弱，由炼性命炁，炼至强壮。性者真炁在心为离，故为火龙也；命者真炁在肾为坎，故为水虎也。法能降火龙，诀能伏水虎。龙虎二炁归一，上升于泥丸宫，下降于生死窍，人仙得也。

由此将精炼足，金光三现，止火。采大鳖过后三关，慧光发现，神仙得也。

慧光者即玄关也。又为三花聚于顶，光内有阴阳二蕊炁。雌雄蕊炁合一，内里作胎，用三迁升绛宫，真炁养足胎圆。性命二光合一，用念动而向太空口诀，由中现出真像，与我一样。此是身外有身，天仙得也。

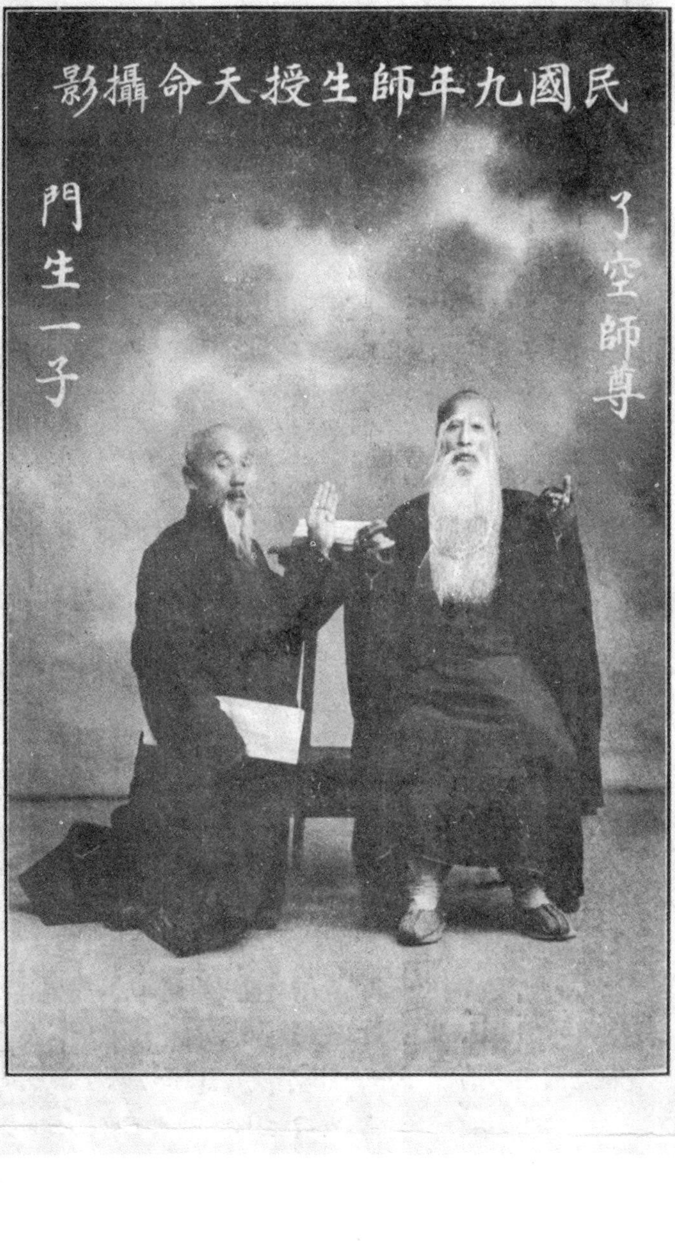
民國九年師生授天命攝影
了空師尊
門生一子

了空師尊　京北人也　在北京前門外　天橋西　路北仁壽寺廟
內當家　嘉慶四年五月十五日　得柳華陽仙師　傳受性命雙修
細功　訣破週身關竅　余光緒二十一年　三月十三日　在金山
寺　得受了然空禪師　全訣全法　後至民國九年　五月在京北平
西府舖內　得受了空師尊天命　命余普度弟子八百位　傳千峯
先天派　不可用文字兩面話傳人　白話口訣　教人明白爲目的
親賜法卷　內有戒律十條爲證　了空師尊曰　子今年六十歲
有三子一女　將家業交與兒女　外出度道作功　調補精炁神
足　身體强壯　在世延年　人仙得也　有法財侶地　再過大關
煉成五眼六通神足　諸事全知　神仙得也　三年乳補胎足可
出　身外有身　九年面壁調養　現化法身　天仙得也　爾速行
之　不可自悞

了空师尊，京北人也。在北京前门外天桥西、路北仁寿寺庙内当家，嘉庆四年五月十五日，得柳华阳仙师传授性命双修细功，诀破周身关窍。余光绪二十一年三月十三日，在金山寺得受了然、了空禅师全诀全法。后至民国九年五月在京北平西府铺内，得受了空师尊天命，命余普度弟子八百位，传千峰先天派，不可用文字两面话传人，白话口诀，教人明白为目的。亲赐法卷，内有戒律十条为证。了空师尊曰："子今年六十岁，有三子一女，将家业交与儿女，外出度道作功，调补精炁神足，身体强壮，在世延年，人仙得也。有法财侣地，再过大关，炼成五眼六通神足，诸事全知，神仙得也。三年乳哺胎足可出，身外有身。九年面壁调养，现化法身，天仙得也。尔速行之，不可自误。"

劉名瑞師像

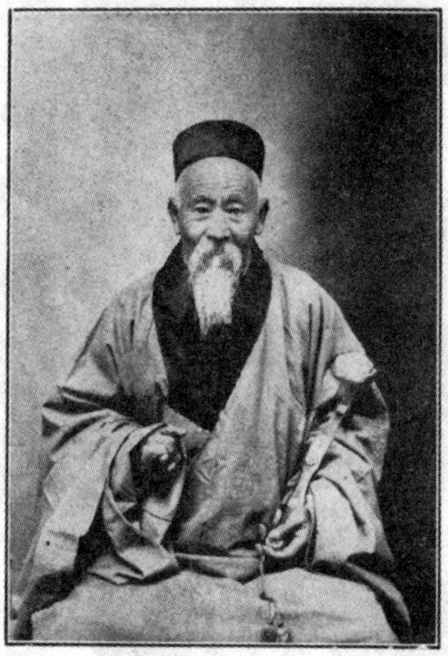

號盼蟾子

敲蹻道人

昌平縣西南千峯山桃園觀土名旯旮庵廟內南無派劉名瑞號秀峯道號盼蟾子又號敲蹻道人在廟施送藥品醫治活人無數分文不取有東貫市村邵明珍身得癆病骨瘦如柴素有失血命有危險傳以法訣以藥養之月餘全愈今年八十餘歲尙活在世又抬頭村一婦人身得乾血癆病傳以法訣以藥養之月餘全愈又一童女得瘦病教他與神佛磕頭揉肚子左揉三十六回右揉廿四回月餘全愈後廿六年村民逃避廟內避亂男女數百人吾師叩求神佛雲遮避山廟每日白雲蒙山數日不散村民以得太平吾師在廟救人無數自著敲蹻洞章瀊熗易考道源精微等書收弟子百十位凡弟子名註書者通得全訣全法師二次下山在廿七年曰我不久羽化了後遂不見至民國十七年親住次渠村內與人看病至廿二年二月余弟子玄一子王克寬言劉師爺羽化了後至四月余面見我師留下相片故刊於書

昌平县西南，千峰山桃源观，土名旮旯庵庙内，南无派刘名瑞（号琇峰，道号盼蟾子，又号敲蹻道人）在庙施送药品，医治活人无数，分文不取。有东贯市村邵明珍，身得痨病，骨瘦如柴，素有失血，命有危险。传以法诀，以药养之，月余痊愈，今年八十余岁，尚活在世。又抬头村一妇人身得干血痨病，传以法诀，以药养之，月余痊愈。又一童女得瘦病，教他与神佛磕头，揉肚子左揉三十六回，右揉廿四回，月余痊愈。后廿六年，村民逃避庙内避乱，男女数百人，吾师叩求神佛，云遮蔽山庙，每日白云蒙山，数日不散，村民以得太平。吾师在庙救人无数，自著《敲蹻洞章》、《瀊熗易考》、《道源精微》等书，收弟子百十位，凡弟子名注书者，通得全诀全法。师二次下山在廿七年，曰："我不久羽化了。"后遂不见。至民国十七年，亲住次渠村内，与人看病。至廿二年二月，余弟子玄一子王克宽言："刘师爷羽化了。"后至四月，余面见我师，留下相片，故刊于书。

彭茂昌師像

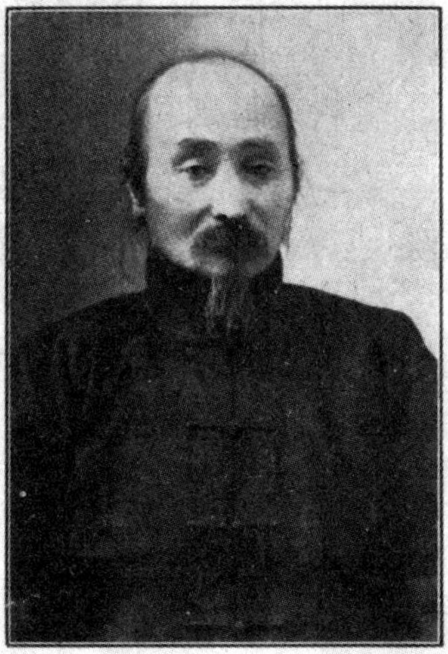

彭師茂昌字輯五道號令中又號渡陽子　河北固安縣人也　幼好玄學　求師訪友　遇師於固安城門洞　悟元和尚　自言自語曰　我外衣破　我身不破閻王不要我　師看和尚破衣童顏　言語古怪　請至家中　拜爲老師傳受口訣　住月餘自去雲遊　後師得理門領衆　雲遊天下　至大連灣小平島廟內普度衆生　一年出遊一次　民國五年春在北京前門外打磨廠　胞兄引進遂拜爲師　師曰得此弟子　我一生願足矣　後至民國十九年　來廟看余度弟子多少　師問余曰爾淨度人　忘度自己　內有一徒孫問曰　師爺今年多大歲數　回曰六十八歲　徒孫曰　我師七十歲　師爺六十八歲　又回答曰　我忘了歲數　總比你師大些吧

彭师茂昌，字辑五，道号令中，又号渡阳子，河北固安县人也。幼好玄学，求师访友，遇师于固安城门洞，悟元和尚，自言自语曰：“我外衣破，我身不破，阎王不要我。”师看和尚破衣童颜，言语古怪，请至家中，拜为老师，传受口诀住月余自去云游。后师得理门领众，云游天下，至大连湾小平岛庙内普度众生，一年出游一次。民国五年春在北京前门外打磨厂，胞兄引进遂拜为师。师曰：“得此弟子，我一生愿足矣。”后至民国十九年，来庙看余度弟子多少，师问余曰：“尔净度人，忘度自己。”内有一徒孙问曰：“师爷今年多大岁数？”回曰：“六十八岁。”徒孙曰：“我师七十岁，师爷六十八岁？”又回答曰：“我忘了岁数，总比你师大些吧。”

悟蟾師像

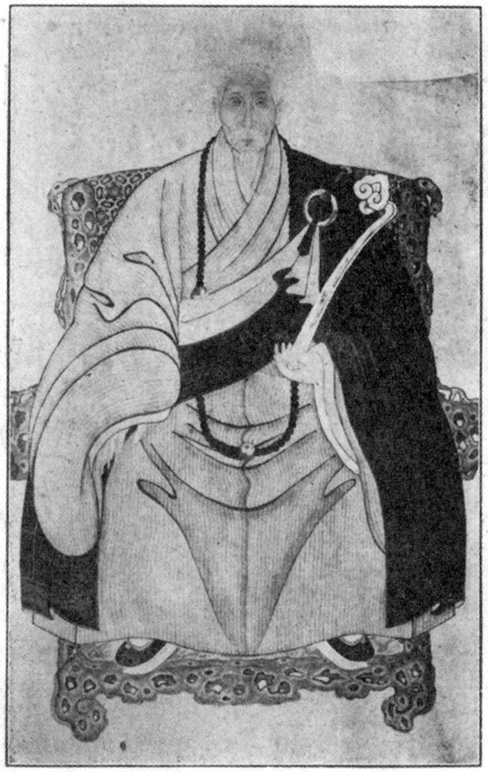

江蘇淮安關　板閘村　前朝稅關署也　村內小會經堂廟內方丈
悟蟾老師　外講佛經　內實煉性命雙修功法　光緒十九年　余
住廟內　收稅於東路口　與悟蟾師常談性命之學　至廿年拜爲
門下　暗學修養眞功　後至民國廿一年　有淮城玄紹子李紹卿
回家省親　余託到該廟將我師相片　要一張來　由此將師塑
畫之之相照來刊之於書　壽至百三十二歲

江苏淮安关，板闸村，前朝税关署也。村内小会经堂庙内方丈悟蟾老师，外讲佛经，内实炼性命双修功法。光绪十九年，余住庙内，收税于东路口，与悟蟾师常谈性命之学。至廿年拜为门下，暗学修养真功。后至民国廿一年，有淮城玄绍子李绍卿回家省亲，余托到该庙将我师相片要一张来。由此将师塑画之相照来刊之于书，寿至百三十二岁。

譚栢師像

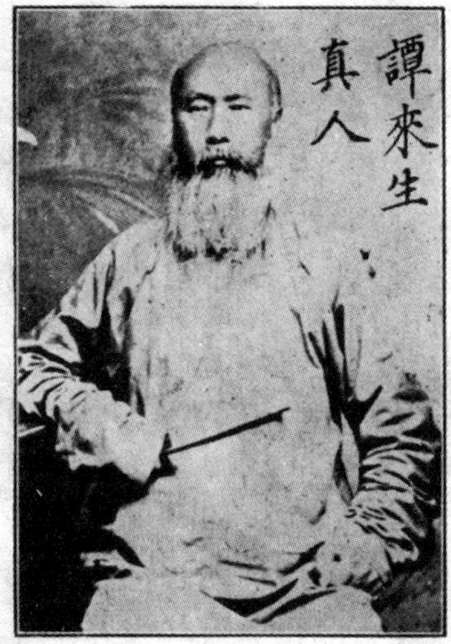

金山派至明子

理門來生眞人

金山派二代祖師　譚至明　來生眞人　京東玉田縣　距城廿五
里　王家莊人也　幼年好道　忽一日村內人曰　來一神仙傳道
蓋卽謝祖樹嘉也　我師去求教　謝祖收爲第八位弟子　是日
有勞山來了四位道長　來追謝祖　按道門律法治罪　謝祖不回
四位道長曰　凡得我門下手法者　實有祖德　千萬不可泄漏
於世　有不遵者准受天譴　師後收弟子至數萬人　余在文昌閣
投拜譚祖爲師　師曰　子之訣法火候通會　開度後學　爲金山
三代一字輩　有法卷爲証

金山派二代祖师谭至明，来生真人，京东玉田县，距城廿五里王家庄人也。幼年好道，忽一日村内人曰："来一神仙传道"，盖即谢祖树嘉也。我师去求教，谢祖收为第八位弟子。是日，有崂山来了四位道长，来追谢祖，按道门律法治罪，谢祖不回。四位道长曰："凡得我门下手法者，实有祖德，千万不可泄漏于世。有不遵者准受天谴。"师后收弟子至数万人。余在文昌阁投拜谭祖为师，师曰："子之诀法火候通会，开度后学，为金山派三代一字辈。"有法卷为证。

張潤亭師叔

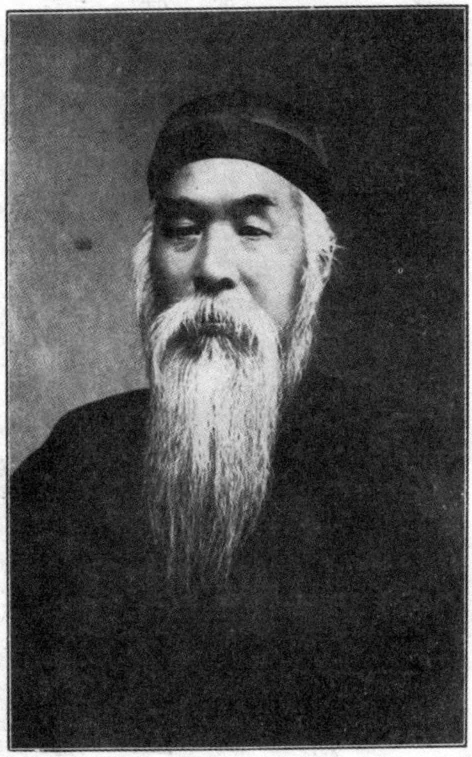

師叔張懋德號潤亭　白雲觀戒師　著刻天仙聖母源流泰山寶卷
自幼樂善好施　一世所得之財　辦道作善尚不敷用　前經理
電燈公司主任　今在家修養性命眞理　研究性命衞生眞訣　遇
金山派謝祖樹嘉磕頭　得下手眞訣　故在家修養　已得舍利
鶴髮童顏鬚長尺餘　俟丹足過大關後　鬚髮即可重黑　自言曰
留財不如留名　留名不如留身　留身不如功成化身　化身何成
金身　是吾之願也

师叔张懋德，号润亭，白云观戒师，著刻《天仙圣母源流泰山宝卷》。自幼乐善好施，一世所得之财，办道作善尚不敷用。前经理电灯公司主任，今在家修养性命真理，研究性命卫生真诀，遇金山派谢祖树嘉磕头，得下手真诀，故在家修养。已得舍利，鹤发童颜须长尺余，俟丹足过大关后，须发即可重黑。自言曰：“留财不如留名，留名不如留身，留身不如功成化身，化身合成金身，是吾之愿也”。

劉雲普師像

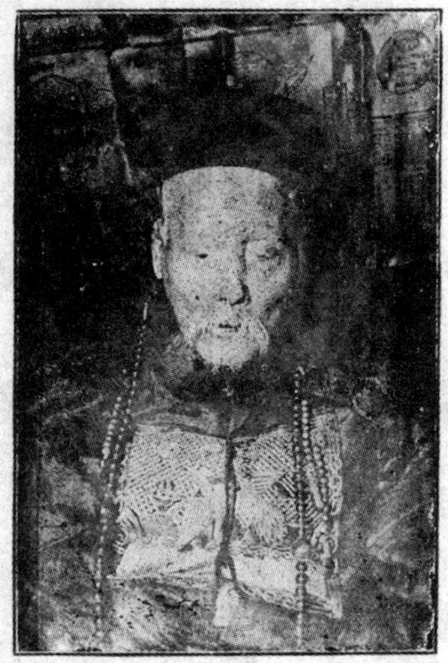

劉雲普老師　天津河北堤頭村人也　幼年好武術　煉成後　行
俠作義　雲遊天下　仗義疎財　救人之急　割殺贜官劣紳　後
至昌平縣陽坊鎮爲商　修養性命　施送外科　救人無數　收武
術弟子百拾位　大弟子劉子耕專門商業　二弟子即避塵專門道
學　三弟子劉金耀專門武術　四弟子王子眞專門外科　其他通
學武術　我師爲商　所剩之錢　全施藥品　修好濟人　家無餘
資　四十餘年並無回家　弟兄妻子兒孫輩全有　至九十三歲仙
遊　留下性理家傳　傳於後世

刘云普老师，天津河北堤头村人也。幼年好武术，炼成后，行侠作义，云游天下，仗义疏财，救人之急，割杀赃官劣绅。后至昌平县阳坊镇为商，修养性命，施送外科，救人无数。收武术弟子百十位，大弟子刘子耕专门商业，二弟子即避尘专门道学，三弟子刘金耀专门武术，四弟子王子真专门外科，其他通学武术。我师为商，所剩之钱全施药品，修好济人，家无余资。四十余年并无回家，弟兄妻子儿孙辈全有。九十三岁仙游，留下《性理家传》，传于后世。

子元趙魁一

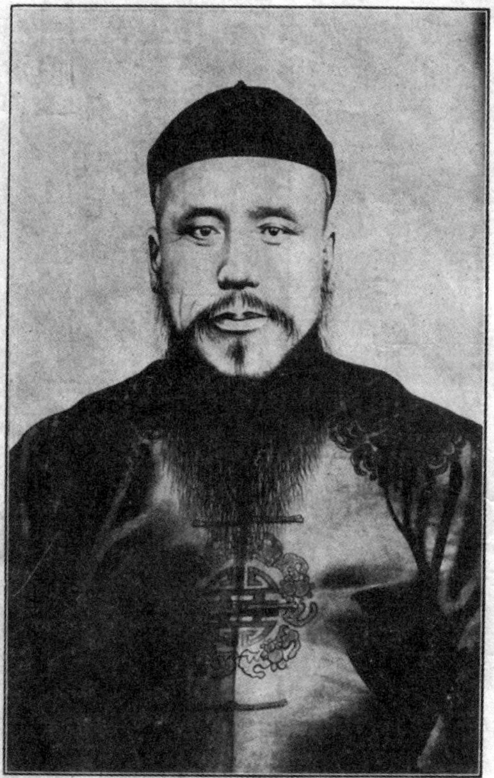

昌平陽坊鎮

胞兄字子元　名魁一自幼好道　父永寬　母孟生貞　二老曰
子好道　是我趙門祖德也　於是魁一拾歲喪父　有兄弟二人
長曰興一次曰順一　將三弟順一承繼叔父永陞爲子　孟母嘗教
兄曰　汝好道　不如先讀書　書理醫理通達後　再出外訪道
亦不爲遲　至十八歲完婚妻苑淸一　亦好道學　由此出外訪道
有時二三年　回家探母一次　有時四五年回家一次　孟母曰
你在外訪道三十餘年　所學何道　魁一跪稟曰　金山派譚至明
老師　龍門派彭茂昌師　臨濟派眞元老師　理門廣四爺老師
其餘三十餘位　亦有燒香磕頭指望西天來接者　亦有印書放生
念經者　亦有心念一字上天磕頭者　其餘眞訣眞法不會　兒按
慧命經　眞元老師　受我的用工　現今舍利子足矣　母親在堂
兒不敢過大關　撒手逍遙去耳　後孟母無疾而終　余兄俟殯
葬後迄今十三年之譜尚未歸里一次

胞兄字子元，名魁一，自幼好道。父永宽，母孟生贞，二老曰："子好道，是我赵门祖德也。"于是魁一拾岁丧父，有兄弟二人，长曰兴一，次曰顺一，将三弟顺一承继叔父永陞为子。孟母尝教兄曰："汝好道，不如先读书，书理、医理通达后，再出外访道，亦不为迟。"至十八岁完婚，妻苑清一，亦好道学。由此出外访道，有时二三年，回家探母一次，有时四五年回家一次。孟母曰："你在外访道三十余年，所学何道？"魁一跪禀曰："金山派谭至明老师，龙门派彭茂昌师，临济派真元老师，理门广四爷老师，其余三十余位，亦有烧香磕头指望西天来接者，亦有印书放生念经者，亦有心念一字上天磕头者，其余真诀真法不会。儿按《慧命经》、真元老师授我的用工，现今舍利子足矣。母亲在堂，儿不敢过大关、撒手逍遥去耳。"后孟母无疾而终，余兄俟殡葬后，迄今十三年之谱，尚未归里一次。

杜心五

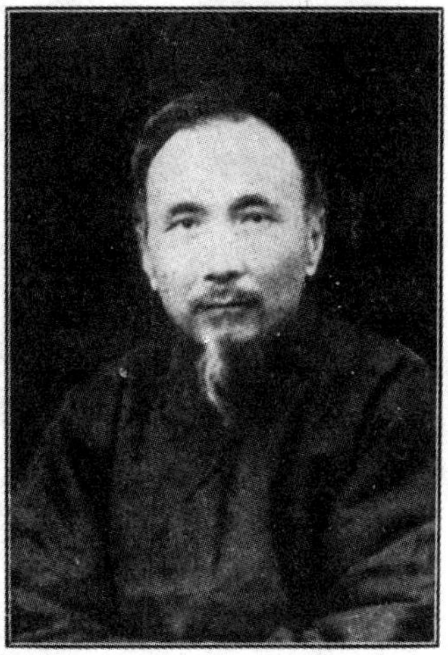

師弟杜心五　名愼媿　湘之慈利人也　家世業儒　祖父修道歸山　所投名師不下十餘位修道師了然了空　武術師江湖大俠名徐矮子者　自創自然門派　我師弟事師多年　至庚子游學東瀛　卒業於農科大學　歸國後　部試舉人　殿試內閣中書　改分農工商部　洎乎清季　從事革新運動　多曆險阻　卒能保全性命　賴有超羣之武術　光復後　歷任農林農商農工部員　以不苟求　迄今仍浮沉各都市　修養性命眞功　大偉人屢聘不就　專喜修養性命　自言廿年後　身外有身　明現於世界　看我三教有眞傳否

师弟杜心五，名慎媿，湘之慈利人也，家世业儒，祖父修道归山。所投名师不下十余位，修道师了然、了空，武术师江湖大侠名徐矮子者，自创自然门派。我师弟事师多年，至庚子游学东瀛，卒业于农科大学。归国后，部试举人，殿试内阁中书，改分农工商部。洎乎清季，从事革新运动，多历险阻，卒能保全性命，赖有超群之武术。光复后，历任农林农商农工部员，以不苟求。迄今仍浮沉各都市，修养性命真功，大伟人屡聘不就，专喜修养性命。自言："廿年后，身外有身，明现于世界，看我三教有真传否！"

千峰先天金仙大道

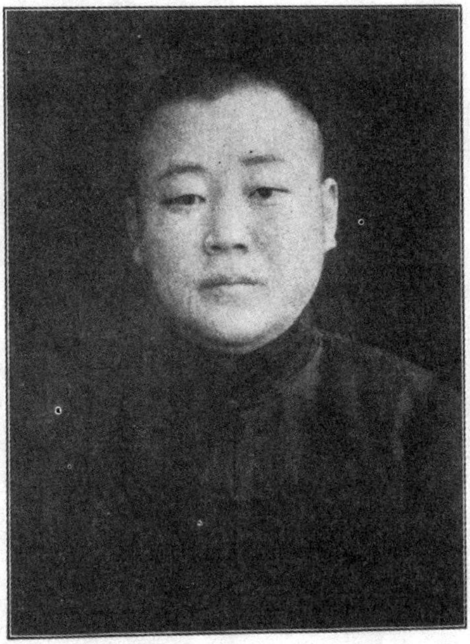

郭繼平字中明

道號玄活子序

住北通州人

余幼年平生好儒學　道學　相理諸學　遍訪明師　至民國十七年　遇千峯老人來平初度時　拜於門下　問師長生之學　師曰　人之性命敗於陽關　身一破　陽關漏眞炁　速當閉之可長生　曆五六年後　助師道成　親領天命法卷　跪求閉陽關法訣　師曰　李師祖云　陽關一閉　箇箇長生　必須由一閉　而得自閉　無有異者　自得法訣之後　便知此性命可保　知此丹必可成　在世之人仙也

心曰　生我身者父母也　養我身者天地也

保我身者師尊也　佐我身者良友也

中華民國廿二年正月十五日謹序於金城銀行靜室內

余幼年平生好儒学、道学、相理诸学。遍访明师，至民国十七年，遇千峰老人来平初度时，拜于门下，问师长生之学，师曰："人之性命败于阳关，身一破，阳关漏真炁，速当闭之可长生。"历五六年后，助师道成，亲领天命法卷，跪求闭阳关法诀。师曰："李师祖云：阳关一闭，个个长生。必须由一闭，而得自闭，无有异者。自得法诀之后，便知此性命可保，知此丹必可成，在世之人仙也。"

心曰：生我身者父母也，养我身者天地也。

保我身者师尊也，佐我身者良友也。

中华民国二十二年正月十五日谨序于金城银行静室内

千峰先天金仙大道

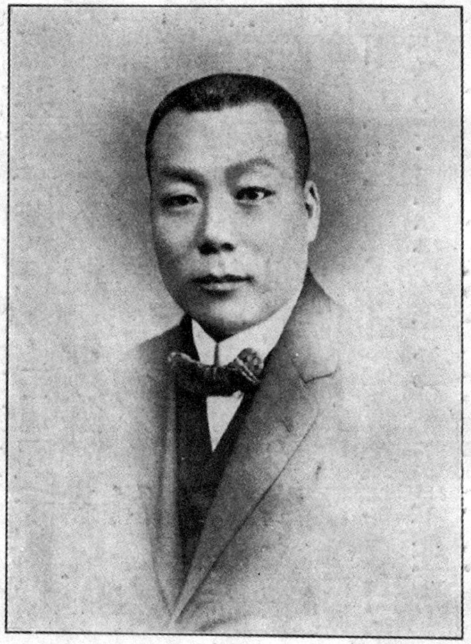

玄耘子

李紹淸

李景春字紹清江蘇淮安人也　幼年好玄學　長閱丹經各書曰
大道無別訣　無非神炁而已　一日遇千峯老人於金城銀行
內　有郭繼平先生介紹　余問曰何爲神炁　師曰神者性也
生於心　發於二目　故心爲離離屬火　龍從火內出　卽是先
天眞陽之炁　此炁一發　下身活子時到　卽陽舉也用法將此
火龍降住　曰降龍　炁者命也　生於腎　發於淫根　故腎爲
坎　坎屬水　虎相水中生　卽是先天眞陰之炁　此炁一發
順出生人　逆回成仙　用訣將此水虎伏住　曰伏虎　此神炁
乃是一性一命　和合歸一　名曰性命雙修　由此拜爲門下
至今身體强壯　得師降龍伏虎好處　能保性命　故謹序
民國二十二年正月十五日玄耘子李紹清序於金城銀行靜室內

李景春，字绍清，江苏淮安人也。幼年好玄学，常阅丹经各书，曰："大道无别诀，无非神炁而已。"一日遇千峰老人于金城银行内，有郭继平先生介绍。余问曰："何为神炁？"师曰："神者性也，生于心，发于二目，故心为离，离属火。龙从火内出，即是先天真阳之炁，此炁一发，下身活子时到，即阳举也，用法将此火龙降住，曰降龙。炁者命也，生于肾，发于淫根，故肾为坎，坎属水。虎向水中生，即是先天真阴之炁，此炁一发，顺出生人，逆回成仙，用诀将此水虎伏住，曰伏虎。此神炁乃是一性一命，和合归一，名曰性命双修。"由此拜为门下，至今身体强壮，得师降龙伏虎好处，能保性命，故谨序。

民国二十二年正月十五日玄耘子李绍清序于金城银行静室内

千峰先天金仙大道

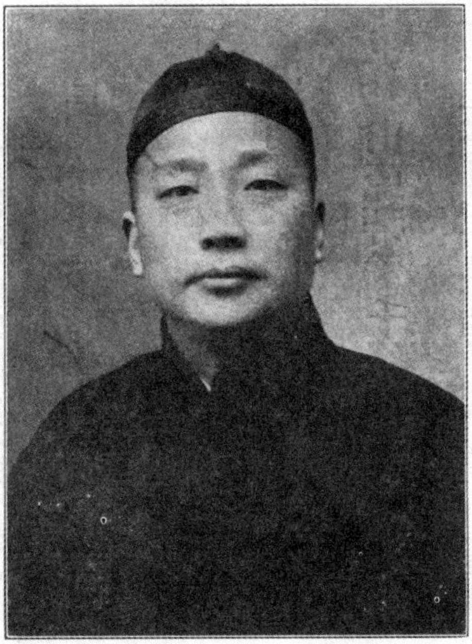

余占揚字漢卿

道號玄占子序

余幼年好行善事　恭敬佛道二教供獻　有如胞弟李紹清介紹
千峯老人　余問曰　佛道有修養性命乎　師曰有　名爲教
外別傳　佛門達摩祖來中國傳留口訣　無有一字　是口口親
傳性命下手眞功　道門老子傳留性命下手眞訣　故佛道無二
教　是修養性命也　由此拜爲千峯門下
中華民國廿三年正月十五日序於北平清靜室內

余幼年好行善事，恭敬佛道二教供献，有如胞弟李绍清介绍千峰老人。余问曰:“佛道有修养性命乎?”师曰有:“名为教外别传。佛门达摩祖来中国传留口诀,无有一字,是口口亲传性命下手真功;道门老子传留性命下手真诀,故佛道无二教,是修养性命也。”由此拜为千峰门下。

中华民国二十三年正月十五日序于北平清静室内

千峰先天金仙大道

魏錫彩字月亭

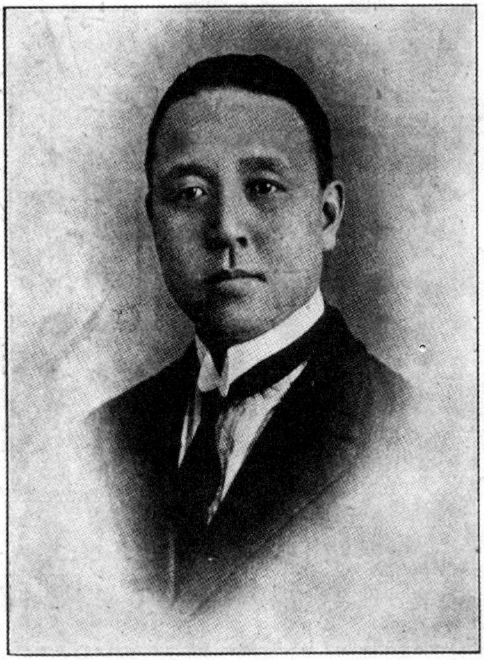

道號玄冲子序

余由拜千峯老人後　纔知修養性命　是
眞衛生之學也　世人身內眞炁足　一切
微生蟲　入口鼻急死　諸病不能生　准
能延年益壽　我師曰　此是修道初功
下手之法訣也
中華民國廿三年正月十五日自序於清靜室內

余由拜千峰老人后，才知修养性命，是真卫生之学也。世人身内真炁足，一切微生虫，入口鼻急死，诸病不能生，准能延年益寿，我师曰："此是修道初功，下手之法诀也。"

中华民国二十三年正月十五日自序于清静室内

千峯先天金仙大道

顧洪秦字竹亭

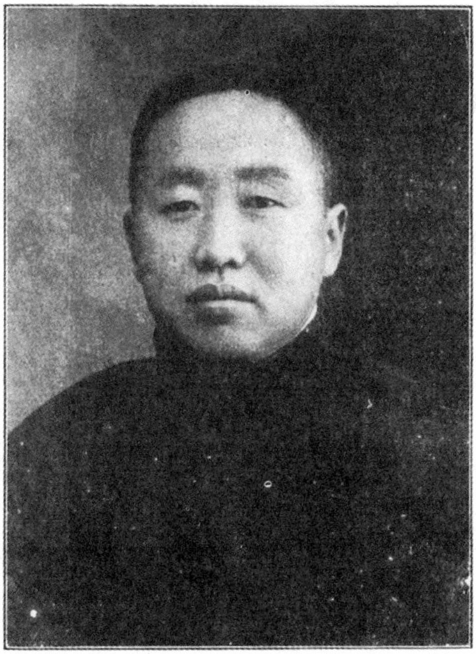

道號玄洪子序

余自幼年心地中厚　在學時長思衛生之法　與千峯老人認識多年　有李紹清君郭繼平君二人言曰　兄好衛生遇眞衛生人不知耳　由此請問千峯老人眞衛生之理　師曰　人腦蒂中心有一炁泡　此泡足　人身體強壯　諸病全無　病菌蟲入內急死　若眞靈在內長思保性命　通身神經系思壯身體　因此身體強壯　然而腦炁泡炁足　可得會還精補腦之法訣　由此可得眞長生　故拜於門下　今身體強壯　良友介紹之賜也

中華民國廿三年正月十五日序

余自幼年心地忠厚，在学时常思卫生之法。与千峰老人认识多年，有李绍清君、郭继平君二人言曰：“兄好卫生，遇真卫生人不知耳。”由此请问千峰老人真卫生之理。师曰：“人脑蒂中心有一炁泡，此泡足，人身体强壮，诸病全无，病菌虫入内即死。若真灵在内长思保性命，通身神经系思壮身体，因此身体强壮。然而脑炁泡炁足，可得会还精补脑之法诀，由此可得真长生。”故拜于门下，今身体强壮，良友介绍之赐也。

中华民国二十三年正月十五日序

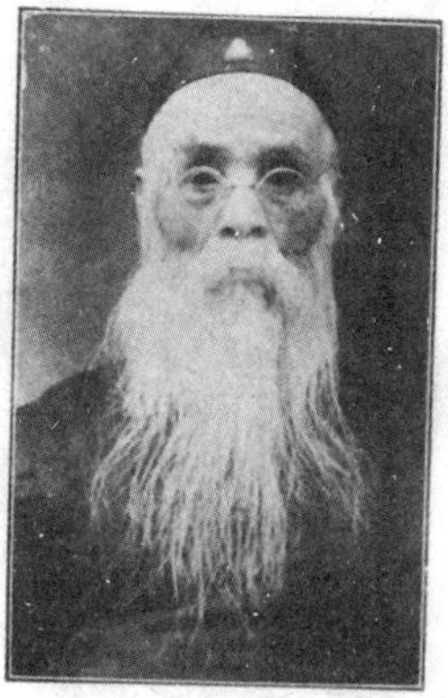

玄華子
吳月坡

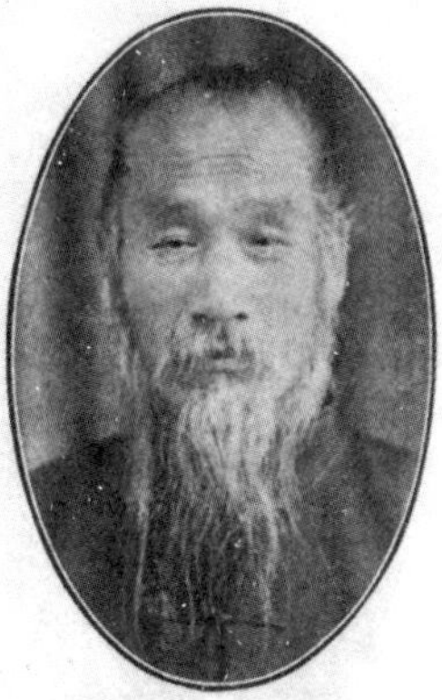

玄道子
陳宮春

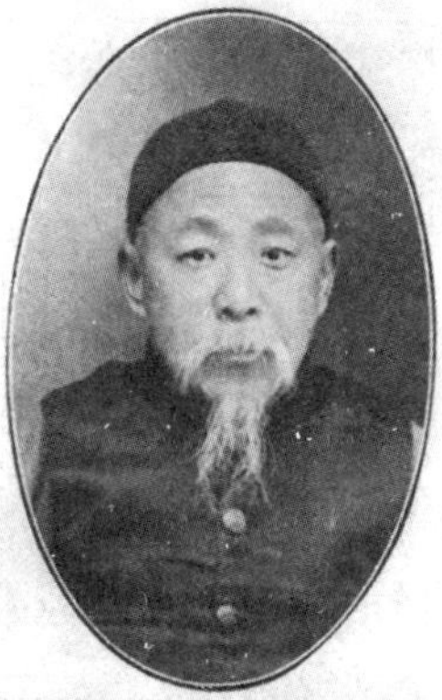

玄誠子
馬元良

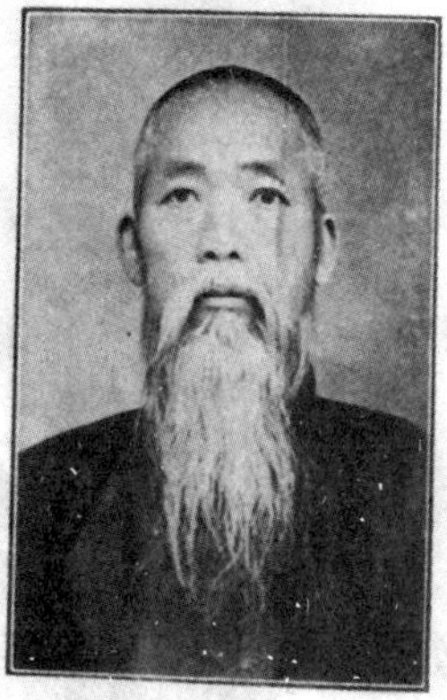

玄問子
桂錦堂

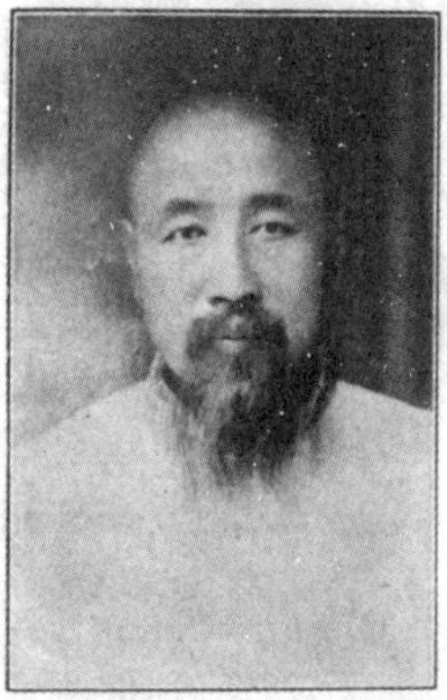

玄德子
謝榮齋

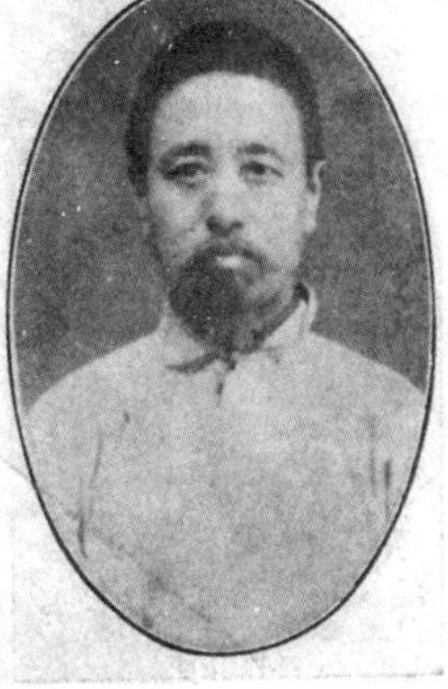

玄從子
李從賢

孝善堂開荒度師

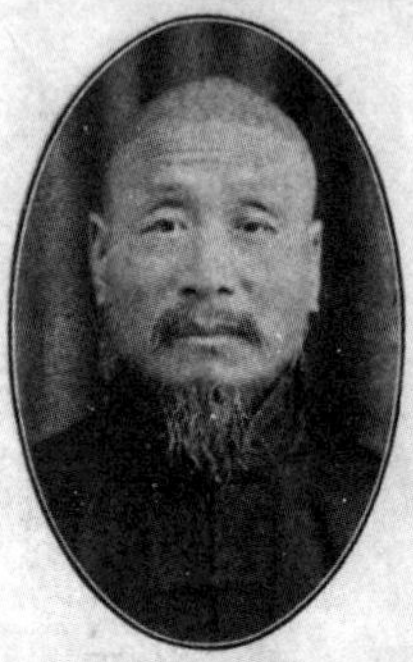

玄虛子

李文龍

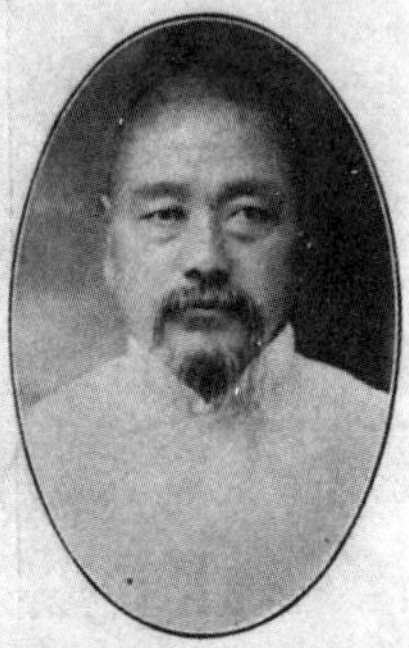

玄法子

閻月亭

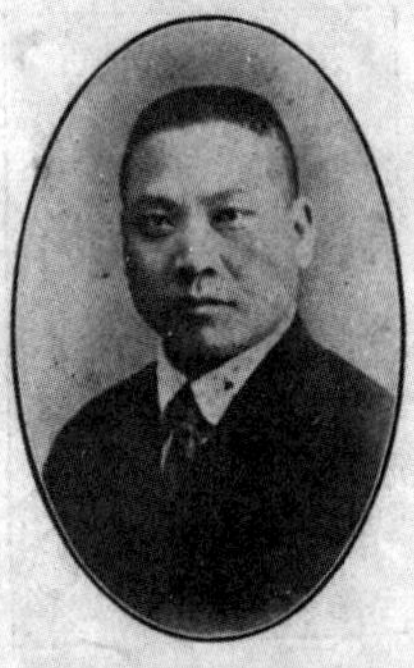

玄朕子

趙修五

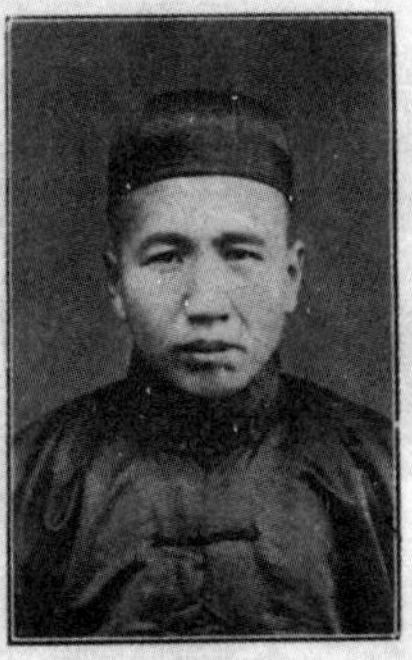

玄具子

趙書斌

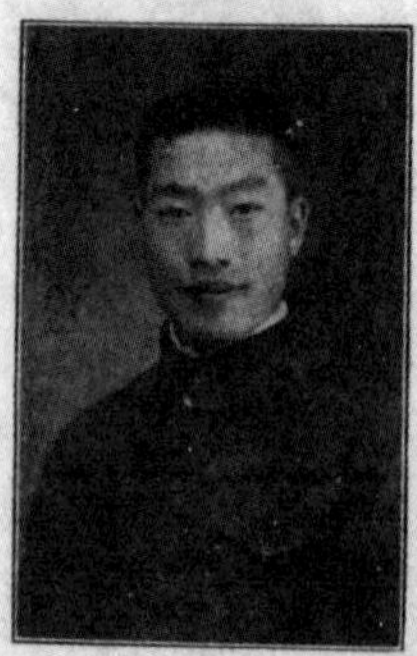

玄致子

扈大中

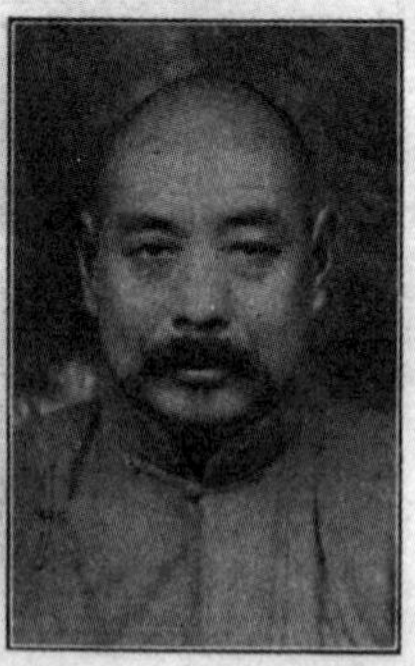

玄拂子

梁珍

方便道人

玄恩子

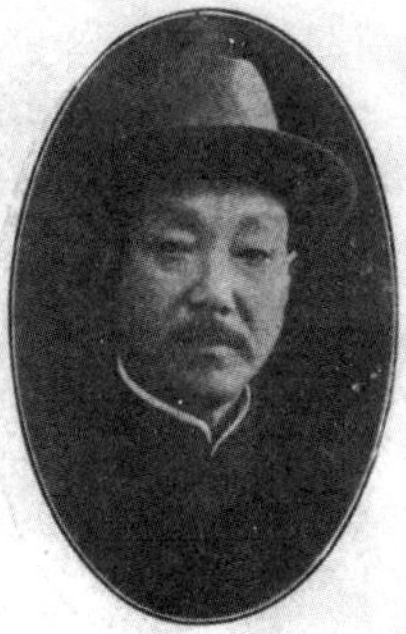

薛華芝

玄舉子

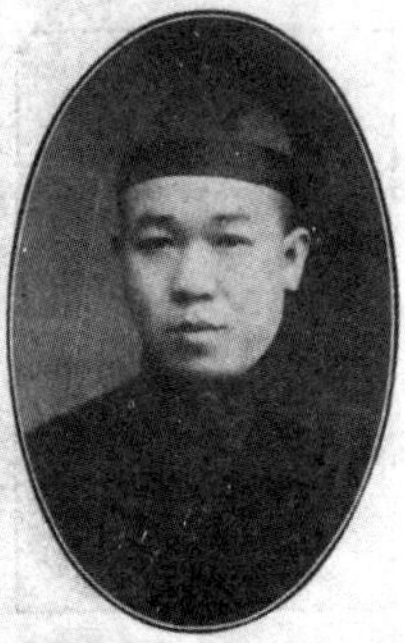

戴文宣

玄耘子

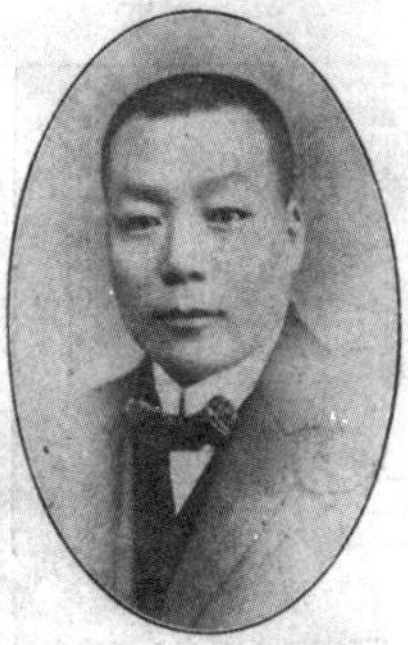

李景春

玄童神子

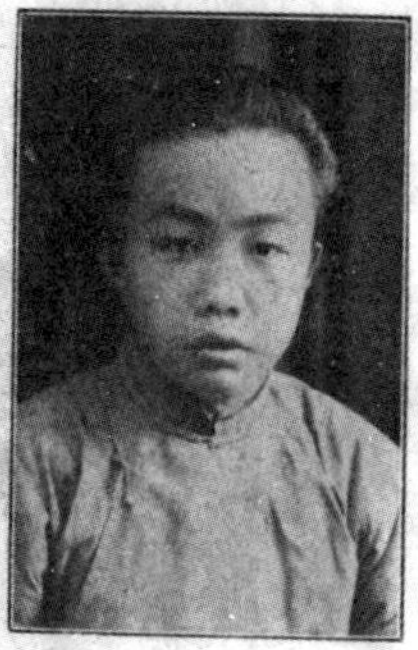

關治澤

玄靈子

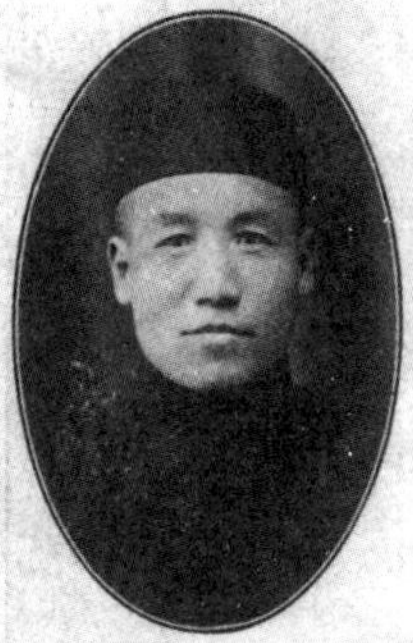

王貴

玄擒子

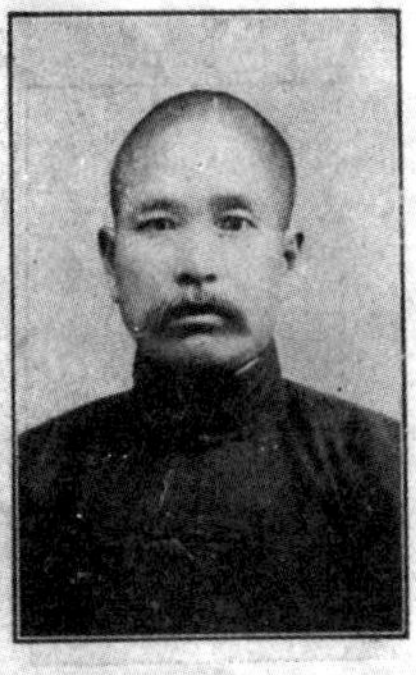

葛永春

玄宏子

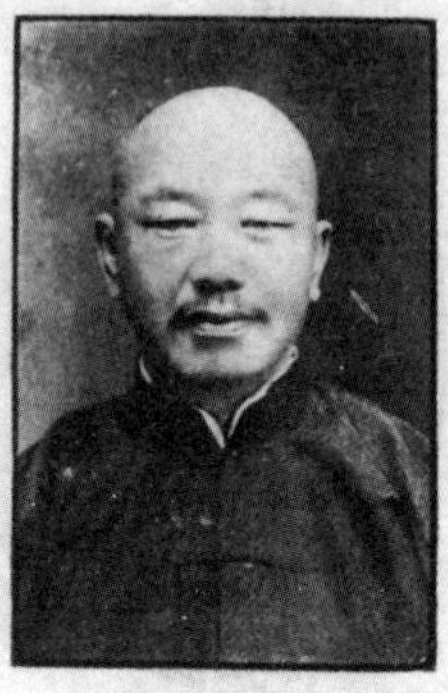

朱錫堂 玄乾子

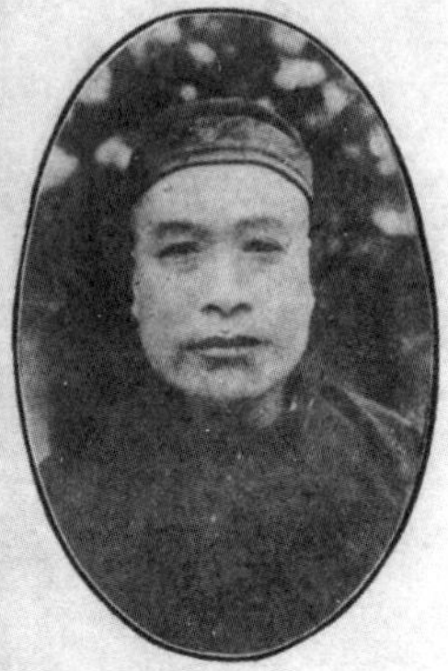

胡志忠

玄盛子

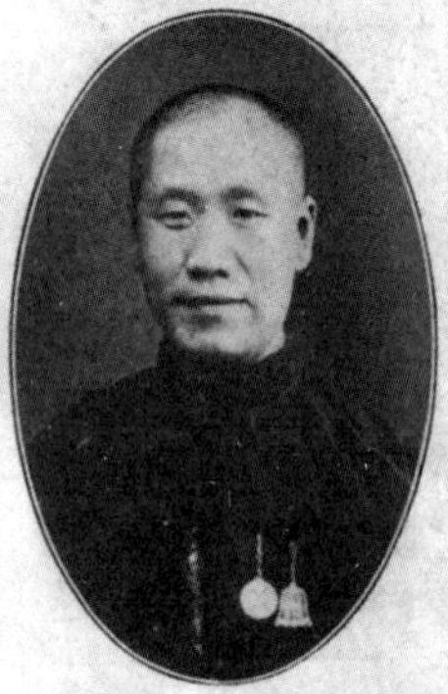

許其和 玄禮子

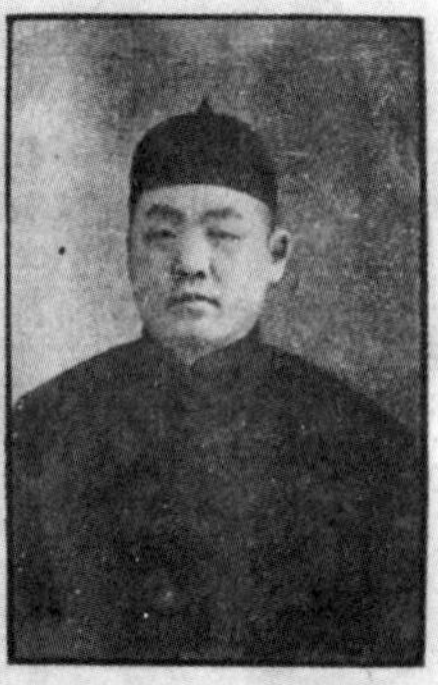

杜仲三

玄微子

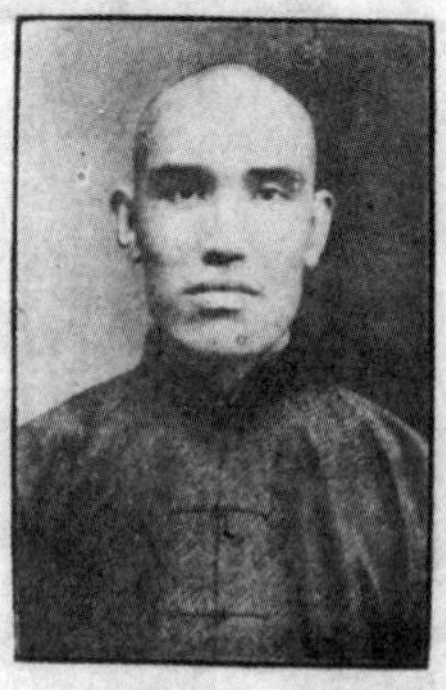

楊灌楚 玄請子

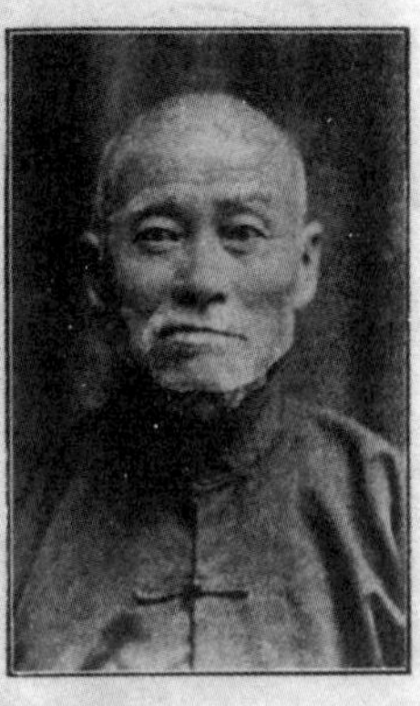

孫照元

玄湘子

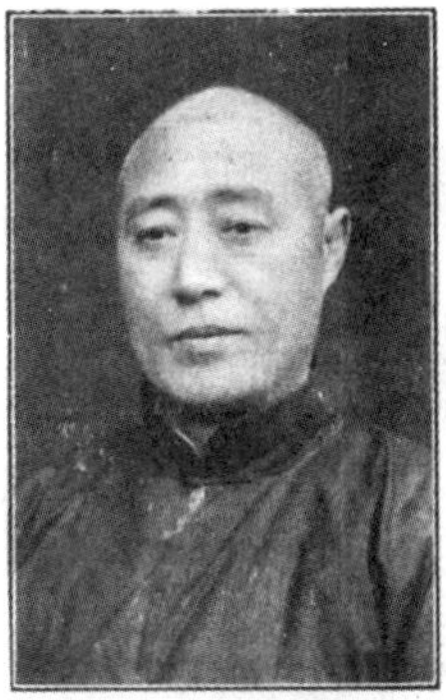

果仲連

玄素姑

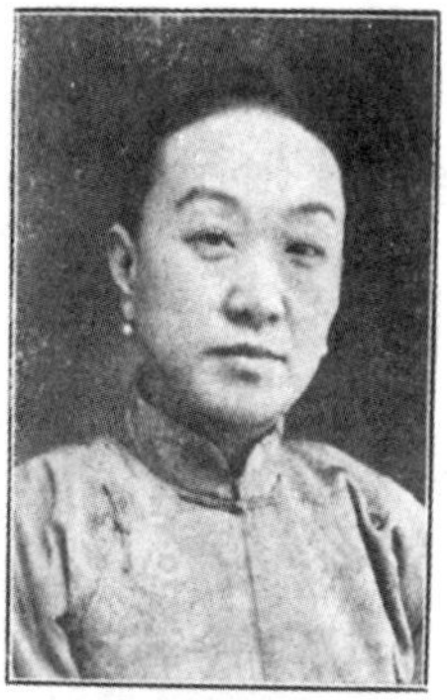

余素霞

妙葵姑

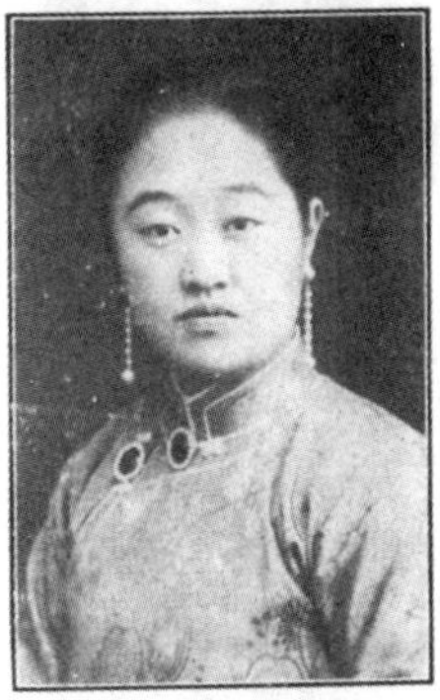

果葵英

妙筠姑

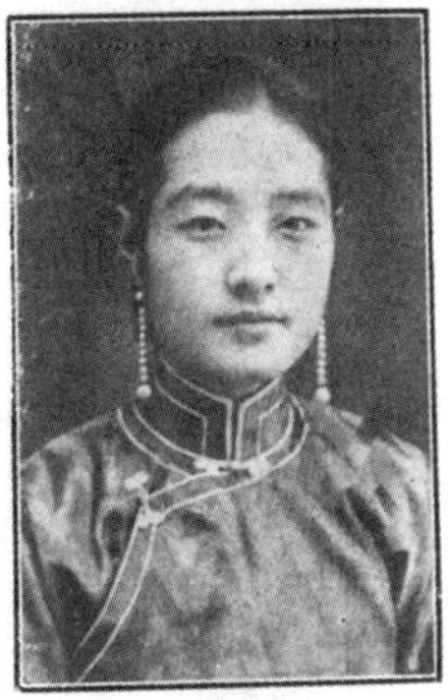

果文英

妙禪姑

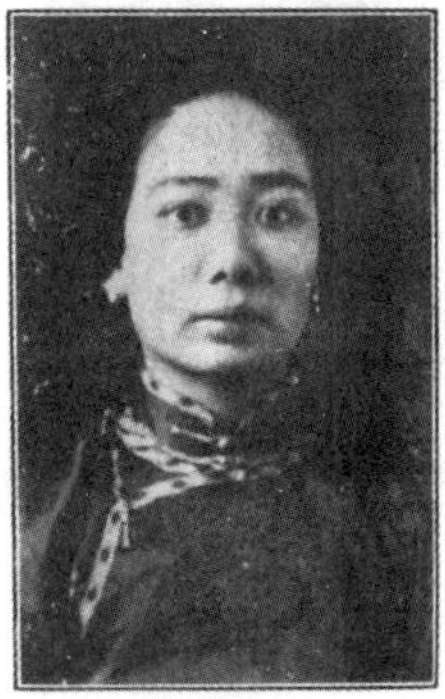

宋雲芳

玄宴子

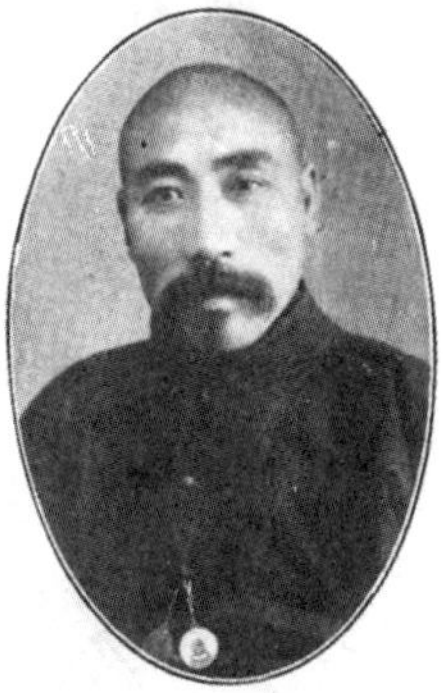

謝福仙

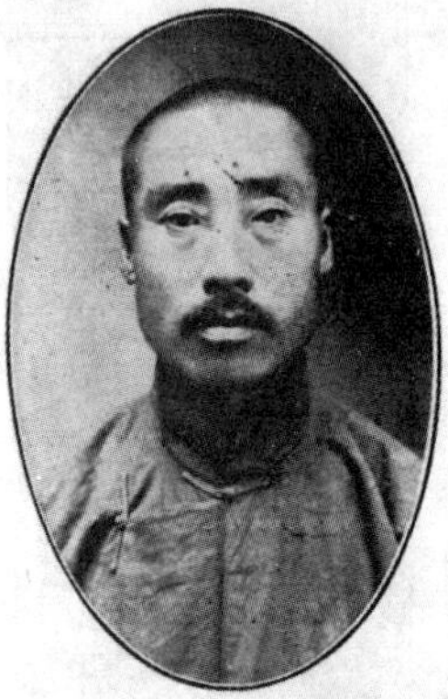

玄道子

汪維鎮

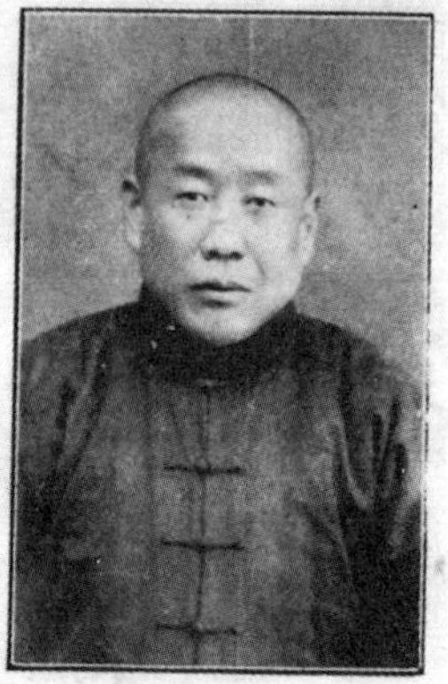

玄妙子

孫健峯

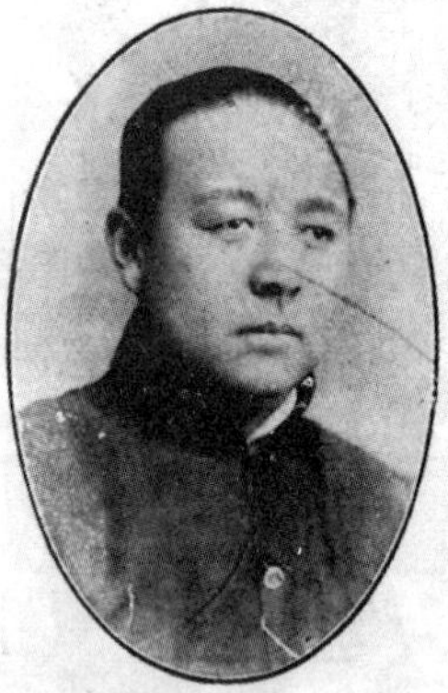

玄沖子

魏月亭

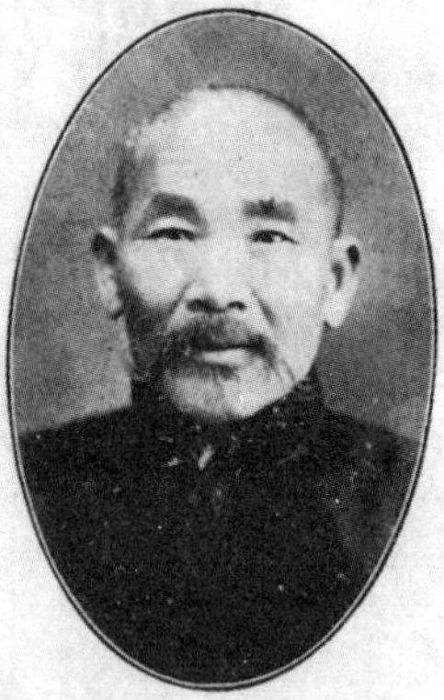

玄譚子

劉子元

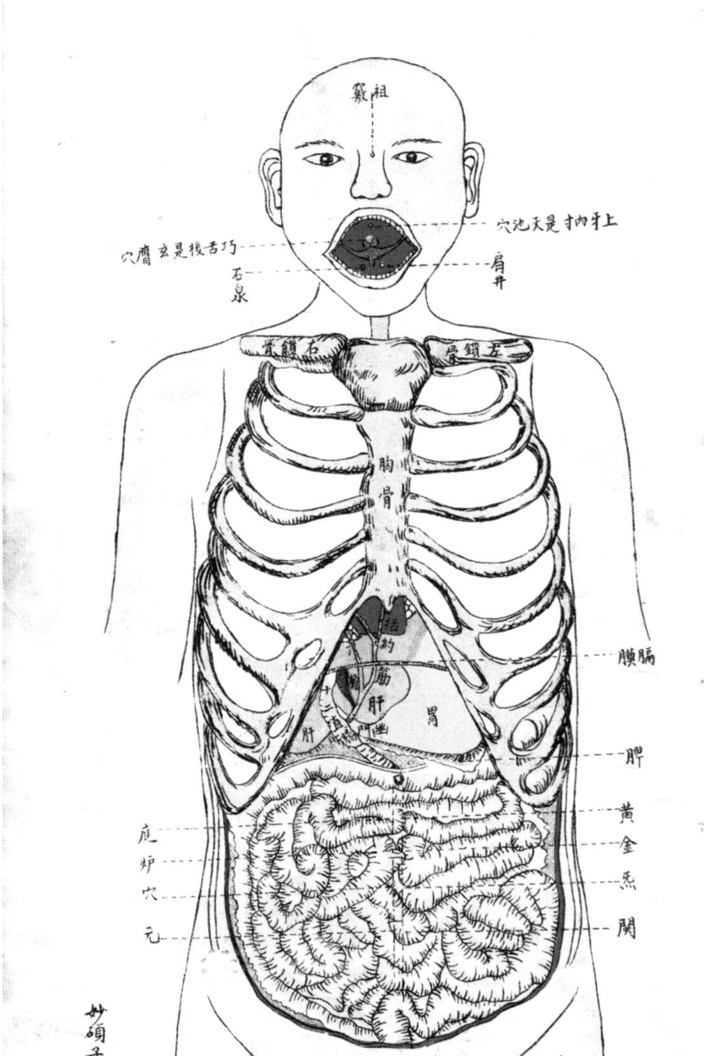

祖竅
上牙內寸是天池穴
巧舌後是玄膺穴
石泉
肩井
右鎖骨
左鎖骨
胸骨
膈膜
胃
肝
脾
黃
金
炁
關
庭
炉
穴
元
妙碩子果文德繪圖

頭頁兩眼中心是祖竅　內通腦炁胞　是人的眞性　上腭即是天池穴　在上腭骨後　內有一小管通腦髓　中通玄膺穴　舌頂上腭是　閉天池穴　開玄膺穴　舌下有兩管　左爲金井　右爲石泉　是生津液之管　口內吃的飲食　入胃化爲糜粥　進幽門到十二直腸　內有括約筋移動　收縮而閉　緩張而開　黨食後有一共同管　即經胸管　入靜脉循還週身　由口內金井石泉生出津液　潤食下喉　過大小腸出肛門　小腸中間有四層網支油頭層網油中管　爲黃庭　二層網油中管爲金爐　三層爲炁穴四層爲關元　昔我師受我時曰　炁發則成竅　實則生命之管竅也

妙碩子果文德著

头面两眼中心是祖窍，内通脑炁胞，是人的真性。上腭即是天池穴，在上腭骨后，内有一小管通脑髓，中通玄膺穴，舌顶上腭是闭天池穴、开玄膺穴。舌下有两管，左为金井(编者注：上图误为“肩井”)，右为石泉，是生津液之管。口内吃的饮食，入胃化为糜粥，进幽门到十二指肠，内有括约筋移动，收缩而闭，缓张而开。当食后有一共同管，即经胸管，入静脉循环周身。由口内金井、石泉生出津液，润食下喉，过大小肠出肛门。小肠中间有四层网脂油，头层网油中管为黄庭，二层网油中管为金炉，三层为炁穴，四层为关元。昔我师受我时曰：“炁发则成窍”。实则生命之管窍也。

妙硕子果文德著

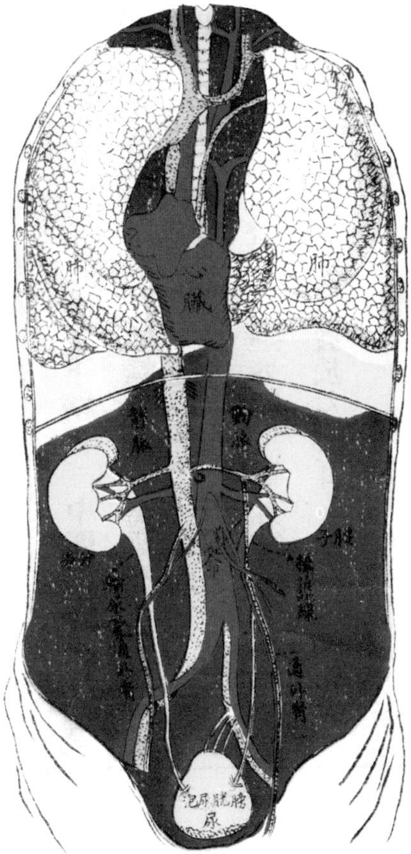

妙頎子果文德繪圖

左右兩肺　是換後天吸呼氣者　中間是心　左右是動静二脉
中通兩腰子是生尿之處　左右有輸尿管　下通膀胱口上入内
尿胞滿　尿出馬道上中口　不走馬道下精口　中間有一隔皮
此下精口爲陽關　童子破身破的是此精口　故說話不宏亮　唱
戲的爲倒倉　因此陽關口破下漏炁　佛祖留下閉陽關　返回童
身　中間動静二脉　各出一管　下通外腎睪丸宫　即是卵子
能生精　動静二脉通於週身　血發於左心耳

妙碩子果文德著

左右两肺，是换后天吸呼气者。中间是心，左右是动静二脉，中通两腰子是生尿之处，左右有输尿管，下通膀胱口上入内。尿胞满，尿出马道上中口，不走马道下精口，中间有一隔皮。此下精口为阳关，童子破身破的是此精口，故说话不宏亮，唱戏的为倒仓，因此阳关口破下漏炁。佛祖留下“闭阳关”，返回童身。中间动静二脉，各出一管，下通外肾睾丸宫，即是卵子，能生精。动静二脉通于周身，血发于左心耳。

妙硕子果文德著

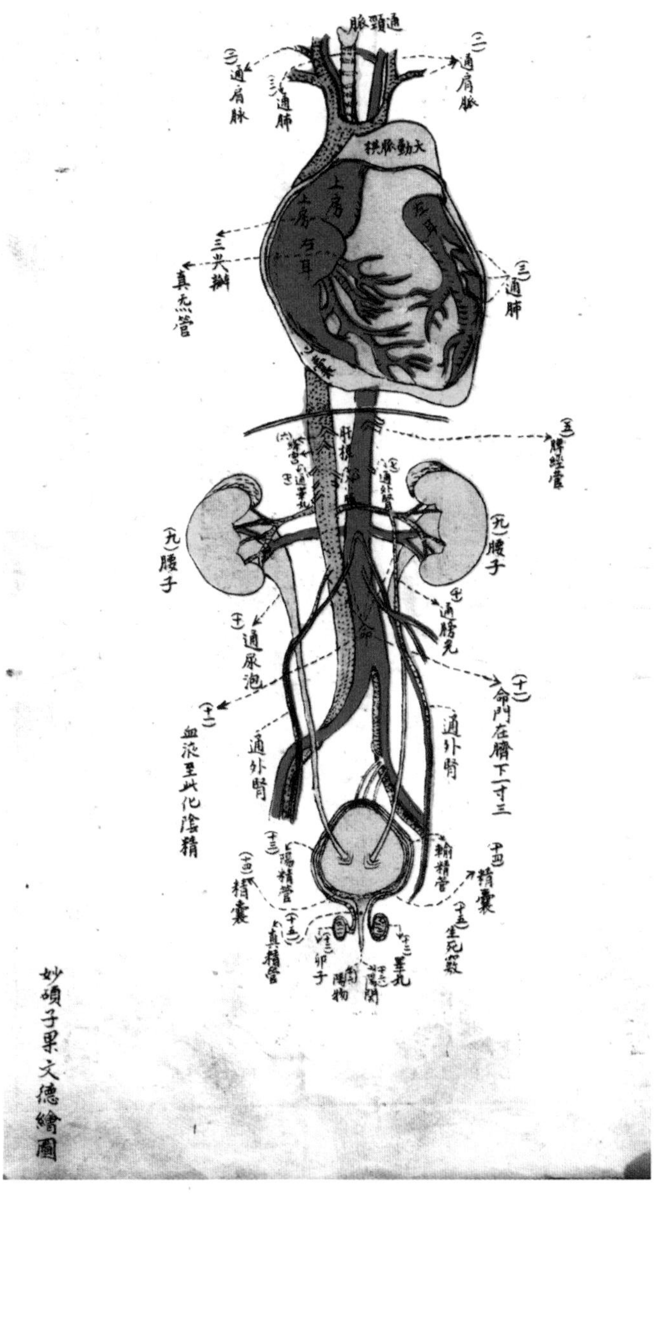
通頸脉
(二)通肩脉
(三)通肺
大動脈拱
上房
右耳
左耳
三尖瓣
真炁管
(三)通肺
(九)腰子
(九)腰子
(十)通尿泡
(十一)命門在臍下一寸三
(十二)血液至此化陰精
通外腎
通外腎
輸精管
(十四)精囊
(十四)精囊
(十五)真精管
(十五)生死竅
卵子
睾丸
陽物
妙頤子果文德繪圖

左邊動脉是發血之管　右邊靜脉　解剖學曰回血管　余師尊曰是行氣之管　上通肺分四枝　正中是心　心正中有一小管曰三尖瓣　發炁逼運血出心臟　週流全身　靜脉膈膜下肝根即是絳宮　動靜二脉中心　各出一管下通外腎　臍下一寸三分是命門　中有一管　入小腸中心　分四層網枝油　入外腎外腎即是卵子　又名睾丸宮　內能作陽精　內有精蟲　出輸精管　上至尿胞口兩邊爲精囊　下通陽關　即是通精之路　順出生人　逆回生仙　就在中間顛倒顛　速求師訪問　下手口訣

妙碩子果文德著

左边动脉是发血之管，右边静脉，解剖学曰回血管，余师尊曰是行气之管。上通肺，分四枝，正中是心，心正中有一小管，曰三尖瓣，发炁逼运血出心脏，周流全身。静脉隔膜下肝根，即是绛宫。动静二脉中心，各出一管下通外肾。脐下一寸三分，是命门，中有一管，入小肠中心，分四层网脂油，入外肾。外肾又名睾丸宫，内能作阳精，内有精虫，出输精管，上至尿胞口两边为精囊。下通阳关，即是通精之路，顺出生人，逆回生仙，就在中间颠倒颠。速求师访问下手口诀。

妙硕子果文德著

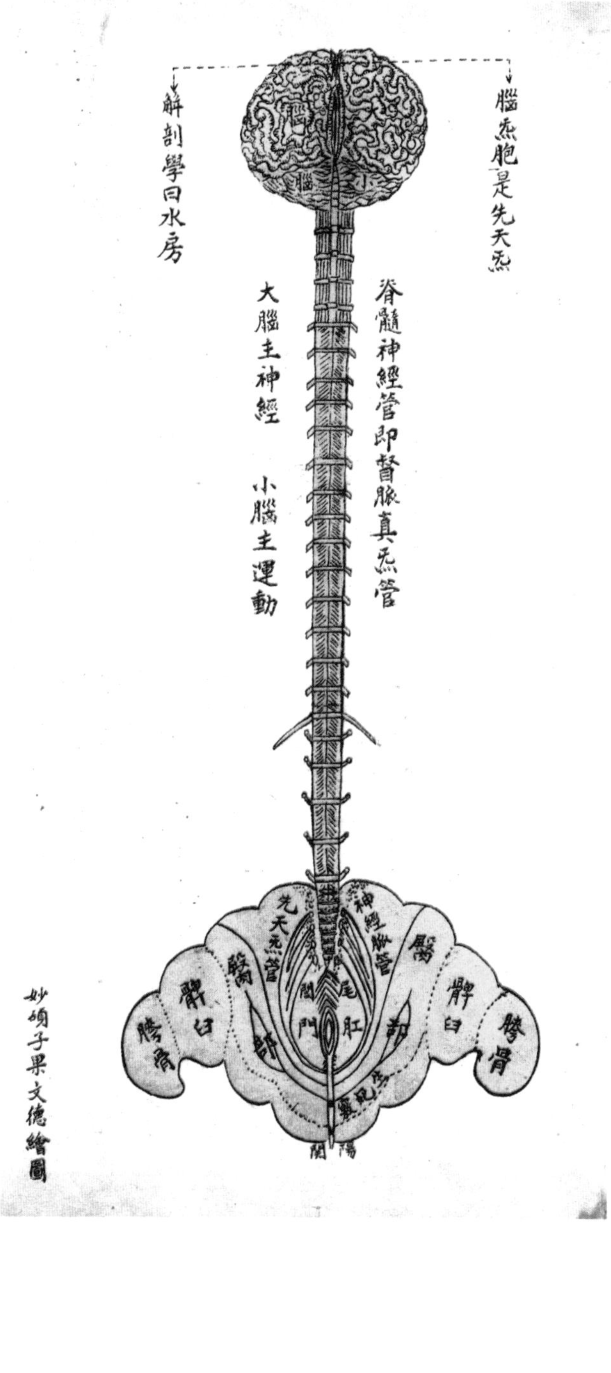
解剖學曰水房
腦炁胞是先天炁
大腦主神經
小腦主運動
脊髓神經管即督脈真炁管
先天炁管
神經脈管
髀臼
膝骨
髀臼
膝骨
陽關

腦髓分大腦主神精　中間有一胞　是先天炁胞　卽是眞性　修者修的是此性炁　解剖學曰水房　下是小腦主運動　內有神經系管　下通延髓　卽是脊髓　又名督脉管　由上至下七骨爲頂骨　由頂骨下至十二骨爲脊骨　由脊骨下至五節爲腰骨　此中間是脊髓　卽是先天眞炁　二十四骨節　上是玉枕關　中是夾脊關　下是尾閭關　尾閭關下　還有三節四節尾底骨　前是肛門　卽是谷道再前寸於是生死竅　前是外腎　外腎前是陽關　其先天精炁行至生死竅　求明師指點逆回之法訣　若是不會　非是眞道

妙碩子果文德著

脑髓分：大脑，主神经；中间有一胞，是先天炁胞，即是真性，修者修的是此性炁，解剖学曰水房；下是小脑，主运动，内有神经系管，下通延髓，即是脊髓，又名督脉管。由上至下七骨为顶骨，由顶骨下至十二骨为脊骨，由脊骨下至五节为腰骨，此中间是脊髓，即是先天真炁。二十四骨节，上是玉枕关，中是夹脊关，下是尾闾关。尾闾关下，还有三节四节尾骶骨，前是肛门，即是谷道，再前寸余是生死窍，前是外肾，外肾前是阳关。其先天精炁行至生死窍，求明师指点逆回之法诀，若是不会，非是真道。

妙硕子果文德著

性命法訣序

弟子玄朕子趙潛虛恭撰

余力學三十年　徬徨歧途　無所歸宿　始也研究物質科學　進至唯物哲學　覺宇宙間一切皆實　於是幡然改計研究唯心哲學　進至佛學　又覺宇宙間一切皆空　求納空靈於實踐　乃鑽研宋明理學　復覺其或則虛僞　或則空疏　一曲之學　無當高深　又轉攻漢學　於訓詁考據之中　期有所獲　以補理學之偏　然其煩瑣破碎　膚淺支離　徒炫博聞　無裨性命　姑舍是　其學易乎　雖畧有解悟　但其義例煩賾　不易捉摸　且漢宋分派　莫由適從　況復封羊載鬼　說類齊諧者乎　無已　乃潛心老

《性命法诀》序

弟子玄朕子赵潜虚恭撰

余力学三十年，彷徨歧途，无所归宿。始也研究物质科学，进至唯物哲学，觉宇宙间一切皆实。于是幡然改计，研究唯心哲学，进至佛学，又觉宇宙间一切皆空。求纳空灵于实践，乃钻研宋明理学，复觉其或则虚伪，或则空疏，一曲之学，无当高深。又转攻汉学，于训诂、考据之中，期有所获，以补理学之偏。然其烦琐破碎，肤浅支离，徒炫博闻，无裨性命。姑舍是，其学《易》乎，虽略有解悟，但其义例烦赜，不易捉摸。且汉宋分派，莫由适从。况复封羊载鬼，说类《齐谐》者乎。无已，乃潜心老

莊之學　頗多會心　但覺其高妙玄遠　如行空之天馬　微變幽杳　若在淵之潛龍　敻乎邈矣　其如無階而升何　力學三十年　殆如航行乎斷潢絕港　路路不通　安所得安身立命之學　而終身受用之哉　民國十八年己巳　得遇趙師順一子於北平　一言之下　頓悟平生　拜受至道　豁然通貫　乃就書市搜買道家言丹鼎之書近百種　又借友人秘本　鈔錄一二十種　旁採中西醫書生理書又數十種　正偏淨染　雜然並陳　參伍鈎稽　覈比印證　雖其作法各家不同　然與夫子所授丹訣　一一皆合　且猶不敢自信　又拜師數處　勤勤博訪　揆諸　夫子之道

庄之学，颇多会心。但觉其高妙玄远，如行空之天马；微变幽杳，若在渊之潜龙。敻乎邈矣，其如无阶而升何？

力学三十年，殆如航行乎断潢绝港，路路不通，安所得安身立命之学，而终身受用之哉？

民国十八年己巳，得遇赵师顺一子于北平，一言之下，顿悟平生。拜受至道，豁然通贯。乃就书市搜买道家言丹鼎之书近百种，又借友人秘本，抄录一、二十种，旁采中西医书、生理书又数十种。正偏净染，杂然并陈，参伍钩稽，核比印证。虽其作法各家不同，然与夫子所授丹诀一一皆合。

且犹不敢自信，又拜师数处，勤勤博访。揆诸夫子之道，

亦莫能出其囿也　夫子之道　語其淺　則言近而指遠
簡易而效著　語其深　殆如六鷁退飛　迎之不見其首
若大鵬變化　候之莫知其端　妙用一身　三寶凝定　充
塞兩大　六合歸靈　神乎至矣　簡而易焉　吾未遇夫子
吾之所學　一一皆滯　既遇夫子吾之所學　件件復活
非所謂一竅通靈九變復貫者耶　夫子所著性命法訣一書
處處徵諸生理學　謂之物質科學可也　有也而妙有　其
言出神入化　粉碎虛空　毘盧性海　通攝有無　謂之佛
學可也　空也則靈空　夫子之道　不離人間　不廢五倫
謂之宋儒之倫理哲學可也　入世也而即出世矣　夫子之

亦莫能出其囿也。

夫子之道，语其浅，则言近而旨远，简易而效著。语其深，殆如六鹢退飞，迎之不见其首；若大鹏变化，候之莫知其端。妙用一身，三宝凝定，充塞两大，六合归灵。神乎至矣，简而易焉。

吾未遇夫子，吾之所学，一一皆滞。既遇夫子，吾之所学，件件复活。非所谓一窍通灵、九变复贯者耶？

夫子所著《性命法诀》一书，处处征诸生理学，谓之物质科学可也，有也而妙有。其言出神入化，粉碎虚空，毗卢性海，通摄有无，谓之佛学可也，空也则灵空。夫子之道，不离人间，不废五伦。谓之宋儒之伦理哲学可也，入世也而即出世矣。夫子之

道　天人合發　性命渾凝　宇宙在手　造化應心　謂之
周易學　無不可也　人道也亦即天心矣　夫子之道　以
養生爲始　以證道爲歸　謂之老莊之學　則愈無不可也
然而語語天機　字字心傳　實發老莊之覆　春光畢露矣
惟夫子書中　偶或折字說義　別附新解　如折道字　如
解南無字等　或則悖於許慎說文　或則戾乎天竺梵語
然不過借字湊趣　意在喻俗　勿以辭害意可耳　不得以
漢學家嚴正之例例之也　夫丹鼎神仙之學　儒家往往厠
諸方術之列　甚或擯諸道家門牆之外　而斥爲異端　彼
以爲丹鼎符火　起自東漢　魏伯陽參同契　老莊書中

道，天人合发，性命浑凝，宇宙在手，造化应心，谓之周易学，无不可也，人道也亦即天心矣。夫子之道，以养生为始，以证道为归，谓之老庄之学，则愈无不可也。然而语语天机，字字心传，实发老庄之覆，春光毕露矣。

唯夫子书中，偶或折字说义，别附新解。如折“道”字，如解“南无”字等，或则悖于许慎《说文》，或则戾乎天竺梵语。然不过借字凑趣，意在喻俗，勿以辞害意可耳，不得以汉学家严正之例例之也。

夫丹鼎神仙之学，儒家往往厕诸方术之列，甚或摈诸道家门墙之外，而斥为异端。彼以为丹鼎符火，起自东汉魏伯阳《参同契》，老庄书中，

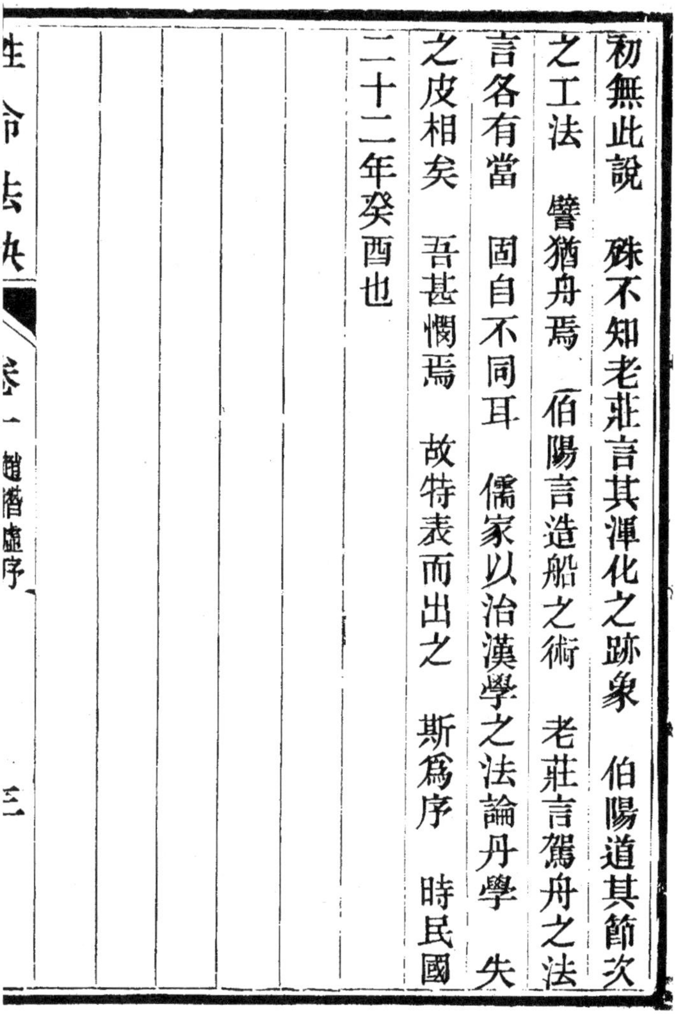

性命法訣　卷一　趙避塵序　三

初無此說　殊不知老莊言其渾化之跡象　伯陽道其節次之工法　譬猶舟焉　伯陽言造船之術　老莊言駕舟之法　言各有當　固自不同耳　儒家以治漢學之法論丹學　失之皮相矣　吾甚憫焉　故特表而出之　斯爲序　時民國二十二年癸酉也

初无此说。殊不知老庄言其浑化之迹象，伯阳道其节次之功法。譬犹舟焉，伯阳言造船之术，老庄言驾舟之法。言各有当，固自不同耳。儒家以治汉学之法论丹学，失之皮相矣，吾甚悯焉！故特表而出之。斯为序。时民国二十二年癸酉也。

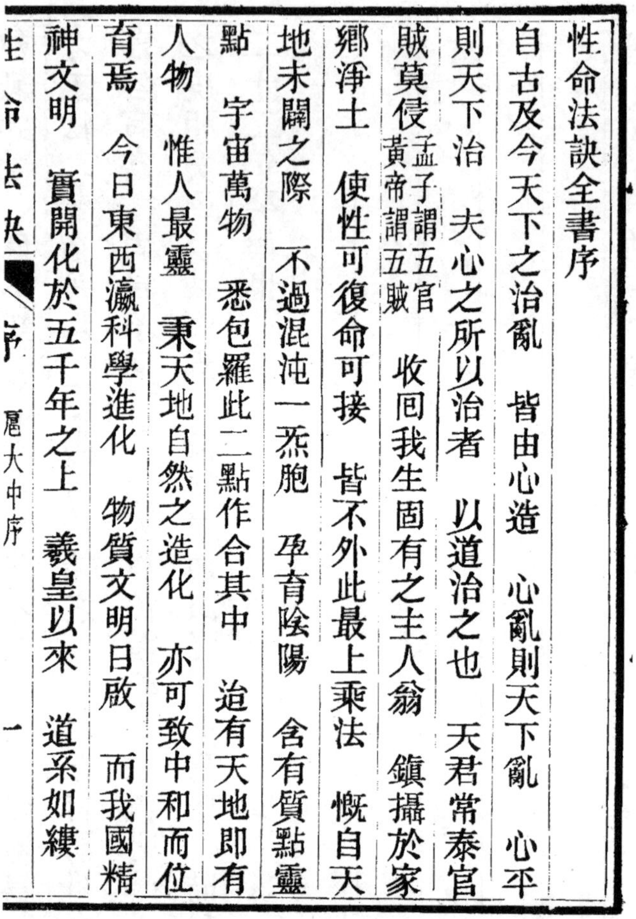
性命法訣全書序
自古及今天下之治亂　皆由心造　心亂則天下亂　心平
則天下治　夫心之所以治者　以道治之也　天君常泰官
賊莫侵孟子謂五官黃帝謂五賊　收回我生固有之主人翁　鎮攝於家
鄉淨土　使性可復命可接　皆不外此最上乘法　慨自天
地未闢之際　不過混沌一炁胞　孕育陰陽　含有質點靈
點　宇宙萬物　悉包羅此二點作合其中　迨有天地即有
人物　惟人最靈　秉天地自然之造化　亦可致中和而位
育焉　今日東西瀛科學進化　物質文明日啟　而我國精
神文明　實開化於五千年之上　羲皇以來　道系如縷
性命法訣　序　扈大中序　一

《性命法诀全书》序

自古及今，天下之治、乱，皆由心造。心乱，则天下乱；心平，则天下治。夫心之所以治者，以道治之也。天君常泰，官、贼莫侵（孟子谓五官，黄帝谓五贼）。收回我生固有之主人翁，镇摄于家乡净土，使性可复、命可接，皆不外此最上乘法。

慨自天地未辟之际，不过混沌一炁胞，孕育阴阳，含有质点、灵点。宇宙万物，悉包罗此二点，作合其中。迨有天地，即有人、物。唯人最灵，秉天地自然之造化，亦可致中和而位育焉。

今日东、西瀛科学进化，物质文明日启，而我国精神文明，实开化于五千年之上。羲皇以来，道系如缕。

聖眞迭出　大道愈明　華夏形而上之學　其由來遠矣
余歷年漫游南北　考究宗教　訪師幾遍　非涉傍門即屬
皮相　間有一二道貌可欽　又各爲教門所拘束　偏執已
見　未能融澈一貫　良可惜也　今世修道者　皇皇然搜
經典求秘訣　而不明眞機所在　眞理亦昧　未立定眞革
命實行之決心眞革命者先洗革自己之性命然後革他人之生命也　仍於事無濟耳
抑知大道極簡易　衢人皆能知行　但問其心之誠否　誠
則立躋聖域　不誠則終身凡夫　有明證也　余自民國十七
年　幸從　避塵師尊學道　示如指掌　猶歷歷可述　茲
蒙以手著衛生性命法訣全書十六部見示　乃積數十年之

圣真迭出，大道愈明。华夏形而上之学，其由来远矣。

余历年漫游南北，考究宗教，访师几遍。非涉旁门，即属皮相。间有一二道貌可钦，又各为教门所拘束，偏执己见，未能融澈一贯，良可惜也。今世修道者，皇皇然搜经典、求秘诀，而不明真机所在，真理亦昧。未立定真革命实行之决心（真革命者，先洗革自己之性命，然后革他人之生命也），仍于事无济耳。

抑知大道极简易，衢人皆能知行，但问其心之诚否。诚则立跻圣域，不诚则终身凡夫，有明证也。余自民国十七年幸从避尘师尊学道，示如指掌，犹历历可述。兹蒙以手著《卫生性命法诀全书》十六部见示，乃积数十年之

經驗　以白話淺言明顯理解　恐人誤解打破迷語　取儒道釋耶回各教經典之精華　及不輕傳口授秘訣　筆述心傳　閱過一遍　立即恍然得以明解　其他經典立時冰釋　均可融通一貫　尤對於生理哲理心理醫書各種學理　皆能包羅無遺　以之證道尤爲特要　然則此法訣實千古不傳之秘　眞爲古今世間不可多得之書　誠開悟數千年來之迷夢　打破一切亘古不傳之秘語及各假名詞或不經之談　完全改革合盤托出　以供養生修煉成道之用　所謂煉已築基者　以煉爲築以築爲煉　二者合一　明性命雙修之眞諦也　其言守三田者　不守之守　三田靜純神

经验，以白话、浅言明显理解。恐人误解，打破迷语，取儒、道、释、耶、回各教经典之精华及不轻传口授秘诀，笔述心传。阅过一遍，立即恍然得以明解，其他经典立时冰释，均可融通一贯。尤对于生理、哲理、心理、医书各种学理，皆能包罗无遗。以之证道，尤为特要。

然则此法诀实千古不传之秘，真为古今世间不可多得之书。诚开悟数千年来之迷梦，打破一切亘古不传之秘语及各假名词或不经之谈，完全改革，和盘托出，以供养生修炼成道之用。

所谓炼己筑基者，以炼为筑，以筑为炼，二者合一，明性命双修之真谛也。

其言守三田者，不守之守，三田静纯，神

炁歸一　得太上守中之旨　非專守執着之貽害也　惟論工法尤詳　內分四大節下手轉手了手撒手共十六部　以及先天炁結丹爨物周天火候防危慮險以至延年益壽　超昇成道粉碎虛空等等法訣　均極述盡　以極淺明之言語顯落紙上　從畧細目請觀書中自知眞確　至於無極活子追其源　脫昇粉碎尋其委　鼎爐風火顯其用　小周大周明其序以哲理心理生理醫理證其學　所謂三乘大法三元奧秘　皆可於　師尊此書了然澈悟　再論古之達摩所傳有洗髓易筋二經　然聞之著名國術家　均言洗髓經早已失傳　只易筋經耳　余深思之吾　師手著性命法訣全

炁归一，得太上守中之旨，非专守执着之贻害也。

惟论功法尤详，内分四大节：下手、转手、了手、撒手，共十六部，以及先天炁、结丹爨物、周天火候、防危虑险，以至延年益寿、超升成道、粉碎虚空等等法诀，均极述尽。以极浅明之言语，显落纸上。从略细目，请观书中，自知真确。至于无极活子追其源，脱升粉碎寻其委，鼎炉风火显其用，小周大周明其序，以哲理、心理、生理、医理证其学，所谓三乘大法、三元奥秘皆可于师尊此书了然彻悟。

再论古之达摩所传，有《洗髓》、《易筋》二经，然闻之著名国术家，均言《洗髓经》早已失传，只《易筋经》耳。余深思之，吾师手著《性命法诀全

書　其爲功效　實有過於洗髓經者　以之爲洗髓經　蓋
亦未常不可　敢告究心國術體育衛生諸公何可不研究也
總之是以此書之成　誠乃普救羣生之意　昭告世人
延年益壽　仙佛有梯　得渡彼岸　將以我國正道眞傳
普救大千世界　誰謂精神文明之進化　不超乎東西洋而
上哉
民國二十二年正月一日玄致子扈大中於北平宣內西鐵匠
胡同二十號靈善堂謹序

书》，其为功效，实有过于《洗髓经》者。以之为《洗髓经》，盖亦未尝不可。敢告究心国术、体育、卫生诸公，何可不研究也？

总之，是以此书之成，诚乃普救群生之意。昭告世人，延年益寿，仙佛有梯，得渡彼岸。将以我国正道真传，普救大千世界。谁谓精神文明之进化，不超乎东、西洋而上哉？

民国二十二年正月一日，玄致子扈大中于北平宣内西铁匠胡同二十号灵善堂谨序。

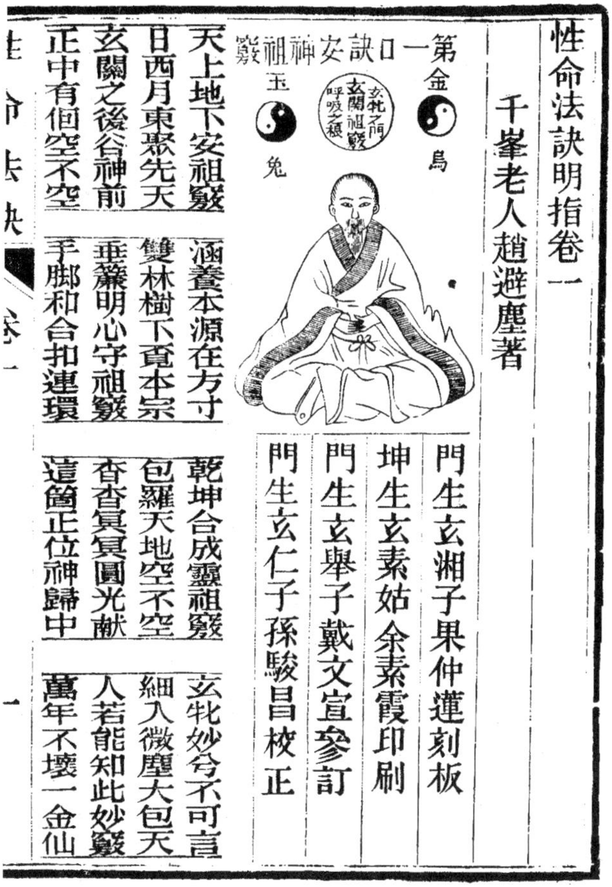

性命法诀明指卷一

千峰老人赵避尘著

门生玄湘子果仲莲刻板

坤生玄素姑余素霞印刷

门生玄举子戴文宣参订

门生玄仁子孙骏昌校正

第一口诀安神祖窍

天下地上安祖窍　日西月东聚先天　玄关之后谷神前　正中有个空不空

涵养本源在方寸　双林树下觅本宗　垂帘明心守祖窍　手脚和合扣连环

乾坤合成灵祖窍　包罗天地空不空　杳杳冥冥圆光献　这个正位神归中

玄牝妙兮不可言　细入微尘大包天　人若能知此妙窍　万年不坏一金仙

我師了然 了空 禪師曰 初鍊性命之功 先得鍊性
每於靜坐之前 務要掃除一切雜念 寬放衣帶 身體不
受束縛 自然血脈流通無阻 及入坐時 身如槁木 心
似寒灰 兩目下觀鼻準 不可太閉 太閉則神氣昏暗
亦不可過開 過開則神光外馳 當以垂簾看鼻準 意念
在兩目中間 齊平處爲最佳 久之 慧光自然現出 此
修丹起初 收拾念頭之法 俟心氣適和後 含眼光 凝
耳韻 舌頂上顎 調鼻息 如息不調 恐有閉塞喘急之
患 息調身心全忘 塞兑終日如愚 盤膝穩坐 左腿向
外 右腿向內 爲陽抱陰 左手大指 捏定中指 右手

我师了然、了空禅师曰:初炼性命之功,先得炼性。每于静坐之前,务要扫除一切杂念,宽放衣带,身体不受束缚,自然血脉流通无阻。及入坐时,身如槁木,心似寒灰,两目下观鼻准。不可太闭,太闭则神气昏暗;亦不可过开,过开则神光外驰。当以垂帘看鼻准,意念在两目中间齐平处为最佳。久之,慧光自然现出,此修丹起初,收拾念头之法。俟心气适和后,含眼光、凝耳韵,舌顶上腭。调鼻息,如息不调,恐有闭塞喘急之患,息调身心全忘,塞兑终日如愚。盘膝稳坐,左腿向外,右腿向内,为阳抱阴。左手大指捏定中指,右手

大指　進入左手內　捏子訣　右手在外　爲陰抱陽　此
名子午八卦連環訣　經云　手脚和合扣連環　四門緊閉
守正中是也
慈善堂　玄晝子　吳彩臣　問曰　弟子閱看丹經道書
皆言先鍊這箇　祖竅內之光　不知有何益處　各門指爲
性功　名目不一　而又不肯說明　眞性究由何處發生
乞師明白示知
千峯老人答曰　吾人腦中之仁　左右有小管各一　左曰
太極　右曰冲靈　上接天谷　下達湧泉　中通於心　丹
經云　性者心也　發於二目　命者腎也　發於淫根　眞

大指进入左手内捏子诀，右手在外，为阴抱阳，此名子午八卦连环诀。经云"手脚和合扣连环，四门紧闭守正中"是也。

慈善堂玄昼子吴彩臣问曰：弟子阅看丹经道书，皆言先炼这个祖窍内之光，不知有何益处？各门指为性功，名目不一，而又不肯说明，真性究由何处发生。乞师明白示知。

千峰老人答曰：吾人脑中之仁，左右有小管各一，左曰太极，右曰冲灵，上接天谷，下达涌泉，中通于心。丹经云：性者心也，发于二目；命者肾也，发于淫根。真

性乃心中靈氣 發於腦仁 二小管 是以眼視正中 性
光現出 鍊之日久 即與命接合而爲一 性命和合 爲
觀空不空 不知和合之理 無所成也
本善堂 玄正子徐秀峯問曰 恩師前傳弟子靜坐 須得
萬念皆空 方寸鍊性 開目觀空 可是正道 乞師明白
示知
千峯老人答曰 觀空而不空 爲眞道 觀空而空 爲僞
道 因不知歸中 故慧光不能發現 心下腎上 中間虛
空之處 內有靈炁 機發則成竅 神炁歸中 靈炁上騰
而成這箇○ 爲不空 無光之虛空 爲頑空 靈光之

性乃心中灵气，发于脑仁二小管。是以眼视正中，性光现出，炼之日久，即与命接，合而为一，性命和合，为观空不空。不知和合之理，无所成也。

本善堂玄正子徐秀峰问曰：恩师前传弟子静坐，须得万念皆空，方寸炼性，开目观空，可是正道？乞师明白示知。

千峰老人答曰：观空而不空，为真道；观空而空，为伪道。因不知归中，故慧光不能发现。心下肾上，中间虚空之处，内有灵炁，机发则成窍。神炁归中，灵炁上腾，而成这个○，为不空。无光之虚空，为顽空；灵光之

虛空　爲眞空　眞空不空　頑空乃空　不空卽是靈光
實爲神炁　由於黃庭所發者　昔我師了空曰　金機飛電
虛室生白　圓圓陀陀玄關生　有玄關者爲不空　而人
之生死　全賴此虛無神炁　以爲之主宰　炁聚神來則人
活　炁散神去則人死　故曰有神無炁　不能生　有炁無
神不能死　心中元神爲性　腎中元炁爲命　神炁和合
方爲正功
修善堂　玄舉子戴文宣　問曰　祖竅能通　眞人息息之
根　求師詳示
千峯老人答曰　祖竅眞處　舉世罕知　正在天之下　地

虚空，为真空。真空不空，顽空乃空。不空即是灵光，实为神炁，由于黄庭所发者。昔我师了空曰：金机飞电，虚室生白，圆圆陀陀玄关生。有玄关者为不空，而人之生死，全赖此虚无神炁以为之主宰，炁聚神来则人活，炁散神去则人死，故曰"有神无炁不能生，有炁无神不能死。"心中元神为性，肾中元炁为命，神炁和合，方为正功。

修善堂玄举子戴文宣问曰：祖窍能通真人息息之根，求师详示。

千峰老人答曰：祖窍真处，举世罕知。正在天之下，地

之上 日之西 月之東 正中是祖竅 前是玄關 後是谷神 中是眞性 內藏眞息 雖與口鼻之息相通 而常人之息以喉 由口鼻進出 不能入於祖竅以歸根 眞人之息 行內呼吸 四個往來 不用口鼻吸呼 則息息歸根矣 欲尋眞人之息 須調後天呼吸之息 以尋眞息歸根 其氣藏於祖竅 故息調則氣和 息住氣不散 我師了然曰 所謂炁歸元海 壽無窮是也

普善堂 玄法子徐忠山問曰 祖竅果在何處 求師指明

千峯老人答曰 二目之中心 內卽是祖竅 老子曰 玄牝之門 是爲守中抱一 內裡有顆黍米珠 爲人身天地

之上，日之西，月之东。正中是祖窍，前是玄关，后是谷神，中是真性，内藏真息，虽与口鼻之息相通，而常人之息以喉，由口鼻进出，不能入于祖窍以归根。真人之息，行内呼吸，四个往来，不用口鼻吸呼，则息息归根矣。欲寻真人之息，须调后天呼吸之息，以寻真息归根。其气藏于祖窍，故息调则气和，息住气不散。我师了然曰：所谓炁归元海寿无穷是也。

普善堂玄法子徐忠山问曰：祖窍果在何处？求师指明。

千峰老人答曰：二目之中心，内即是祖窍，老子曰玄牝之门。是为守中抱一，内里有颗黍米珠，为人身天地

之正中　藏元始祖炁之竅也　是知竅而不知妙　妙者性
光也　就是道箇○而巳　儒謂之仁　易曰無極　釋謂之
珠　亦曰圓明　道謂之丹　亦曰靈光　皆指先天眞一之
炁　知此一竅　則金丹大道之能事盡矣　所謂得其一
萬事畢　此也　是以用功之時　兩眼歸中守一　養於祖
竅之內　勿勤勿怠　謂之安神祖竅　爲鍊性之所　立命
之根　昔我師了然曰　不鍊祖竅　則眞息不住　而神化
無基　藥物不全　而金丹亦不結　蓋此竅　爲總持之門
萬法之都　無內無外　不可以有心守　不可以無心求
以有心守之　則着相　以無心求之　則落空　然則如

之正中，藏元始祖炁之窍也。是知窍而不知妙，妙者性光也，就是这个〇而已，儒谓之仁，易曰无极，释谓之珠，亦曰圆明，道谓之丹，亦曰灵光，皆指先天真一之炁。知此一窍，则金丹大道之能事尽矣，所谓“得其一，万事毕”此也。是以用功之时，两眼归中守一，养于祖窍之内，勿勤勿怠，谓之安神祖窍，为炼性之所，立命之根。昔我师了然曰：不炼祖窍，则真息不住，而神化无基，䕶物不全，而金丹亦不结。盖此窍，为总持之门，万法之都，无内无外，不可以有心守，不可以无心求。以有心守之，则着相；以无心求之，则落空。然则如

何鍊之而後可　曰　垂簾明心守祖竅　見著性光是功夫
閉口藏舌頂上顎　五行之中神炁凝　吾之念正　則天
地之心亦正　吾之神清　則太極之理自明　倘能一念不
起　久久澄清　虛極靜篤之時　則虛室生白　金機飛電
復見天地之心　而自明矣
樂善堂　玄關子劉鳳璋　問曰　閉口藏舌　舌頂上顎
各門全有此法　又有將氣一升　舌尖一頂　氣一降　舌
放下　而名此舌曰鑰匙　此理可眞否　千峯
老人曰　此是人道之法　使世人先明如何作人　積功累
行　以求其眞道　與人性命生死無干　彼以舌爲蓮台

何炼之而后可？曰：垂帘明心守祖窍，见着性光是功夫，闭口藏舌顶上腭，五行之中神炁凝。吾之念正，则天地之心亦正；吾之神清，则太极之理自明。倘能一念不起，久久澄清，虚极静笃之时，则虚室生白，金机飞电，复见天地之心，而自明矣。

乐善堂玄关子刘凤璋问曰：闭口藏舌，舌顶上腭，各门全有此法。又有将气一升，舌尖一顶，气一降，舌放下，而名此舌曰钥匙，此理可真否？

千峰老人曰：此是人道之法，使世人先明如何作人，积功累行，以求其真道，与人性命生死无干。彼以舌为莲台，

氣爲祥雲 舌頂上顎 一升氣 謂之元神由頂而出 即
佛坐蓮台 駕雲上天爲離☲ 氣又一降 舌尖放下 謂
元神回至世界 爲坎☵ 氣升舌頂 名爲元神塡離而成
乾☰ 坎遂成坤☷ 此彼等 取坎塡離之命義也 舌頂
上顎 眞道有斯功 而非此種解釋 即如取坎塡離 乃
是還精補腦之别名 因人年齡日長 知識日增 而七情
六慾 處處削年剪命 雖知損生危命之源 仍不肯加以
限制 迨至腰僂目短 形容枯槁 詎知腦力虧耗 記憶
退則思路不張 根蒂無由滋榮 精神衰 則職責難盡
是故修道人 首先保精固腎 實則留陽鎖命耳 昔吾師

气为祥云，舌顶上腭，一升气，谓之元神由顶而出，即佛坐莲台，驾云上天为离☲；气又一降，舌尖放下，谓元神回至世界为坎☵。气升舌顶，名为元神填离而成乾☰，坎遂成坤☷。此彼等取坎填离之命义也。舌顶上腭，真道有斯功，而非此种解释。即如取坎填离，乃是还精补脑之别名，因人年龄日长，知识日增，而七情六欲，处处削年减命，虽知损生危命之源，仍不肯加以限制，迨至腰偻目短，形容枯槁，讵知脑力亏耗，记忆退则思路不张，根蒂无由滋荣，精神衰，则职责难尽。是故修道人，首先保精固肾，实则留阳锁命耳。昔吾师

了空曰　上顎是天池穴　因其上通腦髓　恐其往下泄炁
用舌頂住天池穴　引眞炁由玄膺穴　下降丹田　生有
甘露　順歸氣管　過十二重樓　故舌尖倒頂上顎　眞炁
聚於祖竅之前　眼常觀此竅　耳常逆聽此竅　舌常頂此
竅　運用思維念念不離此竅　行立坐卧　心心常在此竅
一轉瞬間　亦不可忘却此竅　惚然心清氣爽　浩然炁
暢身壯　寂然無思無慮　豁然知空不空　了然悟性　眞
性工夫至此　自然精神朗發　智慧日生　心性靈通　忽
有一點眞陽　從中而發出　此爲玄關現矣　故我師　南
無派　敲蹻道人曰　玄關無定位　黃庭一路爲玄關　若

了空曰：上腭是天池穴，因其上通脑髓，恐其往下泄炁，用舌顶住天池穴，引真炁由玄膺穴下降丹田，生有甘露，顺归气管，过十二重楼。故舌尖倒顶上腭，真炁聚于祖窍之前，眼常观此窍，耳常逆听此窍，舌常顶此窍，运用思维念念不离此窍，行立坐卧心心常在此窍，一转瞬间亦不可忘却此窍。惚然心清气爽，浩然炁畅身壮，寂然无思无虑，豁然知空不空，了然悟性。真性功夫至此，自然精神朗发，智慧日生，心性灵通，忽有一点真阳，从中而发出，此为玄关现矣。故我师南无派敲蹻道人曰：玄关无定位，黄庭一路为玄关。若

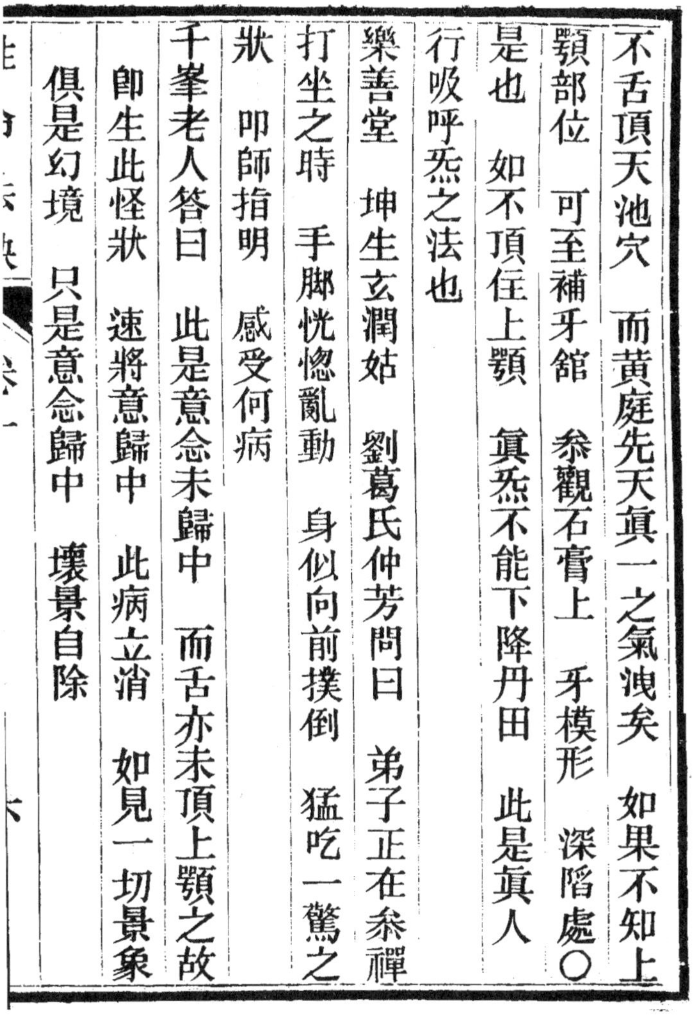
不舌頂天池穴　而黄庭先天真一之氣洩矣　如果不知上顎部位　可至補牙館　參觀石膏上　牙模形　深陷處○是也　如不頂住上顎　真炁不能下降丹田　此是真人行吸呼炁之法也

樂善堂　坤生玄潤姑　劉葛氏仲芳問曰　弟子正在參禪打坐之時　手脚恍惚亂動　身似向前撲倒　猛吃一驚之狀　叩師指明　感受何病

千峯老人答曰　此是意念未歸中　而舌亦未頂上顎之故即生此怪狀　速將意歸中　此病立消　如見一切景象俱是幻境　只是意念歸中　壞景自除

不舌顶天池穴，而黄庭先天真一之炁泄矣。如果不知上腭部位，可至补牙馆，参观石膏上牙模型，深陷处〇是也。如不顶住上腭，真炁不能下降丹田。此是真人行吸呼炁之法也。

乐善堂坤生玄润姑刘葛氏仲芳问曰：弟子正在参禅打坐之时，手脚恍惚乱动，身似向前扑倒，猛吃一惊之状，叩师指明，感受何病？

千峰老人答曰：此是意念未归中，而舌亦未顶上腭之故，即生此怪状。速将意归中，此病立消，如见一切景象，俱是幻境，只是意念归中，坏景自除。

至善堂 玄誠子馬元良問曰 燒香拜佛 念經受戒 念禪機話套 別父母 拋妻子 不留後嗣 可是眞道否

千峯老人答曰 全眞燒香拜佛 念經受戒 僅修未來福德而已 欲求長生 不得明師指點 萬無成功之理 平居暇日 閱看幾種丹書 記憶許多詞句 竟在人前顛倒是非 賣弄我是正道 究其實際 眞實口訣 未曾前聞 而初學者 極易受其欺騙 且又深信不疑 我之身體髮膚 皆受之父母 而能得孝於其親 卽所以報本也 奉養無虧 不違教訓 顯揚繼述 愼終追遠 此爲孝也 誰之父母 莫不欲其子續宗嗣 接香煙 代代相傳

至善堂玄诚子马元良问曰：烧香拜佛，念经受戒，念禅机话套，别父母，抛妻子，不留后嗣，可是真道否？

千峰老人答曰：全真烧香拜佛，念经受戒，仅修未来福德而已。欲求长生，不得明师指点，万无成功之理。平居暇日，阅看几种丹书，记忆许多词句，竟在人前颠倒是非，卖弄我是正道，究其实际，真实口诀，未曾前闻。而初学者，极易受其欺骗，且又深信不疑。我之身体发肤，皆受之父母，而能得孝于其亲，即所以报本也。奉养无亏，不违教训，显扬继述，慎终追远，此为孝也。谁之父母，莫不欲其子继宗嗣、接香烟、代代相传，

詎料汝之知識薄弱　而竟別父母　拋妻子　未曾留後
孤意而行　在彼時胡不反躬自問　與我有何寃仇　令我
斷子絕孫　偶一念及　能不發愧　殆亦不思之甚也　慧
命經曰　昔日如來佛　往山修道之時　夫人曰　你去我
日後何靠　如來回頭指之曰　日後你生一子　後果生一
子　又鳩羅摩　乃西天十九祖　中華國王　請至此邦
說法　後對王曰　臣僧欲生子　王果與他宮女　衆僧皆
不悅　鳩羅摩知其情　謂化王曰　以針供衆僧　衆僧不
敢食　鳩羅摩獨食一鉢　此時說法曰　食得針　娶得親
食不得針　娶不得親　次日其針從諸毛孔而出　後果

讵料汝之知识薄弱，而竟别父母，抛妻子，未曾留后，孤意而行，在彼时，胡不反躬自问：与我有何冤仇，令我断子绝孙？偶一念及，能不发愧？殆亦不思之甚也。《慧命经》曰：昔日如来佛，往山修道之时，夫人曰：你去我日后靠谁？如来回头指之曰：日后你生一子。后果生一子。又鸠罗摩，乃西天十九祖，中华国王请至此邦说法。后对王曰：臣僧欲生子。王果与他宫女。众僧皆不悦。鸠罗摩知其情，谓国王曰：以针供众僧。众僧不敢食，鸠罗摩独食一钵，此时说法曰：食得针，娶得亲，食不得针，娶不得亲。次日其针从诸毛孔而出，后果

生子　此爲性命雙修之眞道　太上老君之子　名宗　爲
魏國宰相　是佛老二教主　不斷絶後嗣之明徵　清光緒
二十一年　三月十三日　余在金山寺　幸遇了然了空禪
師　致心苦求　傳我至道　决破周身關竅　三日夜　授
余全訣　拜别之際　師曰　子年三十五歲　無有後裔
留下子孫　再用大功不遲　不可將精氣受傷　精氣神足
如用大功　立可成也　乃知此是性命雙修　金丹大道
並非絶嗣斷後之道　須知太上釋迦　皆有子耳　有志
修道者　宜審自已所處之　境遇若何　如果境遇佳善
心内雜念有限　不致被俗務覊身　無須棄家修道　苟能

生子。此为性命双修之真道。太上老君之子，名宗，为魏国宰相。是佛老二教主，不断绝后嗣之明证。清光绪二十一年三月十三日，余在金山寺，幸遇了然、了空禅师，致心苦求，传我至道，诀破周身关窍，三日夜，授余全诀。拜别之际，师曰：子年三十五岁，无有后裔，留下子孙，再用大功不迟，不可将精炁受伤。精炁神足，如用大功，立可成也。乃知此是性命双修金丹大道，并非绝嗣断后之道，须知太上、释迦，皆有子耳。有志修道者，宜审自己所处之境遇若何，如果境遇佳善，心内杂念有限，不致被俗务羁身，无须弃家修道。苟能

内外兩忘　洗心滌慮　則三年九載　可以立證金仙　何妨在市居朝　在家出家之人　或多因感受刺激　或因事勢所廹　遂致逃入修行　一時心安　殊不知　恩怨各有前因　欠債仍須還債　斷非一逃一修　可以了事　不如不慌不忙　將各債務　逐漸清還　世網許許解脫　俟父母百年之後　再覓靜處修煉身心　不被事物沾染　此意不被情欲牽動　心意常定　然後在世混俗和光　同塵尤覺盡美盡善　俟家內各事料理停當　再入山修煉　過大關撒手之法　未嘗不可　現今世態變遷　人心難測　傍門邪說流行　若出家　如在家　廹於生活困難　假道欺

内外两忘，洗心涤虑，则三年九载，可以立证金仙，何妨在市、居朝、在家出家之人，或多因感受刺激，或因事势所迫，遂致逃入修行，一时心安。殊不知，恩怨各有前因，欠债仍须还债，断非一逃一修可以了事。不如不慌不忙，将各债务逐渐清还，世网徐徐解脱，俟父母百年之后，再觅静处修炼身心，不被事物沾染，此意不被情欲牵动，心意常定，然后在世混俗和光同尘，尤觉尽美尽善，俟家内各事料理停当，再入山修炼过大关撒手之法，未尝不可。现今世态变迁，人心难测，旁门邪说流行，若出家如在家，迫于生活困难，假道欺

人者甚衆　幸勿爲其所欺
從善堂　玄從子　李從賢　問曰　弟子初學道　不
曉道之眞僞　乞師明白示知
千峯老人答曰　眞僞不可不辦　眞道無他　只是先天眞
一神炁耳　神者性也　炁者命也　卽元精也　而此炁亦
在元精之內　柳祖師云　守竅靈慧自然生　生出眞慧
下與炁穴眞命相接　卽爲金丹　祖師恐慧命發生之時
學者不知下手之訣　慧命順出陽關能生人　其元精正行
半路之際　得眞師口訣　一下手　便使元精逆回　能作
丹　非是元精不動　陽物自舉　吸空氣爲採鱳　余胞兄

人者甚众，幸勿为其所欺。

从善堂玄从子李从贤问曰：弟子初学道，不晓道之真伪，乞师明白示知。

千峰老人答曰：真伪不可不辨，真道无他，只是先天真一神炁耳。神者性也，炁者命也，即元精也，而此炁亦在元精之内。柳祖师云：守窍灵慧自然生，生出真慧，下与炁穴真命相接，即为金丹。祖师恐慧命发生之时，学者不知下手之诀，慧命顺出阳关能生人。其元精正行半路之际，得真师口诀，一下手，便使元精逆回，能作丹。非是元精不动、阳物自举、吸空气为采鱳。余胞兄

趙魁一云　此元精將出之時　若不下手點住生死竅　一出陽關　化爲後天有形之精　而洩矣　順出是精　逆回即元炁　學者若得真師　先問有無下手訣法　如有此訣　是否採空氣　若言非採空氣　能還精補我身　體如童體　馬陰藏相　陽物不舉　方爲真道　上言採鏉　無念採之　爲先天小鏉　有念採之　乃是幻丹　無所成功　學者不知丹鏉原質　被人引誘　誤入傍門　故此節直將金丹鏉物　道之真假　分別說明　使學者　易於識辨　庶不致認假爲真耳

守善堂玄朕子　趙潛虛問曰　師傳初功　弟子每日應如

赵魁一云：此元精将出之时，若不下手点住生死窍，一出阳关，化为后天有形之精而泄矣。顺出是精，逆回即元炁。学者若得真师，先问有无下手诀法？如有此诀，是否采空气？若言非采空气，能还精补我身，体如童体，马阴藏相，阳物不举，方为真道。上言采鏉，无念采之，为先天小鏉；有念采之，乃是幻丹，无所成功。学者不知丹鏉原质，被人引诱，误入旁门，故此节直将金丹鏉物、道之真假，分别说明，使学者易于识辨，庶不致认假为真耳。

守善堂玄朕子赵潜虚问曰：师传初功，弟子每日应如

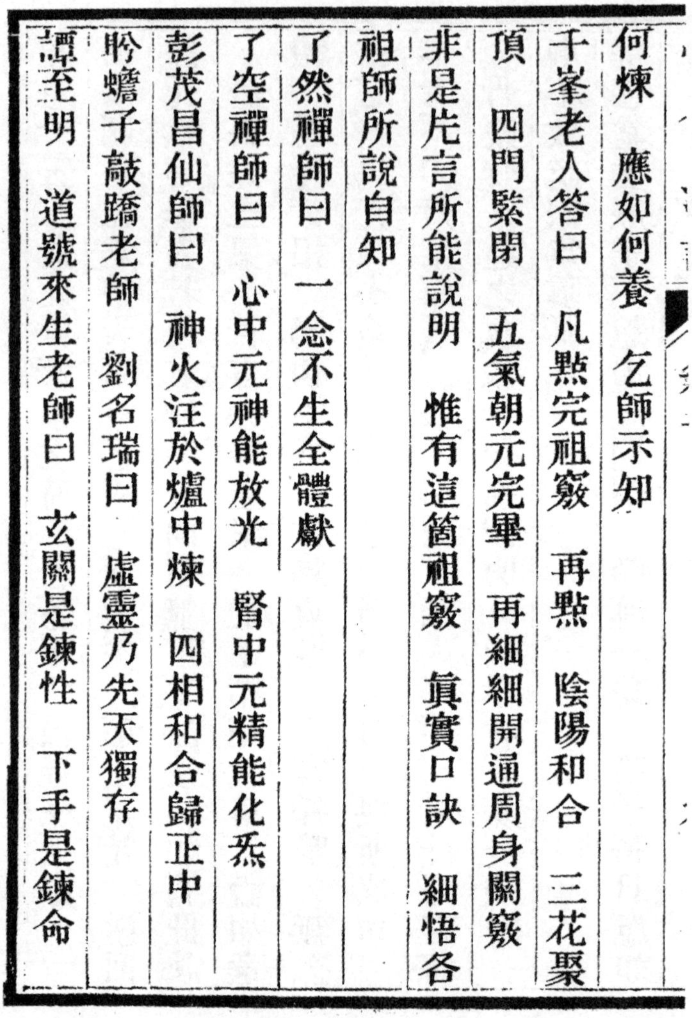
何煉　應如何養　乞師示知
千峯老人答曰　凡點完祖竅　再點　陰陽和合　三花聚
頂　四門緊閉　五氣朝元完畢　再細細開通周身關竅
非是片言所能說明　惟有這箇祖竅　眞實口訣　細悟各
祖師所說自知
了然禪師曰　一念不生全體獻
了空禪師曰　心中元神能放光　腎中元精能化炁
彭茂昌仙師曰　神火注於爐中煉　四相和合歸正中
盼蟾子敲蹻老師　劉名瑞曰　虛靈乃先天獨存
譚至明　道號來生老師曰　玄關是鍊性　下手是鍊命

何炼？应如何养？乞师示知。

千峰老人答曰：凡点完祖窍，再点阴阳和合、三花聚顶、四门紧闭、五气朝元完毕，再细细开通周身关窍。非是片言所能说明，惟有这个祖窍真实口诀，细悟各祖师所说自知。

了然禅师曰：一念不生全体献。

了空禅师曰：心中元神能放光，肾中元精能化炁。

彭茂昌仙师曰：神火注于炉中炼，四相和合归正中。

盼蟾子敲蹻老师刘名瑞曰：虚灵乃先天独存。

谭至明(道号来生)老师曰：玄关是炼性，下手是炼命。

家兄趙魁一　子元眞人曰　一意不生　祖竅點燈　無人
無我　性藏炁穴
余與胞兄趙魁一　自幼年在外訪道　四十餘年　所得眞
僞師　三十餘位　有性命雙修口訣者　俱已列前　自此
而下各師祖　留下祖竅口訣　分別列左
柳華陽曰　本性靈光　不得慧命　不能了道
伍冲虛　守陽眞人曰　無相光中常自在
伍眞陽　守虛眞人曰　如遇至靜至虛　不屬思索　見聞
覺知
曹還陽曰　廻光返照　爲和合凝集

家兄赵魁一子元真人曰：一意不生，祖窍点灯；无人无我，性藏炁穴。

余与胞兄赵魁一，自幼年在外访道，四十余年，所得真伪师三十余位，有性命双修口诀者，俱已列前。自此而下各师祖，留下祖窍口诀，分别列左。

柳华阳曰：本性灵光，不得慧命，不能了道。

伍冲虚守阳真人曰：无相光中常自在。

伍真阳守虚真人曰：如遇至静至虚，不属思索，见闻觉知。

曹还阳曰：回光返照，为和合凝集。

李虛菴曰　性者空空　發於正中

虎皮座張眞人曰　此竅非凡竅　乾坤共和成　名爲神炁穴　內有坎離精

張紫陽曰　虛心實腹義俱深　只爲虛心要識心

劉海蟾曰　中央神室本虛閒　自有先天眞炁到

呂純陽曰　守中絕學方知奧　抱一無言始見佳

正陽翁曰　要識金丹端的處　未生身處下工夫

李清菴中和集云　兩儀肇判分三極　乾以直專坤闢翕

天地中間玄牝門其動愈出靜愈入

呂祖純陽文集云　陰陽二物隱中微　只爲愚徒自不知

李虚庵曰：性者空空，发于正中。

虎皮座张真人曰：此窍非凡窍，乾坤共合成；名为神炁穴，内有坎离精。

张紫阳曰：虚心实腹义俱深，只为虚心要识心。

刘海蟾曰：中央神室本虚闲，自有先天真炁到。

吕纯阳曰：守中绝学方知奥，抱一无言始见佳。

正阳翁曰：要识金丹端的处，未生身处下功夫。

李清庵《中和集》云：两仪肇判分三极，乾以直专坤辟翕，天地中间玄牝门，其动愈出静愈入。

吕祖纯阳文集云：阴阳二物隐中微，只为愚徒自不知；

實實認爲男女是　眞眞說作坎離非
丘祖長春曰　當時一句師邊得　默默垂簾仔細看
馬祖丹陽曰　若能常守灣灣竅　神自靈明炁自充
張三丰祖師曰　眞心浩浩無窮極　無限神仙從裡出
趙避塵曰　天下地上安祖竅　日西月東聚先天
憶余幼時　在光緒初年　曾得便血之病　祖母帶余至千峯山　桃園觀　又名旮旯菴　其廟距陽坊鎮十里　求廟內劉名瑞老師看病　因病痊愈　認爲道師　賜名趙大悟　師是南無派　行輩列第二十代　劉名瑞著有敲蹻洞章　道源精微　瀊瀹易攷　傳留於世　此山距北平六十里

实实认为男女是，真真说作坎离非。

丘祖长春曰：当时一句师边得，默默垂帘仔细看。

马祖丹阳曰：若能常守湾湾窍，神自灵明炁自充。

张三丰祖师曰：真心浩浩无穷极，无限神仙从里出。

赵避尘曰：天下地上安祖窍，日西月东聚先天。

忆余幼年时，在光绪初年，曾得便血之病，祖母带余至千峰山桃源观（又名旮旯庵，其庙距阳坊镇十里），求庙内刘名瑞老师看病。因病痊愈，认为道师，赐名赵大悟。师是南无派，行辈列第二十代。刘名瑞著有《敲蹻洞章》、《道源精微》、《瀊瀹易考》传留于世。此山距北平六十里，

正西北方　兹將南無派　根派列後

二十代師劉眞人　上名下瑞　字秀峯　號盼蟾子　又號敲蹻道人　生於道光已亥年　戊戌月　丙午日　順天宛平縣　齊家司　桑峪社　靈水村人

十九代祖師　甄眞人　上有下虛　字智本　號凝陽子生於嘉慶　已卯二十四年　四月十三日　山東濟南府宿遷縣　新家集人

十八代曾祖　曾眞人　上必下先字靜垣　號希精子　生於乾隆　辛亥五十六年　六月　初六日　直隸河間府阜城香河屯人

正西北方。兹将南无派根派列后。

二十代师刘真人，上名下瑞，字琇峰，号盼蟾子，又号敲蹻道人，生于道光己亥年戊戌月丙午日，顺天宛平县齐家司桑峪社灵水村人。

十九代祖师甄真人，上有下虚，字智本，号凝阳子，生于嘉庆己卯二十四年四月十三日，山东济南府宿迁县新家集人。

十八代曾祖曾真人，上必下先，字静垣，号希精子，生于乾隆辛亥五十六年六月初六日，直隶河间府阜城香河屯人。

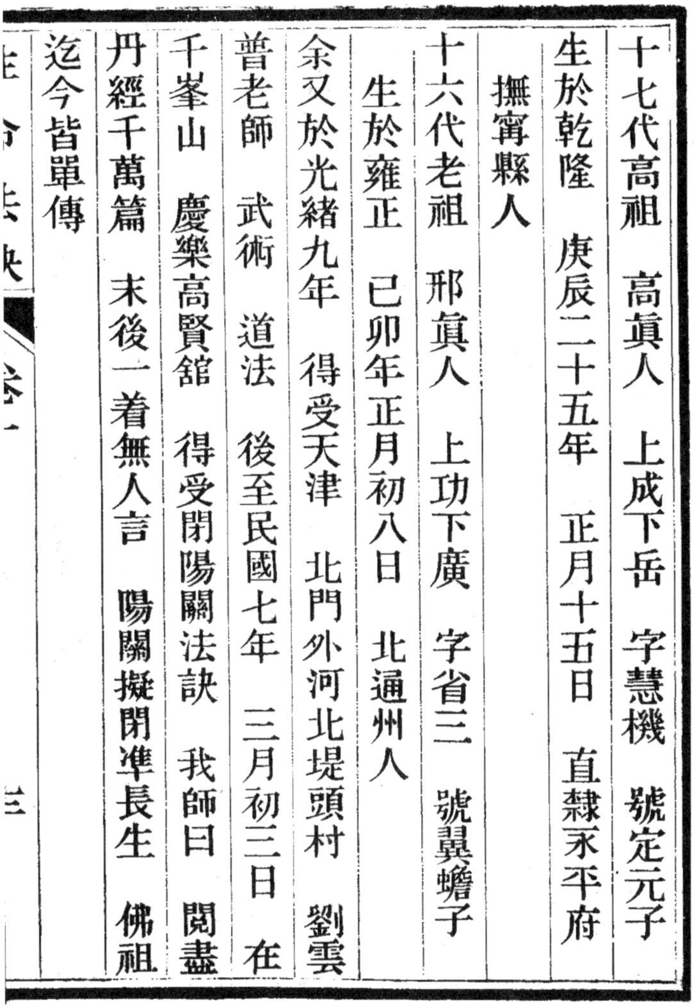
十七代高祖　高眞人　上成下岳　字慧機　號定元子
生於乾隆　庚辰二十五年　正月十五日　直隸永平府
撫寗縣人
十六代老祖　邢眞人　上功下廣　字省三　號翼蟾子
生於雍正　己卯年正月初八日　北通州人
余又於光緒九年　得受天津　北門外河北堤頭村　劉雲
普老師　武術　道法　後至民國七年　三月初三日　在
千峯山　慶樂高賢館　得受閉陽關法訣　我師曰　閱盡
丹經千萬篇　末後一着無人言　陽關擬閉準長生　佛祖
迄今皆單傳

十七代高祖高真人，上成下岳，字慧机，号定元子，生于乾隆庚辰二十五年正月十五日，直隶永平府抚宁县人。

十六代老祖邢真人，上功下广，字省三，号翼蟾子，生于雍正己卯年正月初八日，北通州人。

余又于光绪九年，得受天津北门外河北堤头村刘云普老师武术、道法。后至民国七年三月初三日，在千峰山庆乐高贤馆得受闭阳关法诀。我师曰：阅尽丹经千万篇，末后一着无人言，阳关拟闭准长生，佛祖迄今皆单传。

又於光緒十九年　在江北淮安關　板閘村　小會經堂
遇悟蟾老師　傳受性功　觀空而不空　無他無我之妙法
又至光緒二十一年　三月十三日　水路過瓜州　金山寺
幸遇了然　了空　禪師　致心苦求　決破週身關竅
三日夜　授余全訣　臨別囑曰　子　年三十五歲　無有
後裔　爾留下後嗣　得受天命　當傳我之法訣　續其命
脉　以接度有緣之人　二師曰　余身釋教　實在是龍門
傳留　丘祖龍門派也
頭代祖師　趙抱元　上道下堅　前隨師雲遊天下　後修
白雲觀　丘祖親派當家　並面授性命雙修全訣全法　傳

又于光绪十九年，在江北淮安关板闸村小会经堂，遇悟蟾老师传授性功观空而不空、无他无我之妙法。又至光绪二十一年三月十三日，水路过瓜州金山寺，幸遇了然、了空禅师，致心苦求，诀破周身关窍，三日夜，授余全诀。临别嘱曰：子年三十五岁，无有后裔，尔留下后嗣，得受天命，当传我之法诀，续其命脉，以接度有缘之人。二师曰：余身释教，实在是龙门传留，丘祖龙门派也。

头代祖师赵抱元，上道下坚，前随师云游天下，后修白云观，丘祖亲派当家，并面授性命双修全诀全法，传

留龍門　四十字派　接續後裔
貳代祖師　張碧芝　上德下純　在白雲觀當家　得授趙
抱元　道戒衣鉢　暗傳性命雙修　全訣後傳
叁代祖師　陳冲夷　上通下微　在白雲觀當家　得授張
碧芝　道戒衣鉢　大修廟工　暗傳性命雙修全訣　後
傳
四代祖師　周大拙　上玄下樸　在廟當家　師陳冲夷
暗傳性命雙修　全訣真功　自知性命由我　故將本龍
門　道戒衣鉢　傳授張靜定　當家　自已入西蜀　碧
陽洞　修煉了手撒手之法　在洞收弟子　張靜虛　數

留龙门四十字派，接续后裔。

二代祖师张碧芝，上德下纯，在白云观当家，得授赵抱元道戒衣钵，暗传性命双修全诀，后传：

三代祖师陈冲夷，上通下微，在白云观当家，得授张碧芝道戒衣钵，大修庙工，暗传性命双修全诀，后传：

四代祖师周大拙，上玄下朴，在庙当家，师陈冲夷，暗传性命双修全诀真功。自知性命由我，故将本龙门道戒衣钵传授张静定当家，自己入西蜀碧阳洞，修炼了手、撒手之法。在洞收弟子张静虚，数

年後　師命外出度道
五代祖師　張靜虛　奉師命　在外度道　因常代虎皮爲
座　故世人　皆稱虎皮座　張眞人　遊過數省　看世
人全無福德　因此未度一人　後明嘉靖皇帝　知張靜
虛有道　皇帝强請之　張靜虛　看不是求性命眞道之
理　故辭退不去　嘉靖帝加罪　發邳州　三年後　至
六安州　廬江縣　馬神廟　謹度寒儒　李虛菴一人
因李是儒家　師賜　法名　無教開　是六代眞字派
六代祖師　李虛菴　安徽省　六安州　廬江縣　馬神廟
人也　是儒門秀士　於萬歷已卯年　遇師虎皮座張靜

年后，师命外出度道。

五代祖师张静虚，奉师命在外度道，因常带虎皮为座，故世人皆称虎皮座张真人。游过数省，看世人全无福德，因此未度一人。后明嘉靖皇帝知张静虚有道，皇帝强请之。张静虚看不是求性命真道之理，故辞退不去。嘉靖帝加罪，发邳州。三年后，至六安州庐江县马神庙，仅度寒儒李虚庵一人，因李是儒家，师赐法名（真明），无教开，是六代真字派。

六代祖师李虚庵，安徽省六安州庐江县马神庙人也，是儒门秀士。于万历己卯年，遇师虎皮座张静

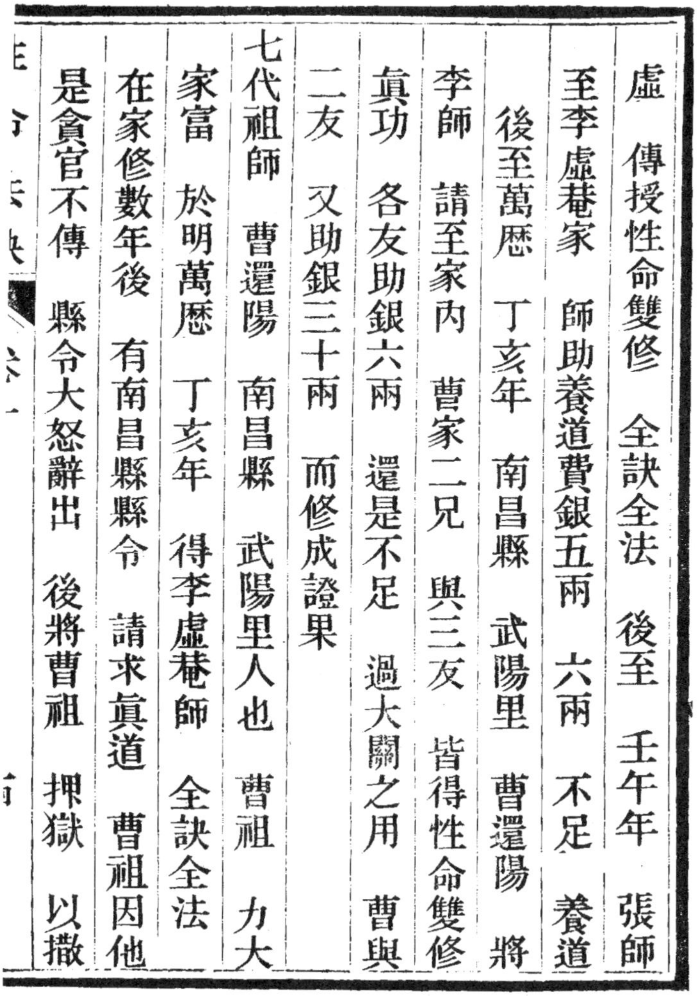
虛　傳授性命雙修　全訣全法　後至　壬午年　張師
至李虛菴家　師助養道費銀五兩　六兩　不足　養道
後至萬歷　丁亥年　南昌縣　武陽里　曹還陽　將
李師　請至家內　曹家二兄　與三友　皆得性命雙修
眞功　各友助銀六兩　還是不足　過大關之用　曹與
二友　又助銀三十兩　而修成證果
七代祖師　曹還陽　南昌縣　武陽里人也　曹祖　力大
家富　於明萬歷　丁亥年　得李虛菴師　全訣全法
在家修數年後　有南昌縣縣令　請求眞道　曹祖因他
是貪官不傳　縣令大怒辭出　後將曹祖　押獄　以撒

虚传授性命双修全诀全法。后至壬午年，张师至李虚庵家，师助养道费银五两、六两，不足养道。后至万历丁亥年，南昌县武阳里曹还阳将李师请至家内。曹家二兄与三友，皆得性命双修真功。各友助银六两，还是不足过大关之用，曹与二友，又助银三十两而修成证果。

七代祖师曹还阳，南昌县武阳里人也。曹祖(法名常然)力大家富，于明万历丁亥年，得李虚庵师全诀全法。在家修数年后，有南昌县县令请求真道，曹祖因他是贪官不传。县令大怒辞出，后将曹祖押狱。以撒

手閉氣法 脫離獄難 至縣令走後 又出世 將全訣
傳與伍氏弟兄 爲龍門第八派
八代祖師 伍守陽 伍守虛 江西省 南昌縣 辟邪里
人也 自萬曆癸巳年遇師 曹還陽 至壬子年 纔得
全訣全法 曆二十年內 求眞僞師 數十位 賣田舍
破家計 苦心苦行 而得曹師眞訣 箸天仙證理
仙佛合宗等書 行於世 後至清乾隆年 度柳華陽
於禪門
九代祖師 柳華陽 洪都之鄉人也 幼而好佛 因入梵
宇有悟 常懷方外想 後乃投皖水之雙蓮寺 落髮出

手闭气法脱离狱难，至县令走后又出世，将全诀传与伍氏弟兄，为龙门第八派。

八代祖师伍守阳、伍守虚，江西省南昌县辟邪里人也。自万历癸巳年遇师曹还阳，至壬子年才得全诀全法，历二十年内，求真伪师数十位，卖田舍、破家计，苦心苦行，而得曹师真诀。著有《天仙正理》、《仙佛合宗》等书行于世。后至清乾隆年度柳华阳于禅门。

九代祖师柳华阳，洪都之乡人也。幼而好佛，因入梵宇有悟，常怀方外想，后乃投皖水之双莲寺落发出

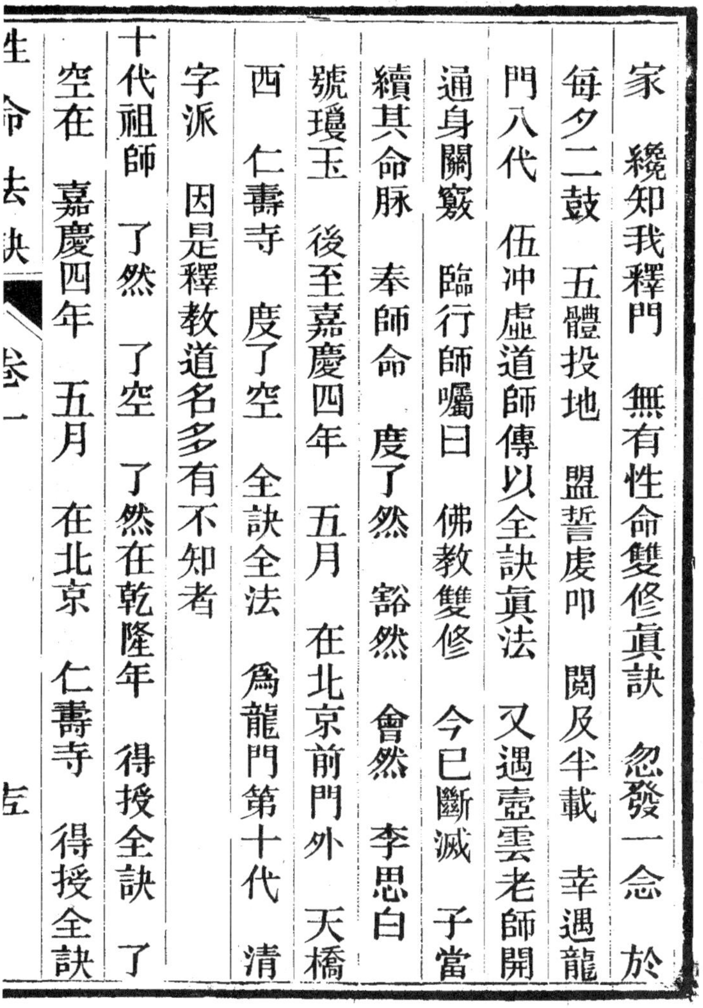
家　纔知我釋門　無有性命雙修真訣　忽發一念　於
每夕二鼓　五體投地　盟誓虔叩　閱及半載　幸遇龍
門八代　伍冲虛道師傳以全訣真法　又遇壺雲老師開
通身關竅　臨行師囑曰　佛教雙修　今已斷滅　子當
續其命脈　奉師命　度了然　豁然　會然　李思白
號瓊玉　後至嘉慶四年　五月　在北京前門外　天橋
西　仁壽寺　度了空　全訣全法　為龍門第十代　清
字派　因是釋教道名多有不知者
十代祖師　了然　了空　了然在乾隆年　得授全訣　了
空在　嘉慶四年　五月　在北京　仁壽寺　得授全訣
性命法訣　卷一

家，才知我释门无有性命双修真诀。忽发一念，于每夕二鼓五体投地，盟誓虔叩。阅及半载，幸遇龙门八代伍冲虚道师传以全诀真法，赐名太长。又遇壶云老师开通身关窍，临行师嘱曰：佛教双修，今已断灭，子当续其命脉。奉师命，度了然、豁然、会然、李思白(号琼玉)；后至嘉庆四年五月，在北京前门外天桥西仁寿寺度了空(清静)全诀全法，为龙门第十代清字派，因是释教，道名多有不知者。

十代祖师了然(清禅)、了空，了然在乾隆年得授全诀，了空在嘉庆四年五月在北京仁寿寺得授全诀。

後至金山寺掛單　住持　至光緒二十一年　三月十三日　趙避塵　由淮安關　水路過金山寺　遇二位禪師　得授全訣　賜名上一下子　爲龍門十一派

十一代　趙避塵　上一下子　至民國九年　五月　了空師　賜天命　又蒙衆位老師　公推千峯衍派　胞兄趙魁一　爲開荒師　加字　趙順一子　爲普度師　苑清姑　爲幫襯師

又光緒二十年　在淮安關　清江浦　江淮四舟上遇師朱上寶下祥住淮關稅樓後

光緒二十四年　十月二十四日　在北京三官廟內　得

后至金山寺挂单、住持。至光绪二十一年三月十三日，赵避尘由淮安关水路过金山寺，遇二位禅师，得授全诀，赐名上一下子，为龙门十一派。

十一代赵避尘，上一下子，至民国九年五月，了空师赐天命，又蒙众位老师公推千峰衍派，胞兄赵魁一，为开荒师；加字，赵顺一子，为普度师；苑清姑，为帮衬师。

又光绪二十年，在淮安关清江浦，江淮四舟上遇师朱宝祥住淮关税楼后。

光绪二十四年十月二十四日，在北京三官庙内，得

廣四爺眞理
又於光緒三十二年　遇大連灣小平島　彭茂昌老師　傳
授採臮法訣　性功回光返照之法
又於民國九年　三月　在北京文昌閣　受譚至明老師訣
法　傳金山派　賜名趙一子
又是年五月　了空師　法駕至京北　平西府鎮鹽店　賜
天命　使余普度　訣破關竅　火速行道　余深知胞兄度
人之艱難　故在家不出度　身受天譴　以作口保　致出
人命　受獄刑　九位問官會審　余遂九日不食　因此得
釋　及至民國十七年　仍不出度　復受獄刑　在獄始行

性命法訣　卷一

广四爷真理。

又于光绪三十二年，遇大连湾小平岛彭茂昌老师传授采臮法诀、性功回光返照之法。

又于民国九年三月，在北京文昌阁受谭至明老师诀法，传金山派，赐名赵一子。

又是年五月，了空师法驾至京北平西府镇盐店，赐天命，使余普度，诀破关窍，火速行道。余深知胞兄度人之艰难，故在家不出度，身受天谴。以作口保，致出人命，受狱刑，九位问官会审，余遂九日不食，因此得释。及至民国十七年，仍不出度，复受狱刑，在狱始行

發願　出獄之期　卽我度道結緣之期　四月初間出獄

十七日出度　北京　度弟子八百餘人　傳千峯先天派

金仙大道　留傳四十字如下

玄妙先天道　自然性體空　悟眞圓光獻　慧命上崑崙

金丹乾坤大　禮義善養功　虛靈淸靜意　留名萬古春

初度　涿縣慈善堂　開荒師　吳文煥　玄陽子　度師

幫襯　謝玉順　玄升子

二度　北平西直門外　本善堂　開荒師　徐秀峯　玄正

子　度師李顯　玄逢子　幫襯

三度　北平西單牌樓　樂善坤堂　開荒師　劉葛仲芳

发愿：出狱之期，即我度道结缘之期。四月初间出狱，十七日出度北京。度弟子八百余人，传千峰先天派金仙大道，留传四十字如下：

玄妙先天道　自然性体空　悟真圆光献　慧命上昆仑

金丹乾坤大　礼义善养功　虚灵清静意　留名万古春

初度涿县慈善堂开荒师吴文焕（玄阳子），度师帮衬谢玉顺（玄升子）。

二度北平西直门外本善堂开荒师徐秀峰（玄正子），度师李显（玄逢子）帮衬。

三度北平西单牌楼乐善坤堂开荒师刘葛仲芳

玄潤姑
四度　北平平則門　普善堂　開荒師　徐忠山　玄法子
五度　昌平縣城東南二十五里留芳巷村修善堂開荒師
戴文宣　玄舉子
六度　北平北新橋　至善堂　開荒師　馬元良　玄誠子
七度　河北省　大名府南樂縣　城南樓家營村　從善堂
開荒師　李從賢　玄從子
八度　北平南橫街　路善堂　開荒師　萬慶華　玄路子

性命法訣　卷一　七

（玄润姑）。

四度北平平则门普善堂开荒师徐忠山（玄法子）。

五度昌平县城东南二十五里留芳巷村修善堂开荒师戴文宣（玄举子）。

六度北平北新桥至善堂开荒师马元良（玄诚子）。

七度河北省大名府南乐县城南楼家营村从善堂开荒师李从贤（玄从子）。

八度北平南横街路善堂开荒师万庆华（玄路子）。

九度 北平後門外 守善堂 開荒師 趙潛虛 玄朕子
十度 北平香廠 悟善堂 開荒師 李國昇 玄先子
度師徐慶森 玄今子
十一度 天津河北三馬路 東興里 宏善堂 開荒師
朱錫堂 玄宏子 度師 孫駿昌 玄仁子 幫襯 樊
氏玄清姑 金氏玄靜姑
十二度 天津德國界 牛莊路 門十三號 乾善堂 胡志忠
玄乾子

九度北平后门外守善堂开荒师赵潜虚(玄朕子)。

十度北平香厂悟善堂开荒师李国升(玄先子),度师徐庆森(玄今子)。

十一度天津河北三马路东兴里宏善堂开荒师朱锡堂(玄宏子),度师孙骏昌(玄仁子),帮衬樊氏(玄清姑)、金氏(玄静姑)。

十二度天津德国界牛庄路门十三号乾善堂胡志忠(玄乾子)。

十三度　平南長辛店街　積善堂　開荒師　梁珍　玄拂
子　度師
十四度　豐台　孫家庄　一善堂　孫照元　玄請子
十五度　北平西城　中沈篦子胡同　寗善堂　開荒師
張執中　玄寗子
十六度　季輔臣　玄信子　住河北滿城縣　兩漁村　開
荒師
此十六位開荒師　皆得全訣　全法　與丹經道書　無不
相符　余受諸位老師全訣　通傳十六位　大弟子接度

十三度平南长辛店街积善堂开荒师梁珍(玄拂子)。度师。

十四度丰台孙家庄一善堂孙照元(玄请子)。

十五度北平西城中沈篦子胡同宁善堂开荒师张执中(玄宁子)。

十六度季辅臣(玄信子),住河北满城县两渔村,开荒师。

此十六位开荒师,皆得全诀全法,与丹经道书,无不相符。余受诸位老师全诀,通传十六位大弟子接度。

使天下人人 得有性命雙修之分 有所皈依 不致再誤
入歧途 自此十六位以下 有得天命全訣者 逐一列後
但未得天命者 不許其傳 庶免有悞 後學

使天下人人得有性命双修之分,有所皈依,不致再误入歧途。自此十六位以下,有得天命全诀者,逐一列后。但未得天命者,不许其传,庶免有误后学。

十七度　博善堂　玄道子汪維振　外度師玄譚子劉子元
玄妙子孫金昆　玄通子唐鳳連　玄清子　阿山
十八度　心善堂　玄極子　王玉琮　住平谷縣人
十九度　法善堂　玄盛子　許其和　住平谷縣城內人
二十度　寶善堂　玄法子　閻月亭　理門領衆
二十一度　同善堂　玄德子　謝德新　理門領衆
二十二度　忠善堂　玄擒子　葛永春　天津陳家溝人
二十三度　明善堂　玄功子　龍占鰲
二十四度　孝善堂　玄虛子　李文龍　住阡兒胡同廟內
二十五度　靈善堂　玄致子　扈大中　住鐵匠胡同

十七度博善堂玄道子汪维振，外度师玄谭子刘子元、玄妙子孙金昆、玄通子唐凤连、玄清子阿山。

十八度心善堂玄极子王玉琮，住平谷县人。

十九度法善堂玄盛子许其和，住平谷县城内人。

二十度宝善堂玄法子阎月亭，理门领众。

二十一度同善堂玄德子谢德新，理门领众。

二十二度忠善堂玄擒子葛永春，天津陈家沟人。

二十三度明善堂玄功子龙占鳌。

二十四度孝善堂玄虚子李文龙，住阡儿胡同庙内。

二十五度灵善堂玄致子扈大中，住铁匠胡同。

二十六度　提善堂　玄宴子　謝福仙　住通縣馬駒橋鎮
二十七度　武善堂　玄禮子　孫錫堃　玄敬子　曲禮和
玄徽子　楊灌楚　妙靜子　田洪
二十八度　瑞善堂　玄瑞子　鄭瑞生　玄賢姑　王淑賢
二十九度　正善堂　玄一子　王克寬　四川城都人
三十度　潤善堂　玄培子　楊培蘭　住山西文水縣人
三十一度　思善堂　玄睿子　郝睿　住山西渾源縣人
三十二度　童女衆善堂　玄湘子　果仲蓮　妙清姑　果葵英
玄素姑　余素霞　妙筠姑　果文英
三十三度　廣善堂　玄浩子　雷振聲

二十六度提善堂玄宴子谢福仙，住通县马驹桥镇。

二十七度武善堂玄礼子孙锡堃、玄敬子曲礼和、玄徽子杨灌楚、妙静子田洪。

二十八度瑞善堂玄瑞子郑瑞生、玄贤姑王淑贤。

二十九度正善堂玄一子王克宽，四川成都人。

三十度润善堂玄培子杨培兰，住山西文水县人。

三十一度思善堂玄睿子郝睿，住山西浑源县人。

三十二度童、女众善堂玄湘子果仲莲、玄素姑余素霞、妙清姑果葵英、妙筠姑果文英。

三十三度广善堂玄浩子雷振声。

九步是四個吸呼不用口鼻踵蒂消息　若用口鼻非是眞道
十步是閉龍虎二穴　精不夜漏法訣　六根震動夜能遺精
十一步是蟾光出現閉任開督閉天池開玄膺閉六脉開天靈
十二步是舍利子出現　五炁朝元　六景現　金光一現
十三步六根震動　大鰶過關　五龍捧聖　三車牽上口訣
十四步是得眞種　三千之法　温養道胎於中宮
十五步是　出胎口訣如何成的胎　念動而向太空口訣
十六步是撒手蟄龍法虛空粉碎　後有一百四餘問答
外有魁一子著　三字法訣　順一子批著　一本
千峯老人後著　衛生性命生理學　一本

性命法訣　卷一　三

九步是四个吸呼不用口鼻，踵蒂消息，若用口鼻，非是真道。

十步是闭龙虎二穴，精不夜漏法诀，六根震动夜能遗精。

十一步是蟾光出现，闭任开督，闭天池、开玄膺，闭六脉开天灵。

十二步是舍利子出现，五炁朝元，六景现，金光一现。

十三步是六根震动，大鰶过关，五龙捧圣，三车牵上口诀。

十四步是得真种，三迁之法，温养道胎于中宫。

十五步是出胎口诀，如何成的胎，念动而向太空口诀。

十六步是撒手蛰龙法、虚空粉碎。后有一百四余问答。

外有魁一子著《三字法诀》顺一子批注一本，千峰老人后著《卫生性命生理学》一本。

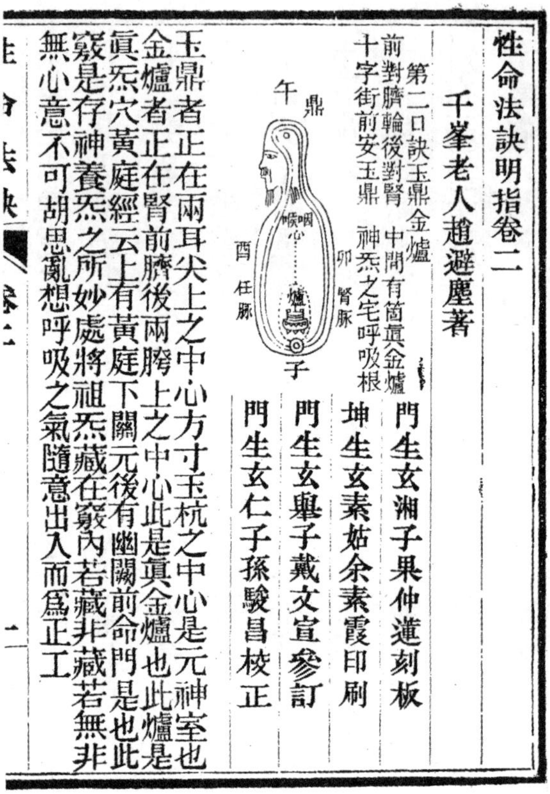

性命法訣明指卷二

千峯老人趙避塵著

門生玄湘子果仲蓮刻板

坤生玄素姑余素霞印刷

門生玄舉子戴文宣參訂

門生玄仁子孫駿昌校正

第二口訣玉鼎金爐

前對臍輪後對腎　中間有箇眞金爐

十字街前安玉鼎　神炁之宅呼吸根

玉鼎者正在兩耳尖上之中心方寸玉杭之中心是元神室也金爐者正在腎前臍後兩胯上之中心此是眞金爐也此爐是眞炁穴黃庭經云上有黃庭下關元後有幽闕前命門是也此竅是存神養炁之所妙處將祖炁藏在竅內若藏非藏若無非無心意不可胡思亂想呼吸之氣隨意出入而爲正工

性命法诀明指卷二

千峰老人赵避尘著

门生玄湘子果仲莲刻板

坤生玄素姑余素霞印刷

门生玄举子戴文宣参订

门生玄仁子孙骏昌校正

第二口诀玉鼎金炉

前对脐轮后对肾　中间有个真金炉

十字街前安玉鼎　神炁之宅呼吸根

玉鼎者，正在两耳尖上之中心、方寸玉枕之中心，是元神室也；金炉者，正在肾前脐后、两胯上之中心，此是真金炉也。此炉是真炁穴，《黄庭经》云“上有黄庭下关元，后有幽阙前命门”是也。此窍是存神养炁之所妙处，将祖炁藏在窍内，若藏非藏，若无非无，心意不可胡思乱想，呼吸之气随意出入而为正功。

玉鼎　正在大腦中心　內藏一胞　爲先天眞性所居之處
卽元神室也　兩邊各有一管　聯於眼珠　復下通心
故曰　性者心也　發於二目　又曰鼎內存性　鼎原無鼎
眞炁發時　與性合一　方爲玉鼎之名　又曰臍下一寸
三分　前七後三正中心處　曰　眞炁穴　所指前對臍輪
後對腎　上有黃庭下關元　中空之一穴　又名金爐
爐內存命　故曰　命者精也　發於淫根　爐原無爐　精
生炁發則爲爐　血液至此管　變化爲陰精　亦卽生精之
所也　蓋人食五穀百味　先入食道　過橫隔膜　至胃之
賁門　始到胃中混合　胃之消化力　因胃壁感受脾之振

玉鼎，正在大脑中心，内藏一胞，为先天真性所居之处，即元神室也，两边各有一管，联于眼珠，复下通心，故曰："性者心也，发于二目"，又曰："鼎内存性，鼎原无鼎，真炁发时，与性合一，方为玉鼎之名"；又曰："脐下一寸、三分前七后三正中心处曰真炁穴"，所指前对脐轮后对肾，上有黄庭下关元，中空之一穴，又名金炉，炉内存命，故曰："命者精也，发于淫根，炉原无炉，精生炁发则为炉"。血液至此管变化为阴精，亦即生精之所也。盖人食五谷百味，先入食道，过横隔膜，至胃之贲门，始到胃中混合。胃之消化力，因胃壁感受脾之振

動而成　而脾得呼吸氣　致有伸縮功能　故食物因之靡
亂成粥　出幽門　到十二直腸　內有括約筋　移動收縮
則閉　緩張則開　名爲共同管　上有吸收津液小管　向
上復分爲兩管　名曰經胸管　入大動脉大靜脉　氣血流
入經脉　循環週身　周而復始　血行脉中　氣行脉外
卽動靜二語默之際　毫無一息停流　舌根下　有兩管
左爲肩井　右爲石泉　口中津液皆由此生　吞入任脉
落於丹田　立化成陰精　此吞津液法　求師口傳　否則
必入食道　經大小腸　出二便　無所用矣
悟善堂玄先子李國升問曰　師言吞津液法　弟子不明

动而成，而脾得呼吸气，致有伸缩功能，故食物因之靡乱成粥。出幽门，到十二指肠，内有括约筋，移动收缩则闭，缓张则开，名为“共同管”。上有吸收津液小管，向上复分为两管，名曰“经胸管”，入大动脉、大静脉。气血流入经脉，循环周身，周而复始，血行脉中，气行脉外，即动静二语默之际，毫无一息停留。舌根下，有两管，左为金井，右为石泉，口中津液皆由此生，吞入任脉，落于丹田，立化成阴精。此吞津液法，求师口传，否则必入食道，经大小肠出二便，无所用矣。

悟善堂玄先子李国升问曰：师言吞津液法，弟子不明，

乞師示知

千峯老人答曰　得此吞法　乃是造精捷徑路耳　以舌頂上顎　舌根兩穴　較他時生出津液　速而且多　待至口不能容　氣管正要噴出　斯時引頸而吞　必入任脉　下至眞炁穴　漸化爲陰精陽精　精足則氣足　氣足則神旺身體焉有不强健之理　未經師傳　精液吞下　先入胃中　再入左心房　方能化血　出心臟　經由大動大靜兩脉　血液週流全身　始入任脉管　血色漸化灰白　而有粘性　俗名淫水　若容其在此　時時作怪　擾亂心君

自古至今　男女受斯害者多矣　此管若發漲　婦女易

乞师示知。

千峰老人答曰：得此吞法，乃是造精捷径路耳。以舌顶上腭，舌根两穴，较他时生出津液速而且多。待至口不能容，气管正要喷出，斯时引颈而吞，必入任脉，下至真炁穴，渐化为阴精、阳精。精足则炁足，炁足则神旺，身体焉有不强健之理？未经师传，津液吞下，先入胃中，再入左心房，方能化血出心脏，经由大动、大静两脉，血液周流全身，始入任脉管。血色渐化灰白，而有粘性，俗名淫水。若容其在此，时时作怪，扰乱心君，自古至今，男女受斯害者多矣。此管若发涨，妇女易

失貞節　男子荒淫縱慾　置生死於肚外者　比比皆然
外腎一舉　名爲活子時到　須要無念採取　而採取法
復有老年少年童眞之别　以童眞本元體　毫無虧損
如將其圓陀陀光灼灼之慧命　收歸中宮　時時惺悟　刻
刻覺照　護持十月　即可大𩨾過關　養成仙體再得出胎
口訣　將道胎引出　親爲佛子　謂之頓法　余受師傳後
若遇童眞　非得留後再傳　無使人絶其後嗣也　中年
以下手法使其補足從前虧耗之精　精氣神充足　慧光自
現　馬陰藏相　即可大𩨾過關　謂之漸法　如遇年邁之
人　已過六十四歲者　身中眞陽不生　當以添油接命法

失贞节，男子荒淫纵欲，置生死于度外者，比比皆然。

外肾一举，名为活子时到，须要无念采取，而采取法复有老年、少年、童真之别。以童真本元体，毫无亏损，如将其圆陀陀、光灼灼之慧命，收归中宫，时时惺悟，刻刻觉照，护持十月，即可大𩨾过关，养成仙体，再得出胎口诀，将道胎引出，亲为佛子，谓之顿法。余受师传后，若遇童真，非得留后再传，无使人绝其后嗣也。中年以下手法使其补足从前亏耗之精，精炁神充足，慧光自现，马阴藏相，即可大𩨾过关，谓之渐法。如遇年迈之人，已过六十四岁者，身中真阳不生，当以添油接命法。

得此眞訣　淫根一萌　外腎必舉　立卽凝心以宰之
吸呼而吹之　頃刻之間　淫根縮回矣　或問曰　外腎久
日不舉　若再不肯修煉　當如之何　余應之曰　不舉乃
是無精之徵　精不生則炁不生　眞炁不存　則死期將至
矣
宏善堂朱錫堂問曰　如法而行　陽仍不回　當以何法繼
之　求師示之
千峯老人答曰　既行前法陽不縮回　另用文武火　心意
注定生死竅　淫根一縮　然後吸呼氣從尾閭關一提　升
到頂心　一降落於丹田　急促謂之武火　微微謂之文火

得此真诀，淫根一萌，外肾必举，立即凝心以宰之，吸呼而吹之，顷刻之间，淫根缩回矣。或问曰：外肾久日不举，若再不肯修炼，当如之何？余应之曰：不举乃是无精之征，精不生则炁不生，真炁不存，则死期将至矣。

宏善堂朱锡堂问曰：如法而行，阳仍不回，当以何法继之？求师示之。

千峰老人答曰：既行前法阳不缩回，另用文武火，心意注定生死窍，淫根一缩，然后吸呼气从尾闾关一提，升到顶心，一降落于丹田。急促谓之武火，微微谓之文火，

務要息息歸根 片時眞陽必縮回 我胞兄魁一子曰
一陽纔動吸呼轉 收歸我有養眞靈 柳祖師曰 得來暫
試從頭看 一刻工夫果自喜
天津宏善堂立仁子孫駿昌問曰 丹經云 人雖八十九十
之歲 得遇眞師 亦能還丹 年逾六十四歲 純陰無陽
精既不生 以數十年精氣虧耗殆盡 復能補足其身
如十六歲童體 必別有妙法 使精復生 叩求我
師逐細啟示
千峯老人答曰 張三丰祖師云 年邁之人 眞情不動
可用敲竹鬪龜法喚之 及將眞陽喚起 速接眞炁 非口

务要息息归根，片时真阳必缩回。我胞兄魁一子曰：一阳才动吸呼转，收归我有养真灵。柳祖师曰：得来暂试从头看，一刻功夫果自喜。

天津宏善堂玄仁子孙骏昌问曰：丹经云：人虽八十、九十之岁，得遇真师，亦能还丹；年逾六十四岁，纯阴无阳，精既不生，以数十年精气亏耗殆尽，复能补足其身如十六岁童体，必别有妙法，使精复生。叩求我师逐细启示。

千峰老人答曰：张三丰祖师云：年迈之人，真情不动，可用敲竹斗龟法唤之。及将真阳唤起，速接真炁，非口

呼降退陰符

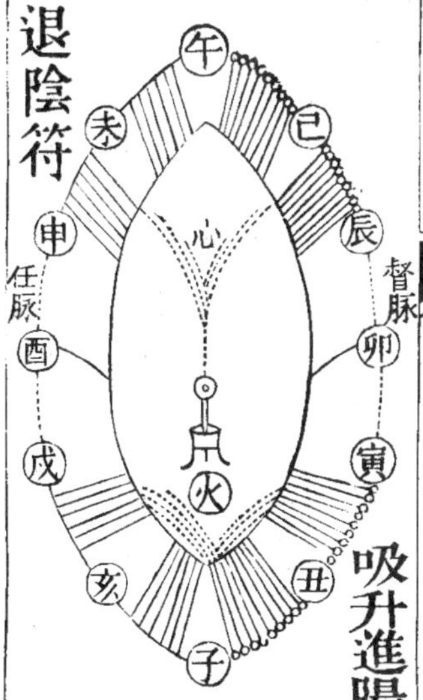

吸升進陽火

鼻吸呼氣　乃人之元炁　而人之死生　實賴此祖炁　存亡以爲斷　身內有此炁

即有精則得生　失此炁精源竭則必死　叅看上列　煉接先天眞一之炁圖　尤覺明瞭　既喚起後　用意向上吸氣　送到爐下　九吸自子至丑　陽不縮回　再九吸自子至寅　不縮如前　一點到卯　少停　下降歸爐　又九吸自子至卯　少停　復升至辰　不縮如前　又九吸自子至卯

鼻吸呼气，乃人之元炁，而人之死生，实赖此祖炁存亡以为断。身内有此炁，即有精，则得生；失此炁，精源竭，则必死。参看上列炼接先天真一之炁图，尤觉明了。既唤起后，用意向上吸气，送到炉下，九吸自子至丑；阳不缩回，再九吸自子至寅；不缩如前，一点到卯，少停，下降归炉，又九吸自子至卯，少停，复升至辰；不缩如前，又九吸自子至卯，

少停　復升至巳　下降歸爐　計吸四九　合成三十六
爲進陽火　若吸至此　外腎仍不縮回　急速採鑤接炁
以補其虧損　然後復一吸自子至卯少停　再升至午　先
升不用意　後降須用意　再少停一呼用意下降到未　六
降歸爐　如前一吸自子至午　一呼用意下降到申　六降
歸爐　復如前法　一吸自子至午　一呼下降至酉　少停
爲沐浴　再降到戌　六降歸爐　仍如前一吸自子至午
一呼至酉再至子　六降爲止　如此二十四降　爲退陰符
淫根催動爐內眞火　蓋此火善化五穀百味之精　變爲
陰精　身體恃此以强壯　精神因之而倍增　延壽保命

少停，复升至巳，下降归炉；计吸四九，合成三十六，为进阳火。若吸至此，外肾仍不缩回，急速采鑤接炁，以补其亏损，然后复一吸自子至卯少停，再升至午，先升不用意，后降须用意，再少停，一呼用意下降到未，六降归炉；如前一吸自子至午，一呼用意下降到申，六降归炉；复如前法，一吸自子至午，一呼下降至酉，少停为沐浴，再降到戌，六降归炉；仍如前一吸自子至午，一呼至酉再至子，六降为止，如此二十四降，为退阴符。淫根催动炉内真火。盖此火善化五谷百味之精，变为阴精，身体恃此以强壮，精神因之而倍增，延寿保命，

意中之事　常秉此副精神　安能有不享大年之理　師祖
柳華陽曰　且此一情字　自漢明帝到今註者紛紛　苟不
得慧命之法　便謂之春情　識者見之　無不笑也　此情
乃是生人成佛之情　六祖壇經曰　淫性即是佛性　只此
一言　洩盡萬古之密機矣　又曰　有情來下種　無情果
不生　無論老年中年之人　不得此情　則不能修焉　如
得眞情　將心中眞性下降於眞命之處　謂之和合凝集之
法　龍牙禪師曰　人情濃厚道情微　道用人情世豈知
空有人情無道用　人情能得幾多時　汝細思之可也
博善堂玄道子問曰　師言和合凝集之法　弟子不知

意中之事。常秉此副精神，安能有不享天年之理。师祖柳华阳曰：且此一“情”字，自汉明帝到今注者纷纷，苟不得慧命之法，便谓之春情，识者见之，无不笑也。此情乃是生人、成佛之情，六祖坛经曰：淫性即是佛性。只此一言，泄尽万古之密机矣。又曰：有情来下种，无情果不生。无论老年、中年之人，不得此情，则不能修焉。如得真情，将心中真性下降于真命之处，谓之和合凝集之法。龙牙禅师曰：人情浓厚道情微，道用人情世岂知。空有人情无道用，人情能得几多时？汝细思之可也。

博善堂玄道子问曰：师言和合凝集之法，弟子不知，

叩師明而洩之

千峯老人答曰　和者心中陰氣能和腎中陽氣　陰氣得陽氣　則有安心立命之所　合者腎中陽氣　承受心中陰氣則自斂收堅固其體　凝者是凝神之法　二目和合歸併一處　集者下照坤臍　腎中眞命　自然集合一處　此即性命雙修　養神養氣之法　余昔年得衆位老師口訣　始知各門只是吃齋念佛　印書放生　不過哄弄世界錢財決無眞法受人　使身體日臻康强　且傳道者　猶不知性命爲何物　疾病叢生　自顧不暇　自誤之罪固能寬　而誤人之罪實不能逃　丹經道書　種類實多　率皆藏頭露

叩师明而泄之。

千峰老人答曰：和者心中阴气能和肾中阳气，阴气得阳气，则有安心立命之所；合者肾中阳气，承受心中阴气，则自敛收，坚固其体；凝者是凝神之法，二目和合，归并一处；集者下照坤脐，肾中真命，自然集合一处。此即性命双修养神、养气之法。余昔年得众位老师口诀，始知各门只是吃斋、念佛、印书、放生，不过哄弄世界钱财，绝无真法授人，使身体日臻康强。且传道者，犹不知性命为何物，疾病丛生，自顾不暇，自误之罪固能宽，而误人之罪实不能逃。丹经道书，种类实多，率皆藏头露

尾　蔽母言子　惟我門師祖　柳華陽　著慧命經　金仙
證論　內文明泄於世　余旣得天命　不避天譴　將師所
傳口訣　筆之於書　願同志者　得而證之　庶免後世聖
眞　墮入傍門歧途矣　前文言如能和合凝集已久　忽然
下身融和　眞陽升起　使氣意自尾閭關一吸　升到頭頂
一呼降到眞炁穴　謂之法輪一轉　爲採取烹煉　永是
意同吸呼轉　外腎自縮回　復觀炁穴　久則由炁穴升出
慧光是這箇○　乃汝身之精氣神充滿　自然發生者也
原此○卽太極也　父母因一念　而有我身　未有此身
先有此○　則性命實寓其中　在母腹時雙手抱耳　目併

尾，蔽母言子，惟我门师祖柳华阳著《慧命经》、《金仙证论》内文明泄于世。余既得天命，不避天谴，将师所传口诀，笔之于书，愿同志者得而证之，庶免后世圣真堕入旁门歧途矣。前文言如能和合凝集已久，忽然下身融和，真阳升起，使气、意自尾闾关一吸，升到头顶，一呼降到真炁穴，谓之法轮一转，为采取烹炼，永是意同吸呼转，外肾自缩回，复观炁穴，久则由炁穴升出慧光是这个○，乃汝身之精炁神充满，自然发生者也。原此○即太极也，父母因一念，而有我身，未有此身，先有此○，则性命实寓其中。在母腹时双手抱耳，目并

膝曲　口鼻無有呼吸　全以母之呼吸爲呼吸　母之性命爲性命　不吃食物　日漸生長　惟此臍帶聯於母腹　十月氣滿胎圓　直與瓜熟蒂落無異　而降生之期至矣　既落生後　身軟如綿　其象屬坤　臍帶一剪　先天祖炁立斷　迫不得已　囫的一聲　後天之氣　遂由口鼻進入　從茲兩眼分開　舌亦不接任督二脉　性帶氣　上移於心　命帶氣　下入於腎　相距八寸四分　元神失位　識神主事　自少而壯　壯而老　老而嗚呼　性命不能合一　每三十二箇月　生六十四銖元炁　自一歲起　至兩歲零八箇月　生乎一陽　長元炁六十四銖　爲地雷復卦䷗

膝曲，口鼻无有呼吸，全以母之呼吸为呼吸，母之性命为性命，不吃食物，日渐生长，惟此脐带联于母腹。十月气满胎圆，直与瓜熟蒂落无异，而降生之期至矣。既落生后，身软如绵，其象属坤。脐带一剪，先天祖炁立断，迫不得已，囫的一声，后天之气遂由口鼻进入。从兹两眼分开，舌亦不接任督二脉，性带气上移于心，命带气下入于肾，相距八寸四分。元神失位，识神主事，自少而壮，壮而老，老而呜呼，性命不能合一。每三十二个月，生六十四铢元炁。自一岁起，至两岁零八个月，生乎一阳，长元炁六十四铢，为地雷复卦䷗；

䷒ 至五歲零四箇月 生乎二陽 又長元炁六十四銖
爲地澤臨 ䷒ 至八歲 生乎三陽 又長元炁六十四
銖 爲地天泰 ䷊ 至十歲零八箇月 生乎四陽 又
長元炁六十四銖 爲雷天大壯 ䷡ 至十三歲零四箇
月 生乎五陽 又長元炁六十四銖 爲澤天夬 ䷪
至十六歲 生乎六陽 又長元炁六十四銖 體變純陽爲
乾卦 ䷀ 天地正氣 三百六十銖 連同父母祖炁
二十四銖 計共三百八十四銖 正合一斤之數 奪得三
百八十四銖元炁則生 及至十六歲 以識神主事 知識
漸開 而火上炎 性爲心役 腦內終日盤旋七情六慾

至五岁零四个月，生乎二阳，又长元炁六十四铢，为地泽临䷒；至八岁，生乎三阳，又长元炁六十四铢，为地天泰䷊；至十岁零八个月，生乎四阳，又长元炁六十四铢，为雷天大壮䷡；至十三岁零四个月，生乎五阳，又长元炁六十四铢，为泽天夬䷪；至十六岁，生乎六阳，又长元炁六十四铢，体变纯阳为乾卦䷀。天地正气三百六十铢，连同父母祖炁二十四铢，计共三百八十四铢，正合一斤之数，夺得三百八十四铢元炁则生。及至十六岁，以识神主事，知识渐开，而火上炎，性为心役，脑内终日盘旋七情六欲，

名繩利鎖　機詐日深　鈎心鬥角　層出不窮　不知實傷
天眞　內勞其心　外勞其力　心力已經受傷　而其性遂
有來有去　其壽暗損　關竅既開　天眞已鑿　無有不泄
之理　而水下流　酒色博荒　復旦旦而伐之　精耗炁虧
故入生死之途　自此而後　陽炁漸消　陰炁漸長　以
成人道　由十六歲起　每歷九十六箇月　則生一陰　至
二十四歲　生乎一陰　不知葆眞　耗元炁六十四銖　爲
天風姤　䷫　至三十二歲　生乎二陰　以妄爲常　無
所避忌　又耗元炁六十四銖　爲天山遯　䷠　至四十
歲　生乎三陰　全不修省　任意而行　又耗元炁六十四

名绳利锁，机诈日深，钩心斗角，层出不穷，不知实伤天真。内劳其心，外劳其力，心力已经受伤，而其性遂有来有去，其寿暗损。关窍既开，天真已凿，无有不泄之理。而水下流，酒色博荒，复旦旦而伐之，精耗炁亏，故入生死之途。自此而后，阳炁渐消，阴炁渐长，以成人道。由十六岁起，每历九十六个月，则生一阴，至二十四岁，生乎一阴，不知葆真，耗元炁六十四铢，为天风姤䷫；至三十二岁，生乎二阴，以妄为常，无所避忌，又耗元炁六十四铢，为天山遁䷠；至四十岁，生乎三阴，全不修省，任意而行，又耗元炁六十四

銖　爲天地否䷋　至四十八歲　生乎四陰　仍然恃
强好勝　腎炁漸竭　髮鬚蒼白　又耗元炁六十四銖　爲
風地觀䷓　至五十六歲　生乎五陰　心迷色聲之塲
身墮名利之境　肝氣漸衰　眼昏多忘　甚至於筋痿疲
倦　仍不醒悟　又耗元炁六十四銖　爲山地剝䷖
至六十四歲　生乎六陰　斯時不悟眞常　醉生夢死　髮
白氣短　容槁形枯　又耗元炁六十四銖　復爲坤卦
䷁　不能生精保身　將三百八十四銖元炁　正炁耗盡
而無常至矣　八十歲人尚多　何以不死　仰仗後天米穀
之精　以培補後天之精氣　或因生平操持得法　身體强

铢，为天地否䷋；至四十八岁，生乎四阴，仍然恃强好胜，肾炁渐竭，发须苍白，又耗元炁六十四铢，为风地观䷓；至五十六岁，生乎五阴，心迷色声之场，身堕名利之境，肝气渐衰，眼昏多忘，甚至于筋痿疲倦，仍不醒悟，又耗元炁六十四铢，为山地剥䷖；至六十四岁，生乎六阴，斯时不悟真常，醉生梦死，发白气短，容槁形枯，又耗元炁六十四铢，复为坤卦䷁，不能生精保身，将三百八十四铢元炁、正炁耗尽，而无常至矣。八十岁人尚多，何以不死？仰仗后天米谷之精，以培补后天之精气；或因生平操持得法，身体强

弱之不同　故不能槪而論之　年已老　精炁未竭　亦可享其天年　若有志修道　求明師指示　丹竅還元法　衣破布補　桌破木補　人之元體破　則以精補之　按照頭卷守祖竅法　靜極而動　眞情一到　卽活子時　下手採取　以精補體　卽得長生　採補百日　得元炁六十四銖　一陽返回身體　乾坤自復姤而來　陰極則陽生　由坤䷁變爲地雷復䷗　一陽生也　此卽添油接命之法　光明如來佛曰　老僧會接無根樹　能續無油海底燈　加功進步　一意前追　又採補百日　又添元炁六十四銖　由復變爲地澤臨䷒　二陽生也　身體健壯

弱之不同，故不能概而论之。年已老，精炁未竭，亦可享其天年。若有志修道，求明师指示丹窍还元法，衣破布补，桌破木补，人之元体破，则以精补之。按照头卷守祖窍法，静极而动，真情一到，即活子时，下手采取，以精补体，即得长生。采补百日，得元炁六十四铢，一阳返回身体，乾、坤自复、姤而来，阴极则阳生，由坤䷁变为地雷复䷗，一阳生也。此即添油接命之法，光明如来佛曰：老僧会接无根树，能续无油海底灯。加功进步，一意前追，又采补百日，又添元炁六十四铢，由复变为地泽临䷒，二阳生也，身体健壮，

百病全消　再如前積極進功百日　又添元炁六十四銖
由臨變爲地天泰　䷊　三陽生也　三陽開泰　萬竅
同春　功夫至此　步履輕快　目明耳聰　仍繼續進功百
日　又補元炁六十四銖　由泰變爲雷天大壯　䷡　四
陽生也　此時身體　如巨富之家　無處不有金玉　肌膚
光潤　髮白返黑　再如前進功百日　又補元炁六十四銖
由大壯變爲澤天夬　䷪　五陽生也　精神百倍　齒
落重生　愈加精勤　再進百日之功　又增元炁六十四銖
由夬變爲乾　䷀　此六陽生也　奪得天地日月精華
週身如同童子純陽之元體　似這箇　○　復成爲太極

百病全消。再如前积极进功百日，又添元炁六十四铢，由临变为地天泰䷊，三阳生也，三阳开泰，万窍同春，功夫至此，步履轻快，目明耳聪。仍继续进功百日，又补元炁六十四铢，由泰变为雷天大壮䷡，四阳生也，此时身体，如巨富之家，无处不有金玉，肌肤光润，发白返黑。再如前进功百日，又补元炁六十四铢，由大壮变为泽天夬䷪，五阳生也，精神百倍，齿落重生。愈加精勤，再进百日之功，又增元炁六十四铢，由夬变为乾䷀，此六阳生也，夺得天地日月精华，周身如同童子纯阳之元体，似这个○，复成为太极。

真陽之炁　與真性和而爲一　纔生出此慧光　○　亦即鼎中真性　爐中真命之光也　學者當細悟之

涿縣玄華子吳月坡問曰　師言上性下命　和合歸一　纔見慧光　今有煉一二年　不見此光　弟子蒙昧　不知何故　乞師啟示

千峯老人答曰煉一二年之久　不見慧光　可謂此人平日用工　毫無精勤之處　而又不肯積德　工勤德厚者　百日內外　丹苗足可發現　仍有其人　每經用功　念慮叢生　一切邪魔幻境　全入心頭　而熟境難忘　歷歷如在目前　無他　德薄之過耳　煉道之人　亟應廣修己德

真阳之炁，与真性和而为一，才生出此慧光○，亦即鼎中真性、炉中真命之光也，学者当细悟之。

涿县玄华子吴月坡问曰：师言上性下命，和合归一，才见慧光。今有炼一二年，不见此光。弟子蒙昧，不知何故，乞师启示。

千峰老人答曰：炼一二年之久，不见慧光，可谓此人平日用功，毫无精勤之处，而又不肯积德。功勤德厚者，百日内外，丹苗足可发现。仍有其人，每经用功，念虑丛生，一切邪魔幻境，全入心头，而熟境难忘，历历如在目前，无他，德薄之过耳。炼道之人，亟应广修己德，

多行好事　猶恐躬之不逮　丹經云　放下屠刀　立地成佛　由於心變善念　嗣後每與一念　務要善心發動　悔過自新　以篤行其志　久則心定性靈　眞慧光現矣　苟不肯立德　反生邪淫之念　便行採戰法　誤認煉丹無上秘術　徒自損身喪德　安能久住於世　且天上絕無漏身之仙佛　亦無無德之聖眞　祖上既無餘蔭享受　而已身復不自求造福　縱有訣法　而欲修證　豈可得乎

天津牛莊路乾善堂玄乾子胡志忠問曰　各丹經云　男女行採戰之法　乾身可以長生　能成佛祖　弟子想坤身內竟是後天有形髒血　如何有長生寶物　若果身內有此

多行好事，犹恐躬之不逮。丹经云：放下屠刀，立地成佛，由于心变善念，嗣后每兴一念，务要善心发动，悔过自新，以笃行其志，久则心定性灵，真慧光现矣。苟不肯立德，反生邪淫之念，便行采战法，误认炼丹无上秘术，徒自损身丧德，安能久住于世？且天上绝无漏身之仙佛，亦无无德之圣真，祖上既无余荫享受，而已身复不自求造福，纵有诀法，而欲修证，岂可得乎？

天津牛庄路乾善堂玄乾子胡志忠问曰：各丹经云：男女行采战之法，乾身可以长生，能成佛祖。弟子想坤身内竟是后天有形脏血，如何有长生宝物，若果身内有此

寶物　天下坤生　盡成仙也　詎肯使男子盜去　行採戰　實男子愚甚　未必能採去　自先受損　似此暗昧　不啻飲鴆止渴　終不醒悟　變本加厲　恐性命有不保之虞

跪乞恩師賜教

千峯老人答曰　從古至今　莫有好色之神仙　志士豈可不細究查哉　智人不僅識其眞僞　立能辨其邪正　終日去妄存誠　參悟大道　誦閱丹經　復行訪求明師　以印證秘密眞訣　愚夫則不然　最喜傍門小術　既不講求丹書　又不明辨眞僞　而專信方士愚弄　指爐鼎在女身　片面之談　初學淺見　盲從瞎煉　受害實深　欲明眞道

宝物，天下坤生，尽成仙也，讵肯使男子盗去？行采战，实男子愚甚，未必能采去，自先受损，似此暗昧，不啻饮鸩止渴，终不醒悟，变本加厉，恐性命有不保之虞。跪乞恩师赐教。

千峰老人答曰：从古至今，莫有好色之神仙，志士岂可不细究查哉？智人不仅识其真伪，立能辨其邪正，终日去妄存诚，参悟大道，诵阅丹经，复行访求明师，以印证秘密真诀。愚夫则不然，最喜旁门小术，既不讲求丹书，又不明辨真伪，而专信方士愚弄，指炉鼎在女身。片面之谈，初学浅见，盲从瞎炼，受害实深。欲明真道

訣法　確與各丹經所載訣法無訛　始認爲眞　實汝身內自有陰陽　合而爲一　非假外求者也　是故師祖　柳華陽曰　智者得師而明　愚者被師而誤　皆因不悟羣書簡易之妙　而竟失於正理矣　丹經又曰　生我之門死我戶幾個醒來幾個悟　半夜鐵漢自思量　長生不死由人做此言世人　每因好色亡身　多不醒悟　觀此可知御女養生之說　信非眞理　如有人焉　信而好之　徒自損身喪德　誤却自己性命而已

積善堂玄拂子梁珍問曰　師言二步　有童眞　中年　老年之分別煉法　此三　口訣　生得眞精　應以何法　能

诀法，确与各丹经所载诀法无讹，始认为真，实汝身内自有阴阳，合而为一，非假外求者也。是故师祖柳华阳曰：智者得师而明，愚者被师而误，皆因不悟群书简易之妙，而竟失于正理矣。丹经又曰：生我之门死我户，几个醒来几个悟？半夜铁汉自思量，长生不死由人做。此言世人，每因好色亡身，多不醒悟，观此可知御女养生之说，信非真理。如有人焉，信而好之，徒自损身丧德，误却自己性命而已。

积善堂玄拂子梁珍问曰：师言二步，有童真、中年、老年之分别炼法，此三口诀，生得真精，应以何法能

知何爲眞精邪精　乞師明白示知
千峯老人答曰　首步功夫　用眞意守竅　靜極慧光自然發現　久之眞陽自舉　乃是無念自舉　當以心空無我　洗心滌慮　凝神入炁穴　是爲火入水中　腎水得神火之炁　化爲眞炁　急速下手採取眞精　若不知靜中無念陽生採取　想起邪淫之念　必變爲後天邪精　不可採取　速起口鼻吸呼氣　將陽提回　此是採自己空氣　不可下手採取眞陽之精　學者於此　當自留意　今之後　凡同志修道者　及我門諸弟子　若用有念採　絕不能結得金丹　非師之過也　爾其愼之

知何为真精、邪精？乞师明白示知。

千峰老人答曰：首步功夫，用真意守窍，静极慧光自然发现，久之真阳自举，乃是无念自举。当以心空无我，洗心涤虑，凝神入炁穴，是为火入水中，肾水得神火之炁，化为真炁，急速下手采取真精。若不知静中无念阳生采取，想起邪淫之念，必变为后天邪精，不可采取。速起口鼻吸呼气，将阳提回，此是采自己空气，不可下手采取真阳之精。学者于此，当自留意。今之后，凡同志修道者，及我门诸弟子，若用有念采，绝不能结得金丹，非师之过也，尔其慎之。

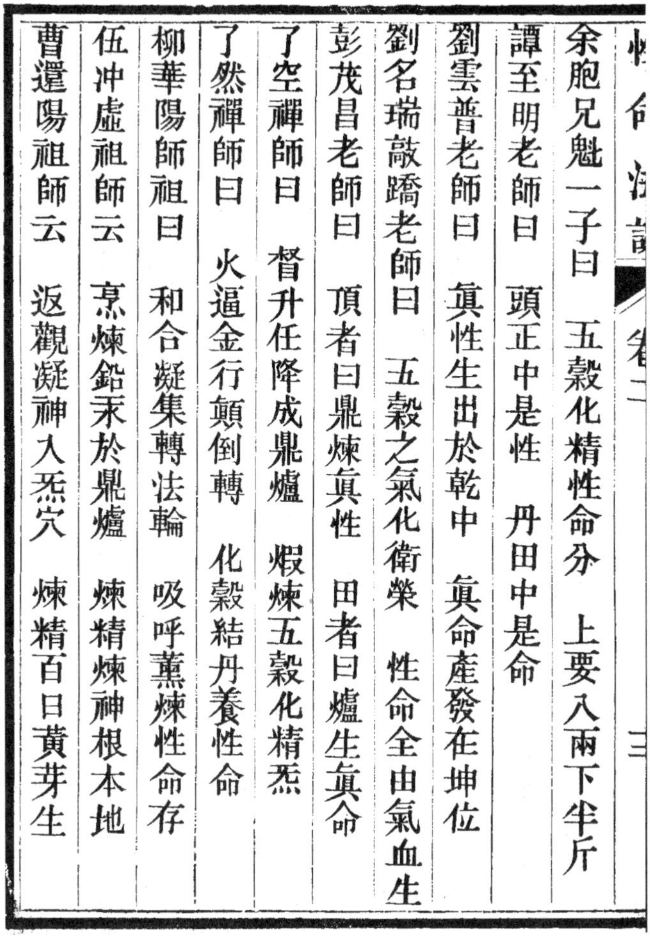

余胞兄魁一子曰：五谷化精性命分，上要八两下半斤。

谭至明老师曰：头正中是性，丹田中是命。

刘云普老师曰：真性生出于乾中，真命产发在坤位。

刘名瑞敲蹻老师曰：五谷之气化卫荣，性命全由气血生。

彭茂昌老师曰：顶者曰鼎炼真性，田者曰炉生真命。

了空禅师曰：督升任降成鼎炉，煅炼五谷化精炁。

了然禅师曰：火逼金行颠倒转，化谷结丹养性命。

柳华阳师祖曰：和合凝集转法轮　吸呼熏炼性命存。

伍冲虚祖师云：烹炼铅汞于鼎炉，炼精炼神根本地。

曹还阳祖师云：返观凝神入炁穴，炼精百日黄芽生。

李虛菴祖師云　爾知身中本有者　乾坤鼎爐在正中
虎皮張靜虛祖師云　先取白金爲鼎爐　煉炁化神是性功
主敬道人云　未發之前心是性　已發之後性是心　心性源頭叅不透　空從往迹費搜尋
白玉蟾眞人云　性之根　命之蒂　同出異名分兩類　合歸一處結成丹　還爲元始先天炁
順一子曰　有人若問玄關地　八萬四千正中生　出離目前空中定　知者便是道中人

李虚庵祖师云：尔知身中本有者，乾坤鼎炉在正中。

虎皮张静虚祖师云：先取白金为鼎炉，炼炁化神是性功。

主敬道人云：未发之前心是性，已发之后性是心；心性源头参不透，空从往迹费搜寻。

白玉蟾真人云：性之根，命之蒂，同出异名分两类；合归一处结成丹，还为元始先天炁。

顺一子曰：有人若问玄关地，八万四千正中生；出离目前空中定，知者便是道中人。

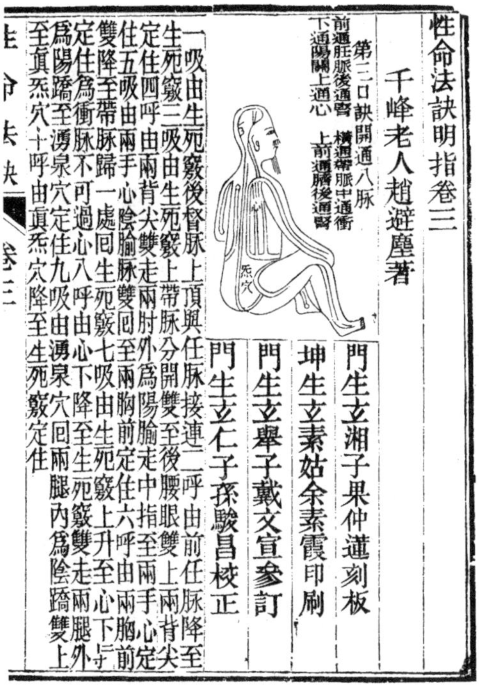
性命法訣明指卷三
千峰老人趙避塵著
第三口訣開通八脉
前通任脉後通督　橫通帶脉中通衝
下通陽關上通心　上前通臍後通腎

門生玄湘子果仲蓮刻板
坤生玄素姑余素霞印刷
門生玄舉子戴文宣參訂
門生玄仁子孫駿昌校正
一吸由生死竅後督脉上頂與任脉接連二呼由前任脉降至生死竅三吸由生死竅上帶脉分開雙至後腰眼雙上兩背尖定住四呼由兩背尖雙走兩肘外爲陽腧走中指至兩手心定住五吸由兩手心陰腧脉雙回至兩胸前定住六呼由兩胸前雙降至帶脉歸一處回生死竅七吸由生死竅上升至心下一寸二分定住爲衝脉不可過心八呼由心下降至生死竅雙走兩腿外爲陽蹻至湧泉穴定住九吸由湧泉穴回兩腿內爲陰蹻雙上至真炁穴十呼由真炁穴降至生死竅定住
性命法訣　卷三

性命法诀明指卷三

千峰老人赵避尘著

门生玄湘子果仲莲刻板

坤生玄素姑余素霞印刷

门生玄举子戴文宣参订

门生玄仁子孙骏昌校正

第三口诀开通八脉

前通任脉后通督　横通带脉中通冲

下通阳关上通心　上前通脐后通肾

一吸由生死窍后督脉上顶，与任脉接连；二呼由前任脉降至生死窍；三吸由生死窍上带脉分开双至后腰眼，双上两背尖定住；四呼由两背尖双走两肘外为阳腧，走中指至两手心定住；五吸由两手心阴腧脉双回至两胸前定住；六呼由两胸前双降至带脉归一处，回生死窍；七吸由生死窍上升至心下一寸二分定住，为冲脉，不可过心；八呼由心下降至生死窍，双走两腿外，为阳蹻，至涌泉穴定住；九吸由涌泉穴回两腿内，为阴蹻，双上至真炁穴；十呼由真炁穴降至生死窍定住。

初學之人　乍一叅禪打坐　腰腿不能運動　四肢百脈易於壅塞　氣血不通　何處血脈不暢流　忽感麻木痛苦此訣專爲血液流通　而手脚麻木　立卽消失　然八脈有通精八脈　有通氣八脈　先論通精八脈　吾人身中八脈之總根爲生死竅　後通尾閭　上夾脊到玉枕　進腦髓入泥丸宮爲督脈　自大腦中心之延髓管　下行一管　名曰玄膺穴　穴內有一小岔　通上顎骨　真炁易由此漏下對氣緊管　名曰十二重樓　過肺臟動脈管　下通右心血房　至隔膜下肝根之管　名爲絳宮　在心下一寸二分周圍有碎脂油環繞　下至炁穴　再下至睾丸宮　回至

初学之人，乍一参禅打坐，腰腿不能运动，四肢百脉，易于壅塞，气血不通，何处血脉不畅流，忽感麻木痛苦。此诀专为血液流通，而手脚麻木，立即消失。然八脉有通精八脉，有通气八脉。先论通精八脉：吾人身中八脉之总根为生死窍，后通尾闾，上夹脊，到玉枕，进脑髓，入泥丸宫，为督脉。自大脑中心之延髓管，下行一管，名曰玄膺穴，穴内有一小岔，通上腭骨，真炁易由此漏，下对气嗓管，名曰十二重楼，过肺脏动脉管，下通右心血房，至隔膜下肝根之管，名为绛宫，在心下一寸二分，周围有碎脂油环绕，下至炁穴，再下至睾丸宫，回至

生死竅爲任脈　又爲督脈在脊外　而任脈止於上下唇者
此是俗醫之妄論　安知仙家所言任督之理　金丹神烝
之玄妙　余曾親自行過千有餘次　以爲證驗　又在醫院
以解剖方法　用愛克司光鏡　親自考證之　決非欺人
之語　完全畢真　且與各生理衛生書籍　無不附合　横
通帶脈上通心　下通陽關前通臍　上後通腎中通衝　此
是生精化精走精煉精之八脈　此脈一結不能化精　人由
此而老矣　比如燈內無油準滅　人身無精必死　速訪明
師指點　生精化精之法以求却病延年　任爾持齋印書
修橋補路　齋僧修廟　固然做些福德　試問與汝性命有

生死窍，为任脉。又谓督脉在脊外、而任脉止于上下唇者，此是俗医之妄论，安知仙家所言任督之理，金丹神烝之玄妙。余曾亲自行过千有余次，以为证验。又在医院，以解剖方法，用爱克斯光镜，亲自考证之，决非欺人之语，完全毕真，且与各生理卫生书籍，无不符合。横通带脉上通心，下通阳关前通脐，上后通肾中通冲，此是生精、化精、走精、炼精之八脉，此脉一结不能化精，人由此而老矣。比如灯内无油准灭，人身无精必死，速访明师指点生精、化精之法，以求却病延年。任尔持斋印书、修桥补路、斋僧修庙，固然做些福德，试问与汝性命有

性命法訣 卷二 二

何關係 不待問而自明矣 夫仙佛著書傳世 分明不能誤人 實有保命之口訣

玄法子闓月亭問曰 師言生精化精走精煉精 求師分別指示

千峰老人答曰 生精之法 年邁之人 已過六十四歲者 通身屬陰 不能生精 可按第二卷生精接氣法煉之 化精者 由尾閭往上升 過夾脊 經玉枕 到泥丸 再降下 由玄膺過重樓 到絳宮 真炁穴 名爲一周天 如此數次可矣 倘是走精 按照第十卷法訣 夜內不能遺泄 煉精第六卷進陽火退陰符法 則陽精皆化爲元炁

何关系？不待问而自明矣。夫仙佛著书传世，分明不能误人，实有保命之口诀。

玄法子阎月亭问曰：师言生精、化精、走精、炼精，求师分别指示。

千峰老人答曰：生精之法，年迈之人，已过六十四岁者，通身属阴，不能生精，可按第二卷生精接气法炼之；化精者，由尾闾往上升，过夹脊，经玉枕，到泥丸，再降下，由玄膺过重楼，到绛宫、真炁穴，名为一周天，如此数次可矣；倘是走精，按照第十卷法诀，夜内不能遗泄；炼精，第六卷进阳火退阴符法，则阳精皆化为元炁。

以上四法　須當格外注意　方能融會貫通　而性命之學　思過半矣

玄請子孫照元問曰　弟子參禪之時　腿脚麻木如前　叩求逐一賜教

千峰老人答曰　人身通氣　八脈總根在生死竅　上通泥丸　下通湧泉　眞氣聚散　皆以此竅爲轉移　血脈周流　全身貫通　和氣上朝　陽長陰消　水中火發　雪裡花開
天根月窟閒來往　三十六宮都是春　乃是生烝之根
百姓日用而不知者此也　男子若此管一斷　咽聲立顯其無底氣　言與女子聲音無稍差異　心內不能自立　做事

以上四法，须当格外注意，方能融会贯通，而性命之学，思过半矣。

玄请子孙照元问曰：弟子参禅之时，腿脚麻木如前，叩求逐一赐教。

千峰老人答曰：人身通气，八脉总根在生死窍，上通泥丸，下通涌泉，真气聚散，皆以此窍为转移。血脉周流，全身贯通，和气上朝，阳长阴消，水中火发，雪里花开，“天根月窟闲来往，三十六宫都是春”。乃是生烝之根，百姓日用而不知者此也。男子若此管一断，咽声立显其无底气，言与女子声音无稍差异，心内不能自立，做事

無準宗旨　與前清內宫相似　實吾人壯膽發威英雄之地
非僅爲採鱢之處　而人之膽量　尚武精神　思想準確
氣色潤澤　容顔返少　身體日臻强壯　無不恃此發洩
功能　氣血流暢　百病亦無由而生　爲全身通氣寶地
故每日清晨早起先行八脈之氣　閉口鼻氣　心意先由生
死竅起　一吸由尾閭關升到頭中爲督脈　二呼由前任脈
降至生死竅　三吸由生死竅上升至炁穴爲帶脈　雙分開
至背後雙腰眼雙上雙膀窩定住　四呼由兩膀窩雙走兩肘
外爲陽腧脈走中指至手心定住　五吸由兩手心走陰腧脈
雙回至胸前定住　六呼由兩胸前雙降至帶脈合歸一處

无准宗旨，与前清内宫相似。实吾人壮胆发威英雄之地，非仅为采鱢之处，而人之胆量，尚武精神，思想准确，气色润泽，容颜返少，身体日臻强壮，无不恃此发泄功能，气血流畅，百病亦无由而生，为全身通气宝地。故每日清晨早起先行八脉之气，闭口鼻气，心意先由生死窍起，一吸由尾闾关升到头中为督脉；二呼由前任脉降至生死窍；三吸由生死窍上升至炁穴为带脉，双分开至背后双腰眼双上双膀窝定住；四呼由两膀窝双走两肘外为阳腧脉，走中指至手心定住；五吸由两手心走阴腧脉，双回至胸前定住；六呼由两胸前双降至带脉，合归一处

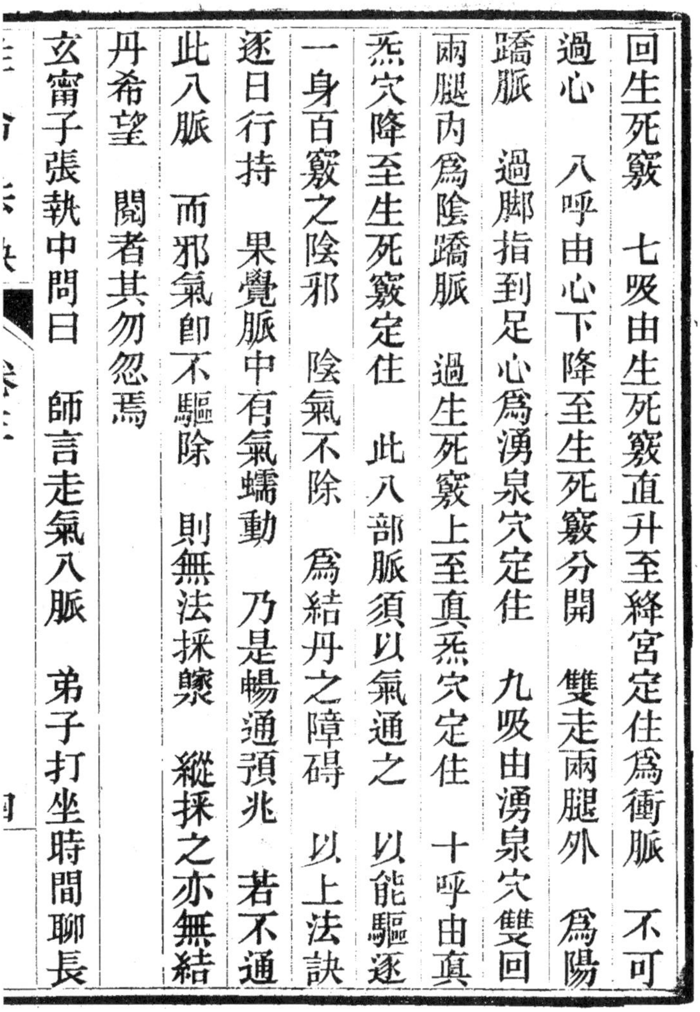
回生死竅　七吸由生死竅直升至絳宮定住爲衝脈　不可
過心　八呼由心下降至生死竅分開　雙走兩腿外　爲陽
蹻脈　過脚指到足心爲湧泉穴定住　九吸由湧泉穴雙回
兩腿内爲陰蹻脈　過生死竅上至真炁穴定住　十呼由真
炁穴降至生死竅定住　此八部脈須以氣通之　以能驅逐
一身百竅之陰邪　陰氣不除　爲結丹之障碍　以上法訣
逐日行持　果覺脈中有氣蠕動　乃是暢通預兆　若不通
此八脈　而邪氣卽不驅除　則無法採藥　縱採之亦無結
丹希望　閱者其勿忽焉
玄甯子張執中問曰　師言走氣八脈　弟子打坐時間聊長

回生死窍；七吸由生死窍直升至绛宫定住为冲脉，不可过心；八呼由心下降至生死窍分开，双走两腿外，为阳蹻脉，过脚指到足心为涌泉穴定住；九吸从涌泉穴双回两腿内为阴蹻脉，过生死窍上至真炁穴定住；十呼由真炁穴降至生死窍定住。此八部脉须以气通之，以能驱逐一身百窍之阴邪，阴气不除，为结丹之障碍。以上法诀，逐日行持，果觉脉中有气蠕动，乃是畅通预兆。若不通此八脉，而邪气即不驱除，则无法采藥，纵采之亦无结丹希望，阅者其勿忽焉。

玄宁子张执中问曰：师言走气八脉，弟子打坐时间聊长，

兩腿麻木不能持久　使用何法兩腿解除麻木乞師傳之

千峰老人答曰　初打坐時　腿脚麻木　平日不慣於久坐　靜坐時間每欲延長　輙痛楚難忍　是爾腿之內外氣血管　因受壓力而閉塞　氣血見阻不得暢流　麻木立生　斯時爾可閉口鼻　脚尖向上一揚　脚跟向下一蹬　遂吸氣　心意由湧泉雙上陰蹻脈至炁穴　又呼氣　心意由氣穴雙走陽蹻脈至湧泉爲止　如此數回　麻木自無矣　勿使他人看出最佳

滿城縣信善堂玄信子季拂塵問曰　師言眞炁穴在丹田前七後三正中　據解剖學各書　皆云吸呼眞氣由肺吸進養

两腿麻木不能持久,使用何法两腿解除麻木?乞师传之。

千峰老人答曰:初打坐时,腿脚麻木,平日不惯于久坐,静坐时间每欲延长,辄痛楚难忍。是尔腿之内外气血管,因受压力而闭塞,气血见阻不得畅流,麻木立生。斯时尔可闭口鼻,脚尖向上一扬,脚跟向下一蹬,遂吸气,心意由涌泉双上阴蹻脉至炁穴;又呼气,心意由炁穴双走阳蹻脉至涌泉为止。如此数回,麻木自无矣,勿使他人看出最佳。

满城县信善堂玄信子季拂尘问曰:师言真炁穴在丹田前七后三正中,据解剖各书,皆云吸呼真气由肺吸进氧

氣　呼出炭氣　養氣助身康强　炭氣極易殺人　凡人自縊溺水及受煤毒死者　此是養氣不接　炭氣混行　以致毒攻百髓　唇舌瘀黑　吸呼氣一無　新陳代謝之機立停則人死矣　今言吸呼氣　心意由生死竅發　不知根據何種理乞師明白示知

千峰老人答曰　氣由口鼻出入者　均是後天吸呼氣也解剖學各書　率皆有形有像理論　語言之氣賴於口鼻出入　至於生死　莫不恃此口鼻吸呼氣　有之則生　無之則死　又云小孩在衣胞時肺小肝大　不能吸呼天地之氣其血運行通身骨肉生長　無有吸呼氣　此是有形有象眞

气，呼出碳气，氧气助身康强，碳气极易杀人。凡人自缢溺水及受煤毒死者，此是氧气不接，碳气混行，以致毒攻百髓，唇舌瘀黑，吸呼气一无，新陈代谢之机立停，则人死矣。今言吸呼气，心意由生死窍发，不知根据何种理？乞师明白示知。

千峰老人答曰：气由口鼻出入者，均是后天吸呼气也。解剖学各书，率皆有形有象理论。语言之气赖于口鼻出入，至于生死，莫不恃此口鼻吸呼气，有之则生，无之则死。又云小孩在衣胞时肺小肝大，不能吸呼天地之气，其血运行通身骨肉生长，无有吸呼气，此是有形有象真理千百年後必有發明內裡無形之吸呼眞理　以其肚裡自能後升前降　母呼隨母呼　母吸隨母吸　此小兒在母腹一呼一吸之眞炁情狀　昔日我胞兄魁一子曰　小孩在母腹口鼻不開　吸呼氣不與母相通　因胎胞內之小孩口鼻不與母通　惟此臍帶　與小孩肚臍相連　臍下一寸三分　與赤血管相連　上通肝根　肝根通心下紫血管兩枝相連　向下通外腎　及降生後　臍帶剪斷　性命從此分開　性歸心發於二目　命歸腎發於淫根　我師了空曰　小孩在母腹時　兩眼和合歸併　舌接任督二脈　先天祖炁在任督二脈　後升前降　輪轉週流　一身氣血全通

理。千百年后必有发明内里无形之吸呼真理，以其肚里自能后升前降，母呼随母呼，母吸随母吸，此小儿在母腹一呼一吸之真炁情状。昔日我胞兄魁一子曰：小孩在母腹口鼻不开，吸呼气不与母相通，因胎胞内之小孩口鼻不与母通，惟此脐带，与小孩肚脐相连，脐下一寸三分与赤血管相连，上通肝根，肝根通心下紫血管两枝相连，向下通外肾。及降生后，脐带剪断，性命从此分开，性归心发于二目，命归肾发于淫根。我师了空曰：小孩在母腹时，两眼和合归并，舌接任督二脉，先天祖炁在任督二脉后升前降，轮转周流，一身气血全通。

此任脈管中心　與臍帶相連　臍帶又與衣胞相連　衣胞盤與母子宮內胚珠胞外絲毛粘連　子宮內膜絲毛漸變爲血管　半爲孕婦血管　半爲胎兒血管　滲洩精液以養之　臍帶通肚臍內　上通肝根　名爲絳宮　再向上通心　臍帶下通內腎之根　名爲真炁穴　降生之後　囫的一聲　呱呱哭啼　而天地之正氣　由口鼻入肺　未幾時剪斷臍帶　祖炁不能自轉　性命立即分開　任脈從此亦斷　後天用事　性者心也　發於二目　每日兩眼盡找酒色財氣　向上所耗　命者腎也　夜晚向下所耗　不肯清心寡慾　復又旦旦而伐之　人之真精　盡爲耗空　自己生命

此任脉管中心，与脐带相连，脐带又与衣胞相连，衣胞盘与母子宫内胚珠胞外丝毛粘连。子宫内膜丝毛渐变为血管，半为孕妇血管，半为胎儿血管，渗泄精液以养之。脐带通肚脐内，上通肝根，名为绛宫，再向上通心；脐带下通内肾之根，名为真炁穴。降生之后，囫的一声，呱呱哭啼，而天地之正气，由口鼻入肺。未几时剪断脐带，祖炁不能自转，性命立即分开，任脉从此亦断，后天用事。性者心也，发于二目，每日两眼尽找酒色财气，向上所耗；命者肾也，夜晚向下所耗，不肯清心寡欲，复又旦旦而伐之。人之真精，尽为耗空，自己生命

不保　續命乏術　空來一世　銀錢百寶　換買不回　父母妻子　不能留住　回光集云　千年鐵樹開花易　一失人身再復難　趁此身在世　速訪明師　求指性命雙修眞功　將剪斷任脈接上　性命和合歸一　返到父母未生前　圓圓陀陀金光獻　方保性命長久住　如釋教迦葉　住世七百年後　遇世尊佛傳過關之法　而成二祖　如寶掌和尚　住世一千七百十二年　後遇達摩傳過關之法　方得超脫　此皆得舍利未明道胎　故住於世　且昔年大藏之教分權法實法無爲法有爲法　而性命雙修之道　卽在其中矣　現今佛教用的是權法　受戒念經禪坐爲修持

不保，续命乏术，空来一世，银钱百宝，换买不回，父母妻子，不能留住。《回光集》云：千年铁树开花易，一失人身再复难。趁此身在世，速访明师，求指性命双修真功，将剪断任脉接上，性命和合归一，返到父母未生前，圆圆陀陀金光献，方保性命长久住。如释教迦叶，住世七百年后，遇世尊佛传过关之法，而成二祖；如宝掌和尚，住世一千七百十二年，后遇达摩传过关之法，方得超脱。此皆得舍利、未明道胎，故住于世。且昔年大藏之教分权法、实法、无为法、有为法，而性命双修之道，即在其中矣。现今佛教用的是权法，受戒、念经、禅坐为修持，

生前心想成佛作祖　死後實入地獄之門　實法無有傳者
佛教亦有修眞者　頓覺心地光明　豁然開悟　累刼長
修　證果一時　本佛門倘有教外別傳另通消息　須習性
命雙修之法　尋求當年佛祖有無保命之功　辨其眞僞
五祖不傳首座神秀　私傳侍者慧能　爲六祖留下六祖壇
經　性命雙修眞功　載在經文　有憑有據　又寶積經亦
有煉性命之法　其祖師密語下手斷淫之法　名爲慧命漏
盡馬陰眞口訣　能斷三淫　此爲眞法　不能斷之　即是
傍門　學者於此不可不細察　勿重外觀　雖吐露言詞
盡合丹經道書　不肯求師指點　專喜强猜　自信之心過

生前心想成佛作祖，死后实入地狱之门，实法无有传者。佛教亦有修真者，顿觉心地光明，豁然开悟，累劫长修，证果一时，本佛门尚有教外别传另通消息，须习性命双修之法，寻求当年佛祖有无保命之功，辨其真伪。五祖不传首座神秀，私传侍者慧能为六祖，留下《六祖坛经》，性命双修真功载在经文，有凭有据。又《宝积经》亦有炼性命之法，其祖师密语下手断淫之法，名为慧命漏尽马阴真口诀，能断三淫，此为真法。不能断之，即是旁门，学者于此不可不细察，勿重外观。虽吐露言词，尽合丹经道书，不肯求师指点，专喜强猜，自信之心过

堅鮮不爲至拙之人　如得眞師口訣　疑是之病俱去再博覽群書　明瞭如指掌　無不通曉　盡其奥妙　故曰得訣歸來好看書　千峰老人曰　余今會圖解明　願同志者概而證之　庶可免墮入傍門外道　得病夭死　今而後　明眞訣者　方知此訣是開通八脈使身體氣血循環週流　減除無限痛苦　災病亦無由發生　學者當按後列各圖煉之　定能却病延生

人之靈性全在腦　小腦主運動敏捷　大腦主精神

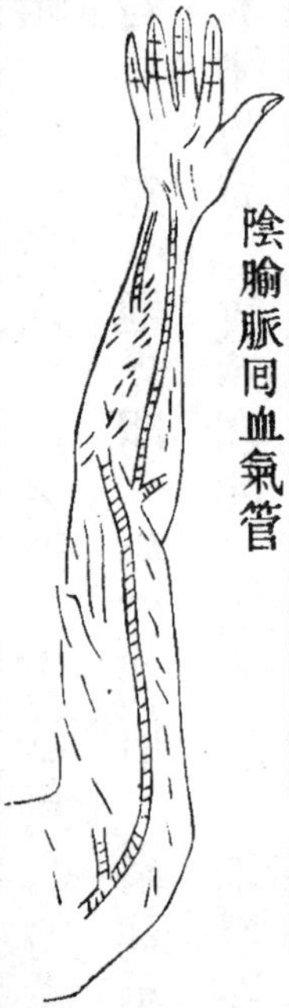
陰蹻脈同血氣管

坚，鲜不为至拙之人。如得真师口诀，疑是之病俱去，再博览群书，明了如指掌，无不通晓，尽其奥妙，故曰得诀归来好看书。千峰老人曰：余今绘图解明，愿同志者概而证之，庶可免堕入旁门外道，得病夭死。今而后，明真诀者，方知此诀是开通八脉，使身体气血循环周流，减除无限痛苦，灾病亦无由发生。学者当按后列各图炼之，定能却病延生。

人之灵性全在脑，小脑主运动敏捷，大脑主精神

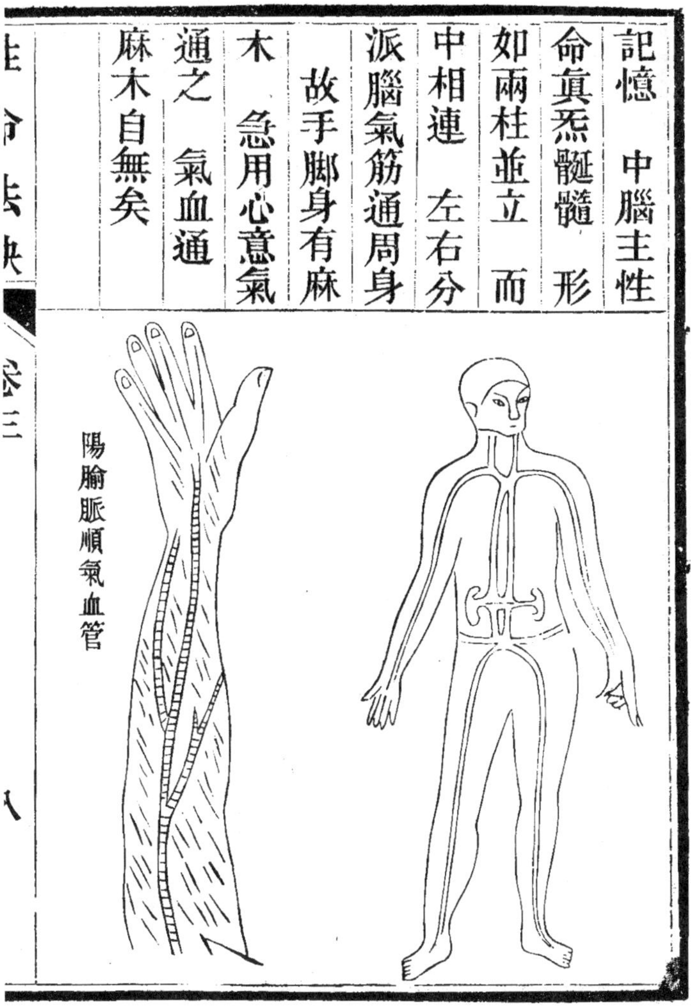
記憶　中腦主性
命眞炁𩪼髓　形
如兩柱並立　而
中相連　左右分
派腦氣筋通周身
故手脚身有麻
木　急用心意氣
通之　氣血通
麻木自無矣

记忆，中脑主性命真炁。延髓形如两柱并立，而中相连，左右分派脑炁筋通周身，故手脚身有麻木，急用心意气通之，气血通，麻木自无矣。

陰蹻脈回血管　　陽蹻脈順血管

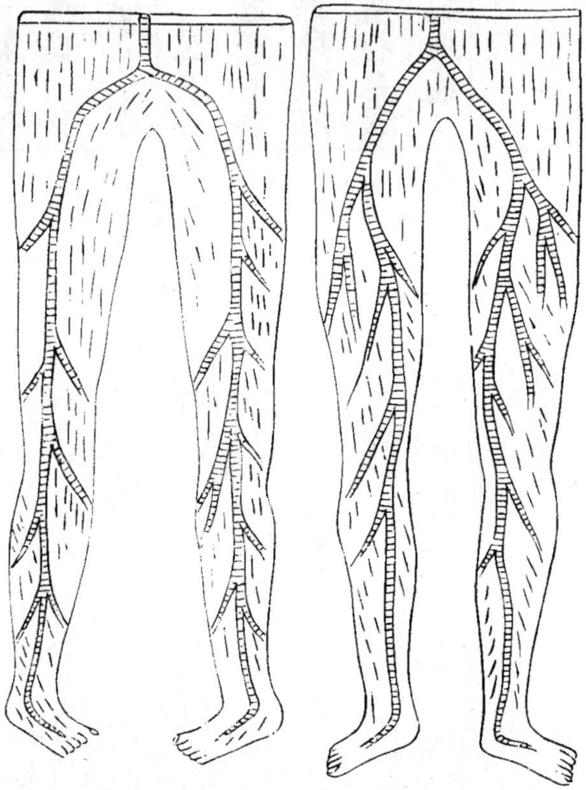

胞長兄魁一子曰　八脈開通却病無　全憑心意用功夫
劉雲普老師曰　保命立身是任督　却病延年通腧蹻
彭茂昌老師曰　任督二脈通周身　後升前降轉法輪
劉名瑞老師曰　尻督一開通屬陽　法輪長轉身體康
譚至明老師曰　通精氣神是任督　行氣血是氣血管
了空老師曰　走精走氣八脈分　陰陽腧蹻仔細行
了然老師曰　師授之後親自用　八脈一開陽氣升
柳華陽祖師云　親自在脈中行過　數百回方得成就
伍冲虛祖師云　用後天之眞吸呼　尋找眞人吸呼處

胞长兄魁一子曰:八脉开通却病无,全凭心意用功夫。

刘云普老师曰:保命立身是任督,却病延年通腧蹻。

彭茂昌老师曰:任督二脉通周身,后升前降转法轮。

刘名瑞老师曰:尻督一开通属阳,法轮常转身体康。

谭至明老师曰:通精炁神是任督,行气血是气血管。

了空老师曰:走精走炁八脉分,阴阳腧蹻仔细行。

了然老师曰:师授之后亲自用,八脉一开阳炁升。

柳华阳祖师云:亲自在脉中行过,数百回方得成就。

伍冲虚祖师云:用后天之真吸呼,寻找真人吸呼处。

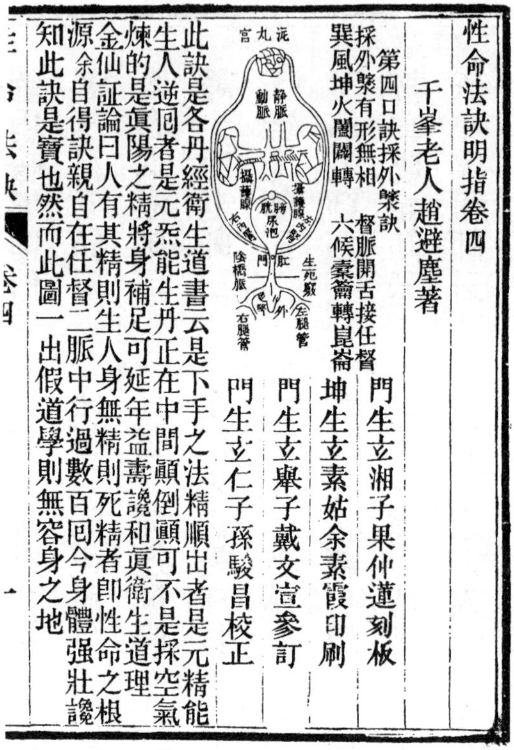
性命法訣明指卷四
千峯老人趙避塵著
門生玄湘子果仲蓮刻板
坤生玄素姑余素霞印刷
門生玄舉子戴文宣參訂
門生玄仁子孫駿昌校正
第四口訣採外藥訣
採外藥有形無相　督脈開舌接任督
巽風坤火闔闢轉　六候橐籥轉崑崙
此訣是各丹經衛生道書云是下手之法精順出者是元精能生人逆回者是元炁能生丹正在中間顛倒顛可不是採空氣煉的是真陽之精將身補足可延年益壽纔和真衛生道理金仙證論曰人有其精則生人身無精則死精者即性命之根源余自得訣親自在任督二脈中行過數百回今身體強壯纔知此訣是寶也然而此圖一出假道學則無容身之地

性命法诀明指卷四

千峰老人赵避尘著

门生玄湘子果仲莲刻板

坤生玄素姑余素霞印刷

门生玄举子戴文宣参订

门生玄仁子孙骏昌校正

第四口诀采外檗诀

采外檗有形无相　督脉开舌接任督

巽风坤火阖辟转　六候橐籥转昆仑

此诀是各丹经、卫生道书云是下手之法。精顺出者是元精，能生人；逆回者是元炁，能生丹。正在中间颠倒颠，可不是采空气，炼的是真阳之精，将身补足可延年益寿，才合真卫生道理。《金仙证论》曰：人有其精则生，人身无精则死，精者即性命之根源。余自得诀，亲自在任督二脉中行过数百回，今身体强壮，才知此诀是宝也。然而此图一出，假道学则无容身之地。

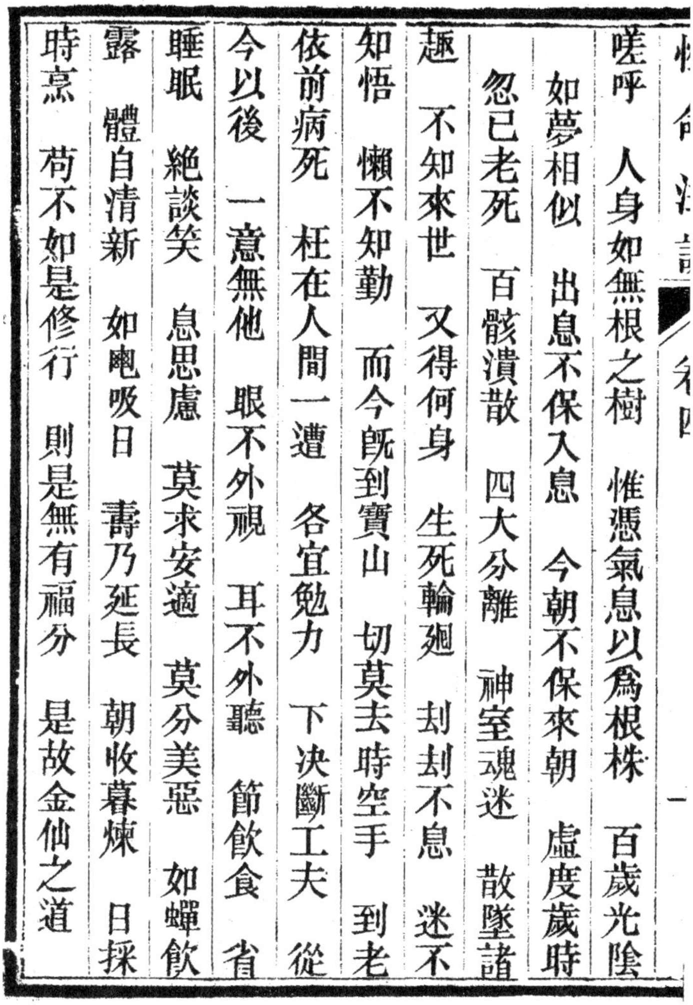
嗟呼 人身如無根之樹 惟憑氣息以爲根株 百歲光陰
如夢相似 出息不保入息 今朝不保來朝 虛度歲時
忽已老死 百骸潰散 四大分離 神室魂迷 散墜諸
趣 不知來世 又得何身 生死輪廻 刦刦不息 迷不
知悟 懶不知勤 而今既到寶山 切莫去時空手 到老
依前病死 枉在人間一遭 各宜勉力 下決斷工夫 從
今以後 一意無他 眼不外視 耳不外聽 節飲食 省
睡眠 絶談笑 息思慮 莫求安適 莫分美惡 如蟬飲
露 體自清新 如龜吸日 壽乃延長 朝收暮煉 日採
時烹 苟不如是修行 則是無有福分 是故金仙之道

嗟呼，人身如无根之树，惟凭气息以为根株。百岁光阴，如梦相似，出息不保入息，今朝不保来朝。虚度岁时，忽已老死，百骸溃散，四大分离，神室魂迷，散坠诸趣。不知来世，又得何身，生死轮回，劫劫不息。迷不知悟，懒不知勤，而今既到宝山，切莫去时空手，至老依前病死，枉在人间一遭。各宜勉力，下决断功夫。从今以后，一意无他，眼不外视，耳不外听，节饮食，省睡眠，绝谈笑，息思虑，莫求安适，莫分美恶。如蝉饮露，体自清新；如龟吸日，寿乃延长。朝收暮炼，日采时烹，苟不如是修行，则是无有福分。是故金仙之道，

莫先於煉心　七情不動　五賊不亂　六根大定　精難動搖　方可從事　五賊者　即眼　耳　鼻　舌　身　爲天之五賊　天之五賊不謹於內　則內之五賊蠭起　世之五賊不除於外　則天之五賊豺生　是以眼見色　則愛起而賊精　耳聽聲　則欲起而搖精　鼻聞香　則貪起而耗精　口嘗味　則嗜起而走精　身意遇觸　則痴起而損精　五者　日夜戕賊於身　其精能有幾何　精去而神以隨之　身於是喪矣　修行人以身爲國　以精爲民　精不動搖謂之民安　神氣充足謂之國富　以求丹爲戰敵　必如此然後可以戰勝　而得先天之炁矣

莫不先于炼心，七情不动，五贼不乱，六根大定，精难动摇，方可从事。五贼者，即眼、耳、鼻、舌、身，为天之五贼。天之五贼不谨于内，则内之五贼蜂起；世之五贼不除于外，则天之五贼豺生。是以眼见色，则爱起而贼精；耳听声，则欲起而摇精；鼻闻香，则贪起而耗精；口尝味，则嗜起而走精；身意遇触，则痴起而损精。五者日夜戕贼于身，其精能有几何？精去而神以随之，身于是丧矣。修行人以身为国，以精为民，精不动摇谓之民安，神气充足谓之国富，以求丹为战敌，必如此，然后可以战胜，而得先天之炁矣。

玄空子倪寶麟問曰　何爲築基　何爲煉巳　乞師示知
千峯老人答曰　在未築基之先　元神逐境外馳　元炁散
元精敗　而基壞　必用三寶合煉　精補其精　氣補其
氣　神補其神　三者合一則基成矣　基成而人仙之果證
矣　爲出慾界升色界之基者以此　爲十月神定之基者以
此　而九十月不昏睡者有此基也　十月不飲食者有此基
也　不寒暑者有此基也　神不外馳得大定者有此基也
煉氣而氣卽定　歷百千萬刦　而絶無呼吸之一息　煉神
而神卽虛　虛百千萬刦　而不昏迷一睡　亦不散亂一馳
與天地同其壽量者基此　與仙聖齊其神通者基此　所

玄空子倪宝鳞问曰：何为筑基？何为炼己？乞师示知。

千峰老人答曰：在未筑基之先，元神逐境外驰，元炁散，元精败，而基坏。必用三宝合炼，精补其精，炁补其炁，神补其神，三者合一则基成矣，基成而人仙之果证矣。为出欲界升色界之基者以此，为十月神定之基者以此，而九、十月不昏睡者有此基也，十月不饮食者有此基也，不寒暑者有此基也，神不外驰得大定者有此基也。炼气而气即定，历百千万劫，而绝无呼吸之一息。炼神而神即虚，历百千万劫，而不昏迷一睡，亦不散乱一驰。与天地同其寿量者基此，与仙圣齐其神通者基此。所

謂陽神之有基　由於陽精之無漏　名曰漏盡通　金丹成矣　此爲築基之功大矣哉

三寶圖

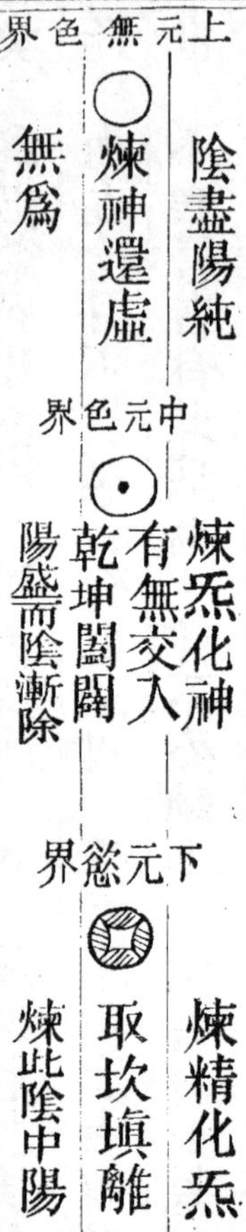

身　心　意　謂之三家　精　氣　神　謂之三寶　又謂之三元　以身心意　爲主　以精氣神　爲用　三元合一而丹成　攝三歸一在於虛靜　虛其心則神與性合　靜其身則精與情寂　意大定則三元混一　情合性　謂之金木

谓阳神之有基，由于阳精之无漏，名曰漏尽通，金丹成矣，此为筑基之功，大矣哉。

身、心、意谓之三家，精、炁、神谓之三宝，又谓之三元。以身、心、意为主，以精、炁、神为用，三元合一而丹成。摄三归一在于虚静，虚其心则神与性合，静其身则精与情寂，意大定则三元混一。情合性，谓之金木

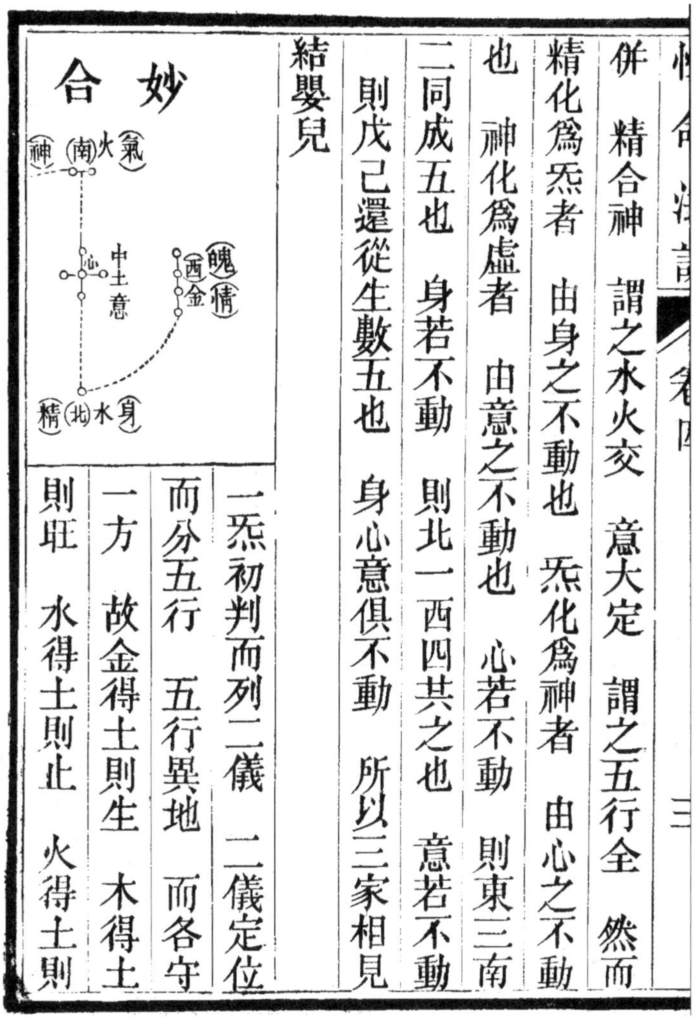

并；精合神，谓之水火交；意大定，谓之五行全。然而精化为炁者，由身之不动也；炁化为神者，由心之不动也；神化为虚者，由意之不动也。心若不动，则东三南二同成五也；身若不动，则北一西四共之也；意若不动，则戊己还从生数五也；身、心、意俱不动，所以三家相见结婴儿。

一炁初判而列二仪，二仪定位而分五行，五行异地，而各守一方。故金得土则生，木得土则旺，水得土则止，火得土则

圖

（東）（木）
（魂）（性）

息　惟聖人知廻機之道　得還元之理　於是攢五　簇四　會三合二　而歸一也　蓋身不動則精固而水朝元　心不動則氣固而火朝元　眞性寂則魂藏而木朝元　妄情忘則魄伏而金朝元　四大安和則意定而土朝元　此謂五氣朝元皆至於頂也　即三寶合一爲煉己也

玄功子龍占鰲問曰　弟子看慧命經　金仙證論　言勤陽關調外藥　調到藥產神知　又師祖李虛菴曰　忙裡偷閒調外藥　又漢鍾離云　勤陽關即此也　又沖虛子曰　調到眞覺則得眞炁　弟子不知勤法調法　叩求老師傳我

息。惟圣人知回机之道，得还元之理，于是攒五簇四会三合二而归一也。盖身不动则精固而水朝元，心不动则气固而火朝元，真性寂则魂藏而木朝元，妄情忘则魄伏而金朝元，四大安和则意定而土朝元，此谓五气朝元皆至于顶，即三宝合一，为炼己也。

玄功子龙占鳌问曰：弟子看《慧命经》、《金仙论证》，言“勤阳关调外藥，调到藥产神知”，又师祖李虚庵曰“忙里偷闲调外藥”，又汉钟离云“勤阳关即此也”，又冲虚子曰“调到真觉则得真炁”。弟子不知勤法调法，叩求老师传我。

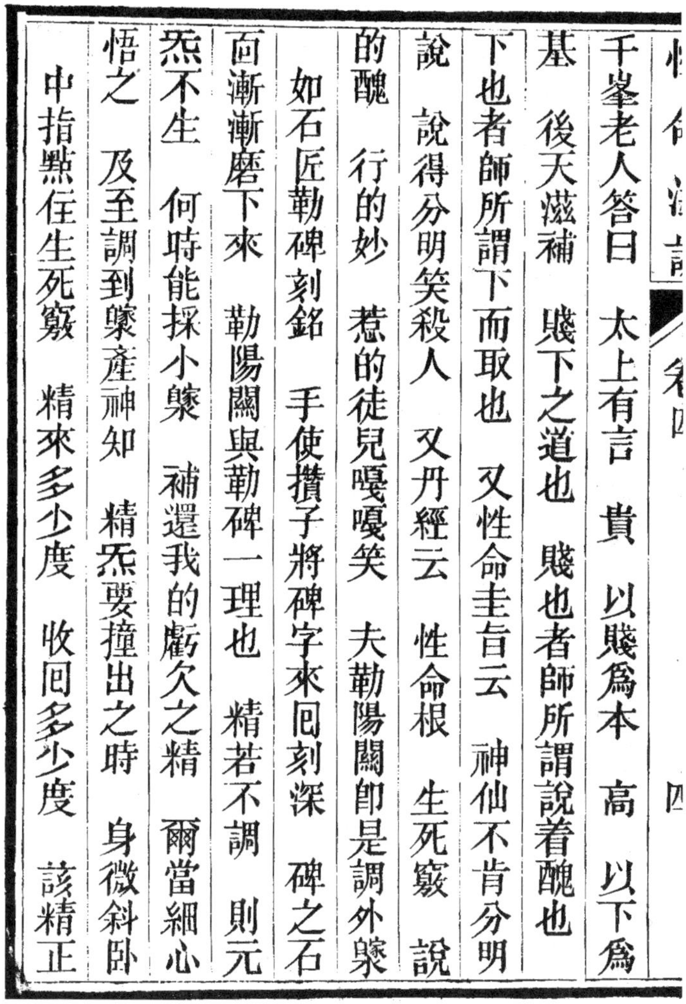
性命法訣　卷四　四

千峯老人答曰　太上有言　貴　以賤爲本　高　以下爲基　後天滋補　賤下之道也　賤也者師所謂說着醜也　下也者師所謂下而取也　又性命圭旨云　神仙不肯分明說　說得分明笑殺人　又丹經云　性命根　生死竅　說的醜　行的妙　惹的徒兒嘎嘎笑　夫勒陽關卽是調外藥　如石匠勒碑刻銘　手使攢子將碑字來回刻深　碑之石面漸漸磨下來　勒陽關與勒碑一理也　精若不調　則元炁不生　何時能採小藥　補還我的虧欠之精　爾當細心悟之　及至調到藥產神知　精炁要撞出之時　身微斜卧　中指點住生死竅　精來多少度　收回多少度　該精正

千峰老人答曰：太上有言，贵以贱为本，高以下为基。后天滋补，贱下之道也。贱也者，师所谓说着丑也；下也者，师所谓下而取也。又《性命圭旨》云：神仙不肯分明说，说得分明笑杀人。又丹经云：性命根，生死窍，说的丑，行的妙，惹的徒儿嘎嘎笑。夫勒阳关即是调外籔，如石匠勒碑刻铭，手使攒子将碑字来回刻深，碑之石面渐渐磨下来，勒阳关与勒碑一理也。精若不调，则元炁不生，何时能采小籔，补还我的亏欠之精？尔当细心悟之。及至调到籔产神知，精炁要撞出之时，身微斜卧，中指点住生死窍，精来多少度，收回多少度。该精正

在生死竅中分開　順出陽關是陽精　能生人　逆回督脈是元炁　能作丹　金仙證論第二卷曰　精爲萬物之美　人身内有精則生　人身内無精則死　所以精者卽是養性命之根源　世人從前不知修煉　因其精已然耗枯　必得煉補精法以補之　又名還精補腦　故漢鍾離祖師云　晚年修持　先論救護命寶　光明如來佛曰　老僧會接無根樹　能續無油海底燈　我胞兄魁一子曰　其精出死逆生之寶　余著此書　雖皆白話　只要留心反覆推明此卷之意　有大德者　加工進步　必能達到仙佛地位　志氣小者　益壽延年　誠爲衛生眞寶　吾再詳論調鱉工夫　鱉

在生死窍中分开，顺出阳关是阳精，能生人；逆回督脉是元炁，能作丹。《金仙证论》第二卷曰：精为万物之美，人身内有精则生，人身内无精则死。所以精者即是养性命之根源。世人从前不知修炼，因其精已然耗枯，必得炼补精法以补之，又名还精补脑。故汉钟离祖师云：晚年修持，先论救护命宝。光明如来佛曰：老僧会接无根树，能续无油海底灯。我胞兄魁一子曰：其精出死逆生之宝。余著此书，虽皆白话，只要留心反复推明此卷之意，有大德者，加功进步，必能达到仙佛地位；志气小者，益寿延年，诚为卫生真宝。吾再详论调鱉功夫：鱉

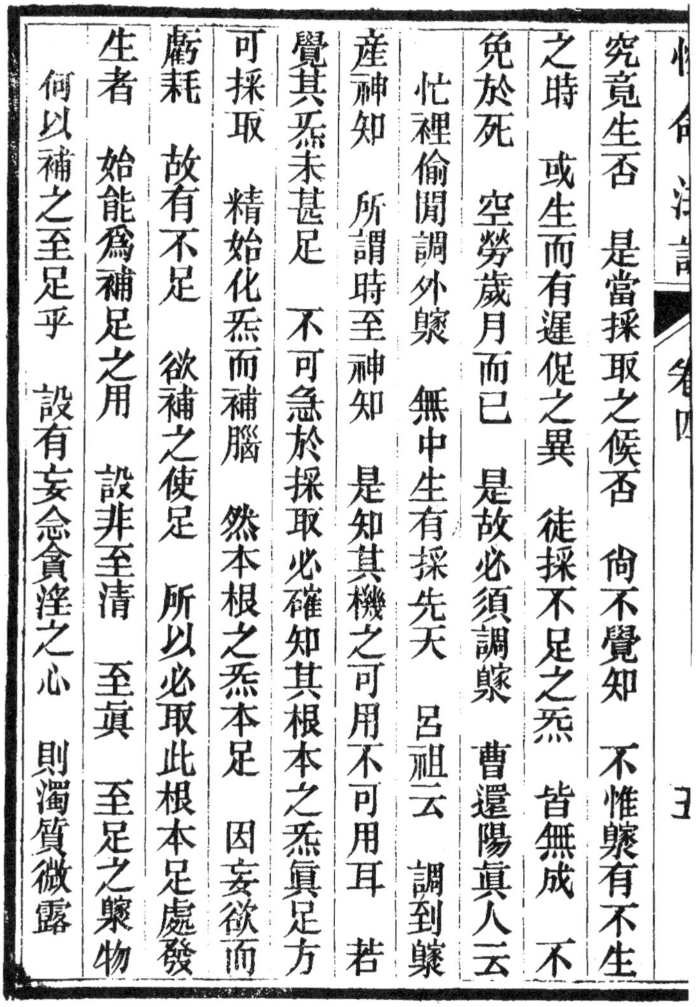
性命法訣　卷四　王

究竟生否　是當採取之候否　尚不覺知　不惟藥有不生之時　或生而有遲促之異　徒採不足之炁　皆無成　不免於死　空勞歲月而已　是故必須調藥　曹還陽眞人云　忙裡偷閒調外藥　無中生有採先天　呂祖云　調到藥產神知　所謂時至神知　是知其機之可用不可用耳　若覺其炁未甚足　不可急於採取必確知其根本之炁眞足方可採取　精始化炁而補腦　然本根之炁本足　因妄欲而虧耗　故有不足　欲補之使足　所以必取此根本足處發生者　始能爲補足之用　設非至清　至眞　至足之藥物　何以補之至足乎　設有妄念貪淫之心　則濁質微露

究竟生否？是当采取之候否？尚不觉知，不惟藥有不生之时，或生而有迟促之异，徒采不足之炁，皆无成，不免于死，空劳岁月而已，是故必须调藥。曹还阳真人云：忙里偷闲调外藥，无中生有采先天。吕祖云：调到藥产神知。所谓时至神知，是知其机之可用不可用耳。若觉其炁未甚足，不可急于采取，必确知其根本之炁真足方可采取，精始化炁而补脑。然本根之炁本足，因妄欲而亏耗，故有不足。欲补之使足，所以必取此根本足处发生者，始能为补足之用。设非至清、至真、至足之藥物，何以补之至足乎？设有妄念贪淫之心，则浊质微露，

而後天淫媾之精　是爲已老　不得眞精用也　若炁不足則爲嫩　不足以成丹　所以必須調也　緣人本有無淫念之慾而陽舉　是陰精在內妄動所致　均是平時火候工夫不到　卽巽風武火升降之法不動　故一調而陽卽萎縮矣　此調之秘訣　貴在一知字　調法須按其年齡　酌其虧損程度　不能胡採亂煉　有虧損多者　有虧損少者　有先天足與不足者　有先後二天未受虧者　有先後二天大虧者　故不能一律傳之耳

玄盛子許其和問曰　師言進陽三十六　合乾爻二百一十六　退陰二十四　坤爻一百四十四　總合三百六十週天

而后天淫媾之精，是为已老，不得真精用也。若炁不足则为嫩，不足以成丹，所以必须调也。缘人本有无淫念之欲而阳举，是阴精在内妄动所致，均是平时火候功夫不到，即巽风武火升降之法不动，故一调而阳即萎缩矣。此调之秘诀，贵在一知字，调法须按其年龄，酌其亏损程度，不能胡采乱炼。有亏损多者，有亏损少者，有先天足与不足者，有先后二天未受亏者，有先后二天大亏者，故不能一律传之耳。

玄盛子许其和问曰：师言进阳三十六，合乾爻二百一十六；退阴二十四，坤爻一百四十四。总合三百六十周天，

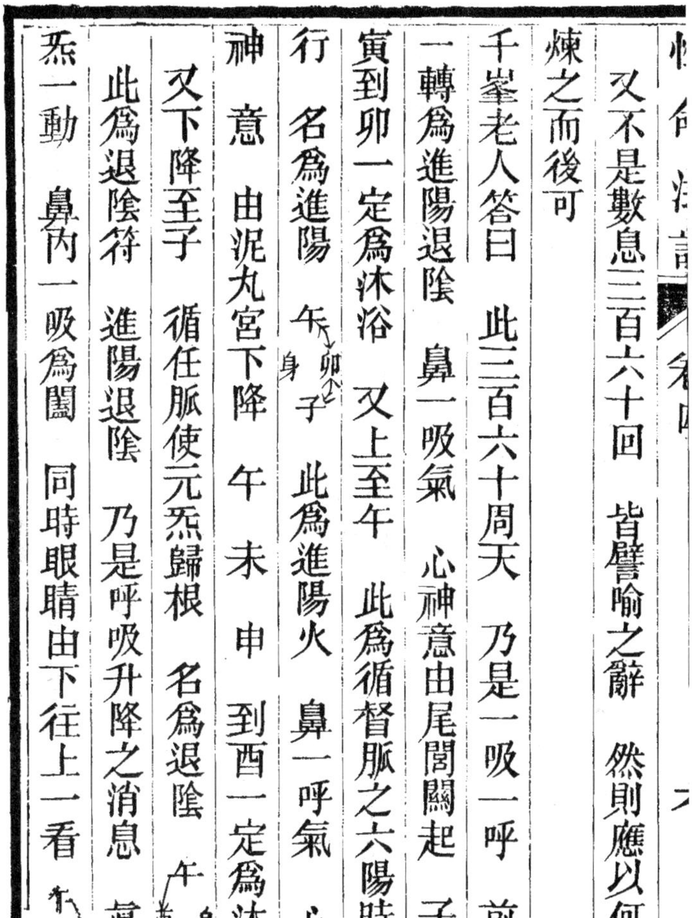
性命法訣　卷四　六

又不是數息三百六十回　皆譬喻之辭　然則應以何法煉之而後可

千峯老人答曰　此三百六十周天　乃是一吸一呼　前後一轉爲進陽退陰　鼻一吸氣　心神意由尾閭關起　子丑寅到卯一定爲沐浴　又上至午　此爲循督脈之六陽時上行　名爲進陽

此爲進陽火　鼻一呼氣　心神意　由泥丸宮下降　午　未　申　到酉一定爲沐浴　又下降至子　循任脈使元炁歸根　名爲退陰

此爲退陰符　進陽退陰　乃是呼吸升降之消息　眞精炁一動　鼻內一吸爲闔　同時眼睛由下往上一看

又不是数息三百六十回，皆譬喻之辞，然则应以何法炼之而后可？

千峰老人答曰：此三百六十周天，乃是一吸一呼、前后一转为进阳退阴。鼻一吸气，心神意由尾闾关起，子、丑、寅到卯一定为沐浴，又上至午，此为循督脉之六阳时上行，名为进阳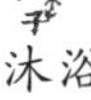，此为进阳火；鼻一呼气，心神意由泥丸宫下降，午、未、申到酉一定为沐浴，又下降至子，循任脉使元炁归根，名为退阴，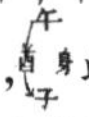此为退阴符。进阳退阴，乃是呼吸升降之消息，真精炁一动，鼻内一吸为阖，同时眼睛由下往上一看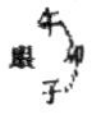，

復又由上往下一看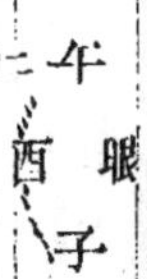

一呼爲闢　眼睛要緊隨精炁心意轉一圈　如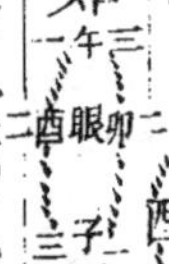

統名謂進陽火退陰符　闔吸升闢呼降　皆一時之工法也　橐籥者　內裡消息也　下手採藥時　先天眞炁係由橐處所發　而籥爲收眞炁之地　心腎相交之處　若精炁不動不爲橐籥　內裡坎離巽風進陽退陰爐鼎　全在精炁機動之後　而有其名　六候又有定位　若無定位不能作丹　亦由生死竅起子到卯至午爲一二三曰進　再由午酉子一二三曰退　此爲六候法訣曰　採藥下手　精炁如動時　用中指點住生死竅　精炁機動　鼻內一吸一呼氣　爲巽風　引動先天眞精炁

复又由上往下一看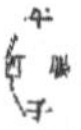，一呼为辟。眼睛要紧随精炁心意转一圈，如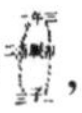，统名谓进阳火退阴符。阖吸升，辟呼降，皆一时之功法也。橐籥者，内里消息也。下手采藥时，先天真炁系由橐处所发，而籥为收真炁之地，心肾相交之处，若精炁不动不为橐籥。内里坎离、巽风、进阳、退阴、炉鼎，全在精炁机动之后，而有其名。六候又有定位，若无定位不能作丹，亦由生死窍起子到卯至午为一、二、三曰进，再由午酉子一、二、三曰退，此为六候法。诀曰：采藥下手，精炁如动时，用中指点住生死窍，精炁机动，鼻内一吸一呼气为巽风，引动先天真精炁，

後升前降轉一囘　此時手足頭目　上下左右照顧接送
初學此法最難　然煉習純熟　臨機之時　不知不覺而手
足頭目上下左右照顧適當　亦不知從何而主持　法輪轉
動　自然催逼眞精炁攝歸炁穴　大有不期然而然之消息
有何難哉　切勿採空氣　爾平日虧耗眞陽之精以空氣
假補身體耗損之精　焉有補足之理　至於左手降龍　右
手伏虎　十八羅漢座法臺　寶劍叉在三江口　管使黃河
水逆流　種種名詞　與事實無關　速求名師指點　何爲
巽風　何爲槖籥　何爲闔闢　何爲六候　何爲進陽　何
爲退陰　何爲卯酉沐浴　丹經道書所載實有之法　與各

后升前降转一回,此时手足头目,上下左右照顾接送。初学此法最难,然炼习纯熟,临机之时,不知不觉而手足头目上下左右照顾适当,亦不知从何而主持,法轮转动,自然催逼真精炁摄归炁穴,大有不期然而然之消息,有何难哉?切勿采空气!尔平日亏耗真阳之精以空气假补身体耗损之精,焉有补足之理?至于左手降龙、右手伏虎,十八罗汉坐法台,宝剑插在三江口、管使黄河水逆流,种种名词,与事实无关。速求明师指点,何为巽风,何为橐籥,何为阖辟,何为六候,何为进阳,何为退阴,何为卯酉沐浴。丹经道书所载实有之法,与各仙佛所著經書無不附合　今將最正確之小周天法訣　繪圖列後　如再遇明師　預先閱看人體生理衛生　及解剖學各書　教授明白　實與人生有莫大利益

小周天坎離交姤圖

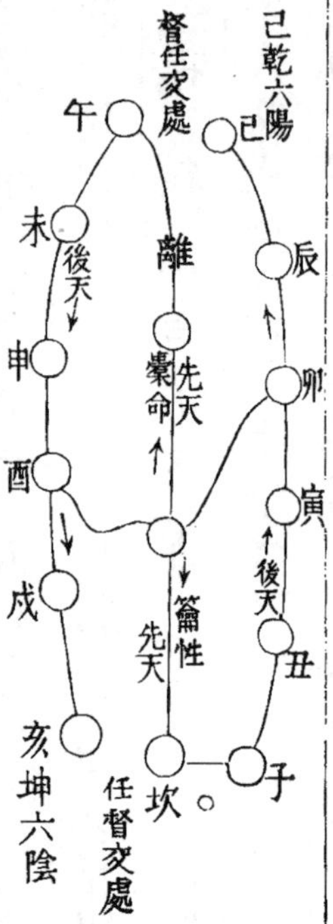

採藥小周天訣歌 冲虛子語錄

靜極而動兮一陽來復　藥産神知兮妙訣通靈

微陽初生兮嫩而勿採　藥物堅實兮十五光盈

仙佛所著经书无不符合。今将最正确之小周天法诀，绘图列后，如再遇明师，预先阅看人体生理卫生及解剖学各书，教授明白，实与人生有莫大利益。

采药小周天诀歌(冲虚子语录)

静极而动兮一阳来复，药产神知兮妙诀通灵。

微阳初生兮嫩而勿采，药物坚实兮十五光盈。

時當急採兮莫教錯過　久而望遠兮採之無成
氣馳於外兮神亦馳外　神返于根兮氣亦歸根
氣曰將盡兮採封候足　子時起火兮須要分明
如何云火兮後天呼吸　如何用火兮呼降吸升
用火玄妙兮如無似有　行火鼎內兮息效眞人
火須有候兮數息出入　各爲刻漏兮用定時辰
自子至巳兮六陽用九　卅十六息兮採取進升
自午至亥兮六陰用六　二十四息兮退降煉烹
卯陽沐浴兮陽火宜熄　酉陰沐浴兮陰符宜停
不降不升兮沐浴景象　較之大周兮畧有微形

时当急采兮莫教错过，久而望远兮采之无成。
气驰于外兮神亦驰外，神返于根兮气亦归根。
气曰将尽兮采封候足，子时起火兮须要分明。
如何云火兮后天呼吸，如何用火兮呼降吸升。
用火玄妙兮如无似有，行火鼎内兮息效真人。
火须有候兮数息出入，名为刻漏兮用定时辰。
自子至巳兮六阳用九，三十六息兮采取进升。
自午至亥兮六阴用六，二十四息兮退降炼烹。
卯阳沐浴兮阳火宜熄，酉阴沐浴兮阴符宜停。
不降不升兮沐浴景象，较之大周兮略有微形。

周天三百兮除卯酉數　三百六十兮連卯酉名
再加五度兮四分之一　以象閏餘兮周天一廵
數歸于靜兮依然沐浴　神凝炁穴兮再候陽生
行之既久兮精返爲炁　廻風宜止兮百日功靈
六根震動兮七日口訣　大周功起兮再問迷津
玄宴子謝福仙問曰　師言巽風槖籥　闔闢六候　進陽退陰　卯酉沐浴　全在小周天功法　今弟子雖明瞭　深恐後來學者　仍不免有明白不透徹之憾　擬藉弟子請問　求師明著於書　使千百年後之學人　未曾經師　先得於心　庶免爲僞師所悞

周天三百兮除卯酉数，三百六十兮连卯酉名。
再加五度兮四分之一，以象闰余兮周天一巡。
数归于静兮依然沐浴，神凝炁穴兮再候阳生。
行之既久兮精返为炁，回风宜止兮百日功灵。
六根震动兮七日口诀，大周功起兮再问迷津。

玄宴子谢福仙问曰：师言巽风橐籥、阖辟六候、进阳退阴、卯酉沐浴，全在小周天功法。今弟子虽明了，深恐后来学者，仍不免有明白不透彻之憾。拟藉弟子请问，求师明著于书，使千百年后之学人，未曾经师，先得于心，庶免为伪师所误。□□□□□□□□□□□□□□□□□□□□□□

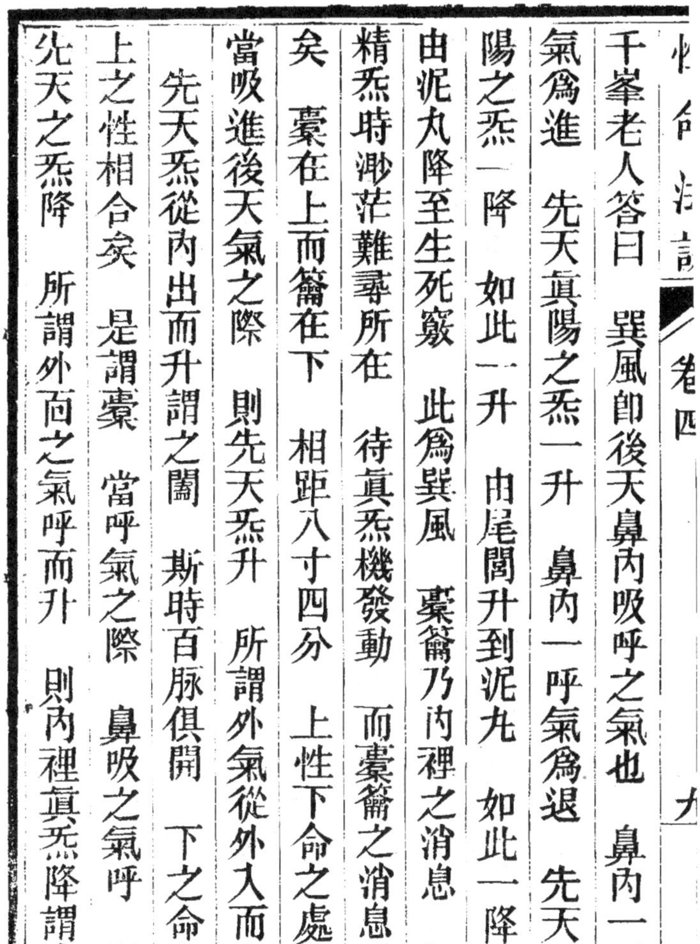
性命法訣　卷四　九

千峯老人答曰　巽風卽後天鼻內吸呼之氣也　鼻內一吸氣爲進　先天眞陽之炁一升　鼻內一呼氣爲退　先天眞陽之炁一降　如此一升　由尾閭升到泥丸　如此一降　由泥丸降至生死竅　此爲巽風　橐籥乃內裡之消息　無精炁時渺茫難尋所在　待眞炁機發動　而橐籥之消息現矣　橐在上而籥在下　相距八寸四分　上性下命之處　當吸進後天氣之際　則先天炁升　所謂外氣從外入而降　先天炁從內出而升謂之闔　斯時百脈俱開　下之命與上之性相合矣　是謂橐　當呼氣之際　鼻吸之氣呼　則先天之炁降　所謂外面之氣呼而升　則內裡眞炁降謂之

千峰老人答曰：巽风即后天鼻内吸呼之气也，鼻内一吸气为进，先天真阳之炁一升；鼻内一呼气为退，先天真阳之炁一降。如此一升，由尾闾升到泥丸；如此一降，由泥丸降至生死窍，此为巽风。橐籥乃内里之消息，无精炁时渺茫难寻所在，待真炁机发动，而橐籥之消息现矣。橐在上而籥在下，相距八寸四分，上性下命之处。当吸进后天气之际，则先天炁升，所谓外气从外入而降，先天炁从内出而升谓之阖，斯时百脉俱开，下之命与上之性相合矣，是谓橐；当呼气之际，鼻吸之气呼，则先天之炁降，所谓外面之气呼而升，则内里真炁降谓之

闢　百脈俱開　上之性與下之命相合矣　是謂之籥　叅
看前問小周天圖　尤爲詳明　二目要用子卯午酉轉眼
如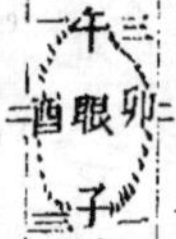

此爲內外闔闢　如同風箱一般　箱同而風不同
內風由子箱發出　外邊眼循子卯午酉轉　內裡性命一
闔一闢抽動眞精　自然而然化爲眞炁　手足頭目上下循
還　以及呼吸　不知由何處主持　一吸一闔　一呼一闢
不假勉强　完全出於自然　又以行住起止卯酉　爲六
候分位　子卯午酉一吸一呼一升一降爲六候　自子到卯
至午爲一二三　自午到酉復至子亦爲一二三　丹經云
前三三後三三　收拾起　一處擔　鼻內一吸氣　由子卯

辟，百脉俱开，上之性与下之命相合矣，是谓籥。参看前问小周天图，尤为详明。二目要用子卯午酉转眼，如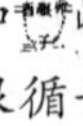此为内外阖辟，如同风箱一般，箱同而风不同。内风由子箱发出，外边眼循子卯午酉转。内里性命一阖一辟抽动真精，自然而然化为真炁；手足头目上下循环，以及呼吸，不知由何处主持。一吸一阖，一呼一辟，不假勉强，完全出于自然。又以行住起止卯酉为六候分位，子卯午酉一吸一呼、一升一降为六候，自子到卯至午为一、二、三，自午到酉复至子亦为一、二、三。丹经云：前三三，后三三，收拾起，一处担。鼻内一吸气，由子卯

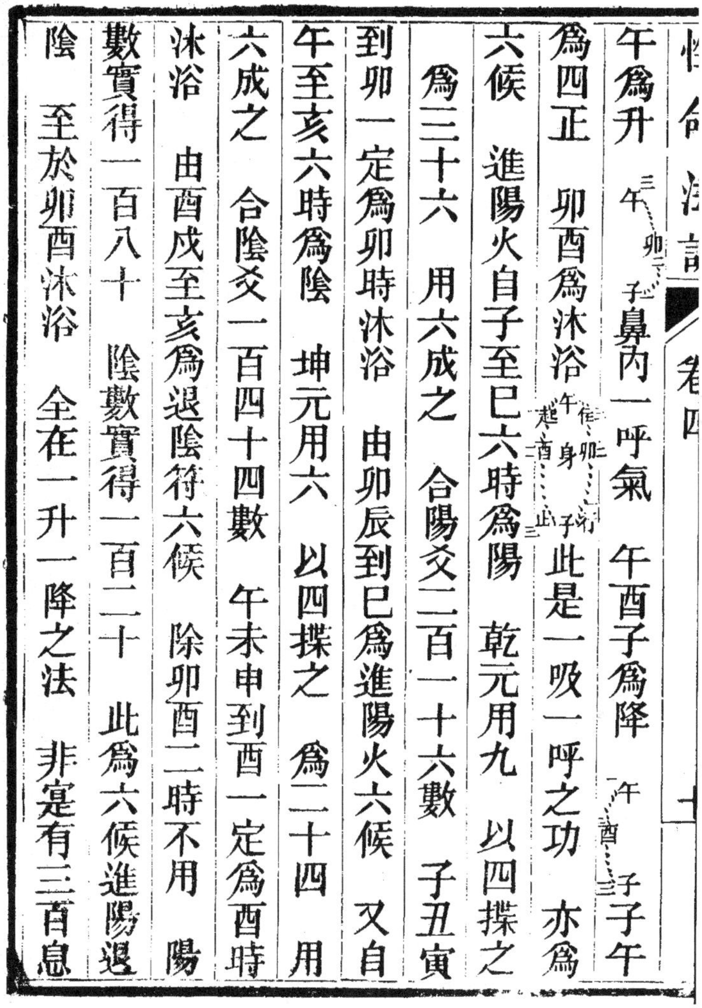

性命法訣 卷四

午爲升　鼻內一呼氣　午酉子爲降　子午爲四正　卯酉爲沐浴　此是一吸一呼之功　亦爲六候　進陽火自子至巳六時爲陽　乾元用九　以四揲之　爲三十六　用六成之　合陽爻二百一十六數　子丑寅到卯一定爲卯時沐浴　由卯辰到巳爲進陽火六候　又自午至亥六時爲陰　坤元用六　以四揲之　爲二十四　用六成之　合陰爻一百四十四數　午未申到酉一定爲酉時沐浴　由酉戌至亥爲退陰符六候　除卯酉二時不用　陽數實得一百八十　陰數實得一百二十　此爲六候進陽退陰　至於卯酉沐浴　全在一升一降之法　非寔有三百息

午为升；鼻内一呼气，午酉子为降。子午为四正，卯酉为沐浴，此是一吸一呼之功，亦为六候。进阳火自子至巳六时为阳，乾元用九，以四揲之，为三十六，用六成之，合阳爻二百一十六数，子、丑、寅到卯一定为卯时沐浴，由卯、辰到巳，为进阳火六候；又自午至亥六时为阴，坤元用六，以四揲之，为二十四，用六成之，合阴爻一百四十四数，午、未、申到酉一定为酉时沐浴，由酉、戌至亥，为退阴符六候。除卯酉二时不用，阳数实得一百八十，阴数实得一百二十，此为六候进阳退阴。至于卯酉沐浴，全在一升一降之法，非实有三百息，

皆譬喻之辭也　昔我師了空曰　每日早晚用此功　以
防夜內危險　古云　運罷河車君再睡　來朝依舊接天根
即謂此也
玄活子郭繼平問曰　弟子每日轉河車　夜內還有精漏
是何病
千峯老人答曰　按爾所言名爲空轉　毫無裨益　絶無欺
人之口訣　實汝不細心悟耳　前問巽風橐籥闔闢六候進
陽退陰卯酉沐浴　乃是一吸一呼之功法　其訣從陽生時
起　速勒陽關凝神入炁穴　如鐵匠手中抽動風箱一般
風生則火焰　火焰則精化炁矣　採此生炁　升降往還謂

皆譬喻之辞也。昔我师了空曰：每日早晚用此功，以防夜内危险。古云："运罢河车君再睡，来朝依旧接天根"，即此谓也。

玄活子郭继平问曰：弟子每日转河车，夜内还有精漏，是何病？

千峰老人答曰：按尔所言名为空转，毫无裨益，绝无欺人之口诀，实汝不细心悟耳。前问巽风、橐籥、阖辟、六候、进阳退阴、卯酉沐浴，乃是一吸一呼之功法。其诀从阳生时起，速勒阳关凝神入炁穴，如铁匠手中抽动风箱一般，风生则火焰，火焰则精化炁矣。采此生炁，升降往还谓

之周天也　爾是枯坐床頭　閉目後升前降轉三百六十數
爲空轉河車　非是先天金丹大道也　因初用功者　心
意不足　必生雜念　轉法輪三百六十數　是以數計之止
修者思慮之念耳　現今汝之身體如此輭弱　非得還精補
腦不足以恢復身體强壯　蓋人之聰明長壽康健　力强記
性好　身體高大　作功能耐勞　患病能持久　端賴腦髓
充足　百病不生　反是不知補法　又不節慾　腦髓漸虧
則有性命之憂　腦之關於人身亦大矣　自父母至兒孫
俱受完婚過早之害也　早完婚者腦筋及體魄尚未養足
其害腦髓一也　富貴之家　妻有孕時　納妾而代之　免

之周天也。尔是枯坐床头，闭目后升前降转三百六十数，为空转河车，非是先天金丹大道也。因初用功者，心意不足，必生杂念，转法轮三百六十数，是以数计之，止修者思虑之念耳。现今汝之身体如此软弱，非得还精补脑不足以恢复身体强壮。盖人之聪明、长寿、康健、力强、记性好、身体高大，作功能耐劳、患病能持久，端赖脑髓充足，百病不生。反是不知补法，又不节欲，脑髓渐亏，则有性命之忧。脑之关于人身亦大矣。自父母至儿孙，俱受完婚过早之害也。早完婚者，脑筋及体魄尚未养足，其害脑髓一也；富贵之家，妻有孕时，纳妾而代之，免

得孕婦受傷　將來所生之子女　必腦靈而體健　亦必比人優勝　非是爲育多數兒女之用　若不肯節慾　其害腦髓二也　妻妾之外　又養外宅　其害腦髓三也　外宅仍不滿足慾望　復去尋花問柳　其害腦髓四也　娼妓而外復加歌童手淫之劣行　其害腦髓五也　有此五害　日夜所耗一空　百病趁虛而入　身體疲倦　飲食少進　口胃不開　津液不能化爲陰精　虛火因之上升　鑽研邪思夜以繼日　漫不經心　毫無檢點　則精愈虧而身愈弱將欲保身立命　服些後天滋補藥品　豈可得乎　孟子曰　烝能動志　而欲火發動受此戕賊　由於自巳心意不

得孕妇受伤，将来所生之子女，必脑灵而体健，亦必比人优胜，非是为育多数儿女之用，若不肯节欲，其害脑髓二也；妻妾之外，又养外宅，其害脑髓三也；外宅仍不满足欲望，复去寻花问柳，其害脑髓四也；娼妓而外复加歌童手淫之劣行，其害脑髓五也。有此五害，日夜所耗一空，百病趁虚而入，身体疲倦，饮食少进，口胃不开，津液不能化为阴精，虚火因之上升，钻研邪思，夜以继日，漫不经心，毫无检点，则精愈亏而身愈弱，将欲保身立命，服些后天滋补药品，岂可得乎？孟子曰：烝能动志。而欲火发动，受此戕贼，由于自己心意不

定所致　竟將有用之身　置於無常之地　其不甚可惜哉
玄致子扈大中問曰　然人若腦髓枯竭　將以何法補之
千峯老人答曰　除用此卷採葯之法　别無良策　吾今先將腦髓各部作用說明　逐細解釋補法　腦髓可分三箇緊要部分　一曰大腦　二小腦　三曰腦蒂　大腦在頭蓋骨之下　小腦在大腦後部之下　腦蒂在腦脊連接中間　此三者　各部作用不同　且其功用亦不同　今更分别論之
繪圖於後
考吾人之思想及知覺　實寄於大腦之內　若大腦受傷科學家將受傷之人　卽行考驗　而得知病之所在或將他

定所致，竟将有用之身，置于无常之地，其不甚可惜哉！

玄致子扈大中问曰：然人若脑髓枯竭，将以何法补之？

千峰老人答曰：除用此卷采篥之法，别无良策。吾今先将脑髓各部作用说明，逐细解释补法。脑髓可分三个紧要部分：一曰大脑，二小脑，三曰脑蒂。大脑在头盖骨之下，小脑在大脑后部之下，脑蒂在脑脊连接中间。此三者，各部作用不同，且其功用亦不同，今更分别论之，绘图于后。

考吾人之思想及知觉，实寄于大脑之内。若大脑受伤，科学家将受伤之人，即行考验，而得知病之所在，或将他

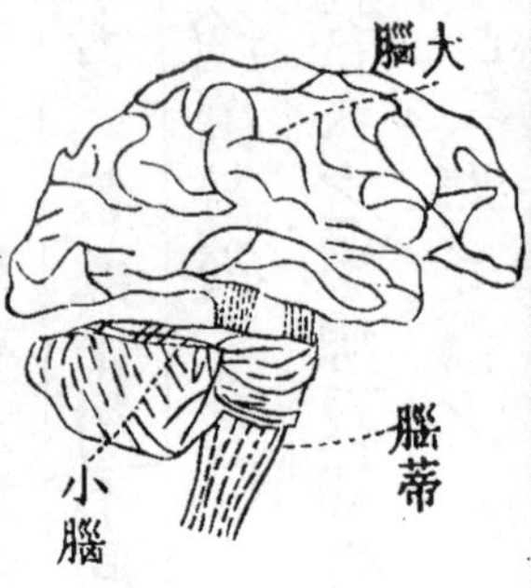

種動物大腦毀傷　後經過種種研究　而知其雖不死亡　然其種種知覺已失　呈懵愚之狀　又考小腦之功用　與大腦廻然不同　蓋小腦在節制多種運動時之筋肉　使其得宜　以成有秩序之運動……故吾人小腦若損傷者　他種動物亦然　不能隨意指揮各筋肉動作　人之站立或行走　其他繁複之動作　必需多種筋肉之同時運動得宜

(註)學者當知動物之小腦若受傷　並不覺有痛苦　吾人一切之知識在大腦　而不在小腦　因無知識　故自

种动物大脑毁伤，后经过种种研究，而知其虽不死亡，然其种种知觉已失，呈懵愚之状。又考小脑之功用，与大脑迥然不同，盖小脑在节制多种运动时之筋肉，使其得宜，以成有秩序之运动……故吾人小脑若损伤者，他种动物亦然，不能随意指挥各筋肉动作。人之站立或行走，其他繁复之动作，必需多种筋肉之同时运动得宜。

(注)学者当知动物之小脑若受伤，并不觉有痛苦。吾人一切之知识在大脑，而不在小脑，因无知识，故自

覺不痛苦也　考腦蒂之功用　在管轄心肺各部之不
隨意筋　關係極爲重要　若一日腦蒂損傷　則心肺
各部失其功用　轉瞬之間　人卽死亡　腦蒂中心上
頂有一泡　乃人眞性所居之地　又爲靈魂靈覺　微
受損傷　當時一語不發　氣斷身死　應於此處特別
注意　卽祖竅內之眞性也　若大小腦受傷者　不過
組織破碎　失其知覺　及隨意筋之運動　較前不敏
捷　斷不能立致死亡　按上所說腦蒂關係人之生命
有如此重要　當如何珍攝加意保養　前頁言其五害
今身體輭弱　急宜設法救補　先習生精生炁法

觉不痛苦也。考脑蒂之功用，在管辖心肺各部之不随意筋，关系极为重要。若一日脑蒂损伤，则心肺各部失其功用，转瞬之间，人即死亡。脑蒂中心上顶有一泡，乃人真性所居之地，又为灵魂、灵觉，微受损伤，当时一语不发，气断身死，应于此处特别注意，即祖窍内之真性也。若大小脑受伤者，不过组织破碎，失其知觉，及随意筋之运动较前不敏捷，断不能立致死亡。按上所说，脑蒂关系人之生命有如此重要，当如何珍摄加意保养。前页言其五害，今身体软弱，急宜设法救补，先习生精生炁法，然後再習以精化炁法　準能保汝性命　凡人之腦髓臟腑各有其用　以互相濟而養身形　又有交接傳胎成孕之具　以司傳其種類　又有主宰覺悟動作之司以應外來事物　而內主性命者　腦髓是也　昔我師曰　人爲萬物之靈　萬事皆發於心　實在大腦中之仁也　爲元神之府　人之腦最大　比萬類腦亦最靈

玄悟子李衷白問曰　腦即人之靈魂否　師答曰　腦非人之靈魂　乃是靈魂所用之機　以顯其思慮行爲者耳　若眞靈在腦思慮修性命　通身腦炁筋全思保性命　因此延

然后再习以精化炁法，准能保汝性命。凡人之脑髓、脏腑各有其用，以互相济而养身形。又有交接传胎成孕之具，以司传其种类；又有主宰觉悟动作之司，以应外来事物；而内主性命者，脑髓是也。昔我师曰：人为万物之灵，万事皆发于心，实在大脑中之仁也，为元神之府，人之脑最大，比万类脑亦最灵。

玄悟子李衷白问曰：脑即人之灵魂否？

师答曰：脑非人之灵魂，乃是灵魂所用之机，以显其思虑行为者耳。若真灵在脑思虑修性命，通身脑炁筋全思保性命，因此延

年益壽　若眞靈思想奸盜邪淫之事　通身腦氣筋全思奸
盜邪淫　因此不能長生　眞靈果在何處　師答曰　眞靈
性在大腦中仁　發生腦炁筋　通於周身　安排如繩如線
又如絲　纏繞週身　筋骨皮肉　四肢百骸　內外臟腑
無處不到　故全體聽腦部之驅使　無不如意　以此推想
眼無腦炁筋不能視　耳無腦炁筋不能聽　鼻無腦炁筋
不分香臭　舌無腦炁筋不知甘苦　肺之呼吸氣　心之舒
縮血　胃之消化食　內腎生尿　外腎生精　俱受腦炁筋
所使　而關於人生實屬重要　衛生家以解剖方法　精密
研究腦炁筋　是何所生　及其組織　研究結果　謂由腦

年益寿。若真灵思想奸盗邪淫之事，通身脑炁筋全思奸盗邪淫，因此不能长生。

真灵果在何处？

师答曰：真灵性在大脑中仁，发生脑炁筋，通于周身，安排如绳如线又如丝，缠绕周身筋骨、皮肉、四肢百骸、内外脏腑，无处不到，故全体听脑部之驱使，无不如意。以此推想，眼无脑炁筋不能视，耳无脑炁筋不能听，鼻无脑炁筋不分香臭，舌无脑炁筋不知甘苦，肺之呼吸气、心之舒缩血、胃之消化食、内肾生尿、外肾生精，俱受脑炁筋所使，而关于人生实属重要。卫生家以解剖方法，精密研究脑炁筋，是何所生，及其组织。研究结果，谓由脑

髓中所發　能將腦髓保持充足　則眞靈炁　通身無處無
之　且能延年益壽　何以使其爲炁　因其還精炁以補腦
漸復本來面目　故能發生腦力　腦力充足　通身皆覺
融和舒暢　虧損之破身　逐漸補足　無異當年童身　神
圓炁固　馬陰藏相　陽光三現　然後可採大藥　服食過
關　此大周天之法訣也　馬陰藏相　無精漏之患也　精
蟲變化爲舍利子　故得長生　有一等年過花甲之人　及
久病精炁大虧者　眞陽不舉　認爲舍利子已成　則悞矣
玄靈子王榮華問曰　師前言腦髓通周身腦炁筋　若腦髓
一空　不用談修道　而自巳性命堪虞　請問老師還精補

髓中所发。能将脑髓保持充足，则真灵炁通身无处无之，且能延年益寿。何以使其为炁，因其还精炁以补脑，渐复本来面目，故能发生脑力。脑力充足，通身皆觉融和舒畅，亏损之破身逐渐补足，无异当年童身，神圆炁固，马阴藏相，阳光三现，然后可采大鏃，服食过关，此大周天之法诀也。马阴藏相，无精漏之患也，精虫变化为舍利子，故得长生。有一等年过花甲之人，及久病精炁大亏者，真阳不举，认为舍利子已成，则误矣。

玄灵子王荣华问曰：师前言脑髓通周身脑炁筋，若脑髓一空，不用谈修道，而自己性命堪虞。请问老师，还精补

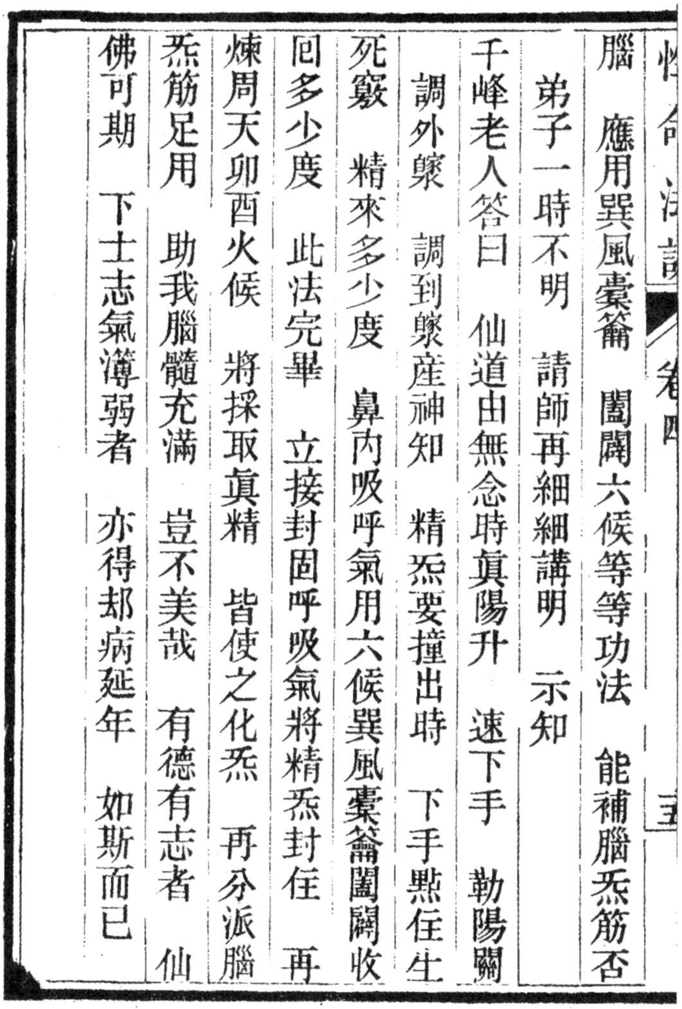

性命法訣　卷四　五

腦　應用巽風橐籥　闔闢六候等等功法　能補腦炁筋否

弟子一時不明　請師再細細講明　示知

千峰老人答曰　仙道由無念時眞陽升　速下手　勒陽關

調外竅　調到竅産神知　精炁要撞出時　下手點住生

死竅　精來多少度　鼻内吸呼氣用六候巽風橐籥闔闢收

回多少度　此法完畢　立接封固呼吸氣將精炁封住　再

煉周天卯酉火候　將採取眞精　皆使之化炁　再分派腦

炁筋足用　助我腦髓充滿　豈不美哉　有德有志者　仙

佛可期　下士志氣薄弱者　亦得却病延年　如斯而已

脑，应用巽风、橐籥、阖辟、六候等等功法，能补脑炁筋否？弟子一时不明，请师再细细讲明、示知。

千峰老人答曰：仙道由无念时真阳生，速下手，勒阳关，调外竅，调到竅产神知，精炁要撞出时，下手点住生死窍，精来多少度，鼻内吸呼气用六候、巽风、橐籥、阖辟收回多少度。此法完毕，立接封固呼吸气将精炁封住，再炼周天卯酉火候，将采取真精，皆使之化炁，再分派脑炁筋足用，助我脑髓充满，岂不美哉。有德有志者，仙佛可期；下士志气薄弱者，亦得却病延年，如斯而已。

性命法訣明指卷五

千峰老人趙避塵著

門生玄湘子果仲蓮刻板

坤生玄素姑余素霞印刷

門生玄舉子戴文宣參訂

門生玄仁子孫駿昌校正

第五口訣

一柱眞香本自然　黃庭爐內起香烟

空中結就浮雲篆　上柱本身壽萬年

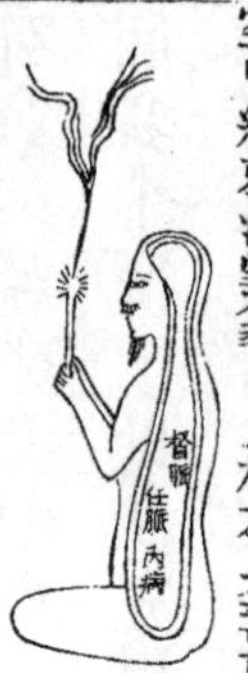

此外文武火之法是後天之火也郤病延年日月合並之法也引出先天之火二火相交能化五穀飲食之精渣滓出凈甘露下降吞入任脈管內化爲陰精是煉精之法文火者二目閉心意空不息而虛不存而照勿忘勿助此三七煉之武三文七也

性命法訣　卷五　一

性命法诀明指卷五

千峰老人赵避尘著

门生玄湘子果仲莲刻板

坤生玄素姑余素霞印刷

门生玄举子戴文宣参订

门生玄仁子孙骏昌校正

第五口诀外文武火金木合并

一柱真香本自然　黄庭炉内起香烟

空中结就浮云篆　上柱本身寿万年

此外文武火之法是后天之火也，却病延年、日月合并之法也。引出先天之火，二火相交，能化五谷饮食之精。渣滓出净，甘露下降，吞入任脉管内化为阴精，是炼精之法。文火者二目闭，心意空，不息而虚，不存而照，勿忘勿助，此三七炼之，武三文七也。

此外武外文二火　昔我師語我云　外武火者是移火也
外文火者是以火也　專爲提出五臟內之渣滓　化淚流出
之法　又是鍊四相和合　五行攢簇歸根　回光返照　日
月合併之法也　世界上無有得癆病之神仙　亦無吃草葯
之神仙　既然學道　身中有未現之病　速宜設法除去之
然後再學道　猶不爲遲　聖人不治已病　能治未來病
若看世人表面觀察　似乎無有何種病症發現　而內中
確有未發出病根　惜其只知圖一已之快樂　而不自覺耳
終日昏昏　居必精舍　飲必醇醪　徵歌選舞　流連忘返
究其實　五色令人目盲　五音令人耳聾　醉飽入房

此外武、外文二火，昔我师语我云：外武火者是移火也，外文火者是以火也，专为提出五脏内之渣滓，化泪流出之法，又是炼四相和合、五行攒簇归根、回光返照、日月合并之法也。世界上无有得痨病之神仙，亦无吃草药之神仙。既然学道，身中有未现之病，速宜设法除去之，然后再学道，犹不为迟。圣人不治已病，能治未来病。若看世人表面观察，似乎无有何种病症发现，而内中确有未发出病根。惜其只知图一己之快乐，而不自觉耳。终日昏昏，居必精舍，饮必醇醪，征歌选舞，流连忘返。究其实，五色令人目盲，五音令人耳聋，醉饱入房，

元精日耗　病苦叢生　仍不自覺　一旦病魔纏身　乞靈於樹皮草根　抑已晚矣　原來病生於過飽快樂之中不覺耳　人身中有小病　無發不覺耳　發則難醫　故未發之前　用外文武火提出　病無根矣　蓋人每日喜怒哀樂皆是得病之由　喜則傷心　怒則傷肝　哀則傷魂　樂則傷魄　五臟必受病症　勿因病輕　尚未呈露於外而忽之若發於外　則其病大矣　在未發之前　用法將五臟之病由眼提出　病由何來　人初結胎時　在母腹中　天一生水生黑睛而有瞳人通腎　地二生火而有兩眥通心　天三生木而有黑珠通肝　地四生金而有白珠通肺　天五生

元精日耗，病苦丛生，仍不自觉。一旦病魔缠身，乞灵于树皮草根，抑已晚矣。原来病生于过饱、快乐之中不觉耳。人身中有小病，无发不觉耳，发则难医。故未发之前，用外文武火提出，病无根矣。盖人每日喜怒哀乐，皆是得病之由，喜则伤心，怒则伤肝，哀则伤魂，乐则伤魄，五脏必受病症，勿因病轻、尚未呈露于外而忽之。若发于外，则其病大矣。在未发之前，用法将五脏之病由眼提出，病由何来？人初结胎时，在母腹中，天一生水生黑睛而有瞳人通肾，地二生火而有两眦通心，天三生木而有黑珠通肝，地四生金而有白珠通肺，天五生土而有上下胞胎通脾　故五臟精華皆聚於目　而人之眞靈神在腦　亦發之於目也　人之一身皆屬陰　惟有兩眼屬陽　仰仗這點眞陽　方能不被羣陰所剝　必須由此入手修煉　故立此訣　將平日積累之病　使之由此提出　外武火者　是將神火注於爐中　爲火中火引也　古名移火　移者移動身內病管開漲　卽是移動內裏眞火　二火相磨相激　陽火必勝乎陰精　精融灌漑週身　而渣滓亦出淨　病從何來　功課經曰　一柱眞香本自然　黃庭爐內起香煙　空中結就浮雲篆　上柱本身壽萬年　按新法用催眠凝視球　又名丹球　如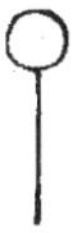每日早晚各鍊一次

土而有上下胞胎通脾，故五脏精华皆聚于目。而人之真灵神在脑，亦发之于目也。人之一身皆属阴，惟此两眼属阳，仰仗这点真阳，方能不被群阴所剥，必须由此入手修炼。故立此诀，将平日积累之病，使之由此提出。外武火者，是将神火注于炉中，为火中火引也，古名移火。移者移动身内病管开涨，即是移动内里真火，二火相磨相激，阳火必胜乎阴精，精融灌溉周身，而渣滓亦出净，病从何来？功课经曰：一柱真香本自然，黄庭炉内起香烟。空中结就浮云篆，上柱本身寿万年。按新法，用催眠凝视球，又名丹球，如，每日早晚各炼一次。

先行打坐　俟心氣沉靜　再用丹球一枝　擺在兩眼正中前面　以觀丹球　高矮遠近　務要適宜　久之由淚管流出淚液　其味臭而鹹酸　名曰渣滓　卽人因悲慟哭出之淚是也　該火甫經煉畢　立卽煉外文火之功　以防眼睛受傷　外文火者　合并已開漲内管將通身氣息囘歸原位之法也　又名以火　以者以然不動之意也　斯時二目緊閉意在正中　氣降眞炁穴　坐到無人無我之時　身空意空始爲正功　舌頂天池穴　久之甘露必降　味甜如蜜　吞下入我十二重樓　再降至炁穴　化爲陰精　由春絃入睾丸宫　用四十倍顯微鏡考察　皆化爲小棒形　名

先行打坐，俟心气沉静，再用丹球一枝，摆在两眼正中前面，以观丹球，高矮远近，务要适宜。久之由泪管流出泪液，其味臭而咸酸，名曰渣滓，即人因悲恸哭出之泪是也。该火甫经炼毕，立即炼外文火之功，以防眼睛受伤。外文火者，合并已开涨内管，将通身气息回归原位之法也，又名以火，以者以然不动之意也。斯时二目紧闭意在正中，气降真炁穴，坐到无人无我之时，身空意空始为正功。舌顶天池穴，久之甘露必降，味甜如蜜，吞下入我十二重楼，再降至炁穴，化为阴精，由春弦入睾丸宫。用四十倍显微镜考察，皆化为小棒形，名

曰精蟲　出輸精管　上至膀胱頂　分兩邊至尿道口　長約一寸五分　爲內腎管　此即陽精也　津液者　乃是助身之寶　須要格外愛惜　津液常足　則腎水足　而目光灼灼　而且黑白分明　若內裏有病　黑眼珠不清　白眼珠呈露紅黃線　必煉至如童年眼睛　黑中有光　白似青白之色　始可言內臟無病　生理學云　人之二目　由父母初結胎時　細胞內先生二目　至十二日後　用顯微鏡看　內有黑睛　又解剖學云　人之淚管　在眼之上部　爲平葡萄狀　淚管內有　排泄管十四條　此是潤眼珠之淚管　又鼻腔中下口　爲鼻涕淚管　下通五臟　內部有

曰精虫。出输精管，上至膀胱顶，分两边至尿道口，长约一寸五分，为内肾管，此即阳精也。津液者，乃是助身之宝，须要格外爱惜，津液常足，则肾水足，而目光灼灼，而且黑白分明。若内里有病，黑眼珠不清，白眼珠呈露红黄线。必炼至如童年眼睛，黑中有光，白似青白之色，始可言内脏无病。生理学云：人之二目，由父母初结胎时，细胞内先生二目，至十二日后，用显微镜看，内有黑睛。又解剖学云：人之泪管，在眼之上部，为平葡萄状，泪管内有排泄管十四条，此是润眼珠之泪管；又鼻腔中下口，为鼻涕泪管，下通五脏。内部有

病 除非由鼻涕淚管提出 其他方法 皆不能出 每次如煉外武火需時三成 則外文火至少需時七成 方保無虞 昔年我師了然了空曰 這箇移火以火 最能强壯精神 消除五臟百病 如老人已逾周甲之年 久用此功 則精神矍鑠 好似二十餘歲 少年得此法訣 則精神倍增 靈性頓開 眼似電光 黑白分明 直與小孩眼睛無異 余得師傳後 將外武火 原用香火 今改用丹球 外文火 閉目正觀 心氣下降 存神定意 耳不聞聲 一心內守 調息綿綿 似有似無 直至一念不生 萬慮皆空 自然心火下降 腎水上升 舌頂上腭 舌下二穴

病，除非由鼻涕泪管提出，其他方法，皆不能出。每次如炼外武火需时三成，则外文火至少需七成，方保无虞。昔年我师了然、了空曰：这个移火、以火，最能强壮精神，消除五脏百病。如老人已逾周甲之年，久用此功，则精神矍铄，好似二十余岁。少年得此法诀，则精神倍增，灵性顿开，眼似电光，黑白分明，真与小孩眼睛无异。余得师传后，将外武火，原用香火，今改用丹球。外文火，闭目正观，心气下降，存神定意，耳不闻声，一心内守，调息绵绵，似有似无。直至一念不生，万虑皆空，自然心火下降，肾水上升。舌顶上腭，舌下二穴

生出津液　在舌後存之　候其要噴出時再吞　咕嚕一聲
下降丹田　不僅味甜如蜜　而且腹嚮如雷　恍惚之間
心空意定　先由兩腿兩肘空起　杳杳冥冥　不知身在
何處　迨物極必反　靜極動生　忽然元炁自動　外陽勃
舉　此爲定久眞火自動　後之學者　其可不盡心而悟之
玄具子　趙書斌問曰　丹經道書皆云　仙佛傳藥不傳
火　弟子叩求　將火候明傳　以接後學
千峰老人答曰　火候是一總名　火是火　候是六候也
火有十八般名稱　各有次第節序　故其功用亦皆不同
非得眞師　不能了然　火候之眞相　且藥物與火候　均

生出津液，在舌后存之，候其要喷出时再吞，咕噜一声，下降丹田，不仅味甜如蜜，而且腹响如雷。恍惚之间，心空意定，先由两腿两肘空起，杳杳冥冥，不知身在何处。迨物极必反，静极动生，忽然元炁自动，外阳勃举，此为定久真火自动。后之学者，其可不尽心而悟之？

玄具子赵书斌问曰：丹经道书皆云仙佛传藥不传火，弟子叩求，将火候明传，以接后学。

千峰老人答曰：火候是一总名，火是火，候是六候也。火有十八般名称，各有次第节序，故其功用亦皆不同，非得真师，不能了然火候之真相。且藥物与火候，均

有次序先後　不可亂用　比如磚窰燒磚　先須將土和泥脫胚　然後入窰經火煆煉　始能成磚　未經火煉　一遇雨天　仍化爲泥　故採葯必經此番火候　方能結丹　否則有壞　爾看金仙證論　風火經云　凡云起火　引火　火逼行火　止火　皆爲呼吸氣之火也　凡云凝火　入火　降火　移火　以火　離火　心火　皆屬神之火也　凡云運火　取火　提火　坎火　坤火　水中火　爐中火　皆先天炁之火也　凡吸呼之火　能化飲食五穀之精　而助元精　凡神火　能化元精　而助元炁　凡元炁之火　能化吸呼　而助元神　元神之火　能化神以還虛　而合

有次序先后，不可乱用。比如砖窑烧砖，先须将土和泥脱坯，然后入窑经火煅炼，始能成砖。未经火炼，一遇雨天，仍化为泥。故采药必经此番火候，方能结丹，否则有坏。尔看《金仙证论·风火经》云：凡云起火、引火、火逼行火、止火，皆为呼吸气之火也；凡云凝火、入火、降火、移火、以火、离火、心火，皆属神之火也；凡云运火、取火、提火、坎火、坤火、水中火、炉中火，皆先天炁之火也。凡吸呼之火，能化饮食五谷之精，而助元精；凡神火，能化元精，而助元炁；凡元炁之火，能化吸呼，而助元神；元神之火，能化神以还虚，而合

道成 始終不離火之力 故此十八種火候 非得眞師不能澈底明瞭

玄元子劉仲三問曰 請求老師 將十八種火候 逐一示明

千峰老人答曰 今日詳問所以 幸虧當年我師 傳我甚爲詳細 夫起火者 使鼻內吸呼氣 一起一伏 採小藥是一升一降爲巽風 緣鼻內一吸氣 曰進 心意由生死竅一升 鼻內一呼出之氣 曰升 心意由頂 降到生死竅 即是轉法輪 止爾念耳 吸呼之氣火 本自有形 而用之無形 若着意用之 則長邪火 似有似無 乃是

道成。始终不离火之力，故此十八种火候，非得真师，不能彻底明了。

玄元子刘仲三问曰：请求老师，将十八种火候，逐一示明。

千峰老人答曰：今日详问所以，幸亏当年我师传我甚为详细。夫起火者，使鼻内吸呼气，一起一伏，采小藥，是一升一降为巽风。缘鼻内一吸气，曰进，心意由生死窍一升；鼻内一呼出之气，曰升，心意由顶降到生死窍，即是转法轮，止尔念耳。吸呼之气火，本自有形，而用之无形，若着意用之，则长邪火，似有似无，乃是

二氣之妙用　𩯭自回也　一起一伏者　又名小闔闢　無孔笛顛倒兩頭吹　因無念　而眞陽自舉　鼻內心意氣由生死竅一吸　氣升到眞烝穴　又一呼　氣由絳宮降到眞烝穴　如此數次　外陽自回　頓覺身內異常舒暢　故一起一伏　吹動眞烝穴　內有一小管　名爲春絃　下通外腎　名曰睾丸宮　陰精下降　至外腎　內有無數小管　合成一大管　名爲輸精管　上至膀胱頂　分開至膀胱口兩邊　長約一寸五分　名爲內腎　內裏精虫養足　順出能生人　逆回能作丹　就在中間顛倒顛　原非聰明人　所能自悟也　速訪眞師　免誤前程可也

二气之妙用，𩯭自回也。一起一伏者，又名小阖辟，无孔笛颠倒两头吹。因无念，而真阳自举，鼻内心意气，由生死窍一吸，气升到真烝穴；又一呼，气由绛宫降到真烝穴。如此数次，外阳自回，顿觉身内异常舒畅。故一起一伏，吹动真烝穴，内有一小管，名为春弦，下通外肾，名曰睾丸宫。阴精下降，至外肾，内有无数小管，合成一大管，名为输精管。上至膀胱顶，分开至膀胱口两边，长约一寸五分，名为内肾，内里精虫养足，顺出能生人，逆回能作丹，就在中间颠倒颠。原非聪明人所能自悟也，速访真师，免误前程可也。

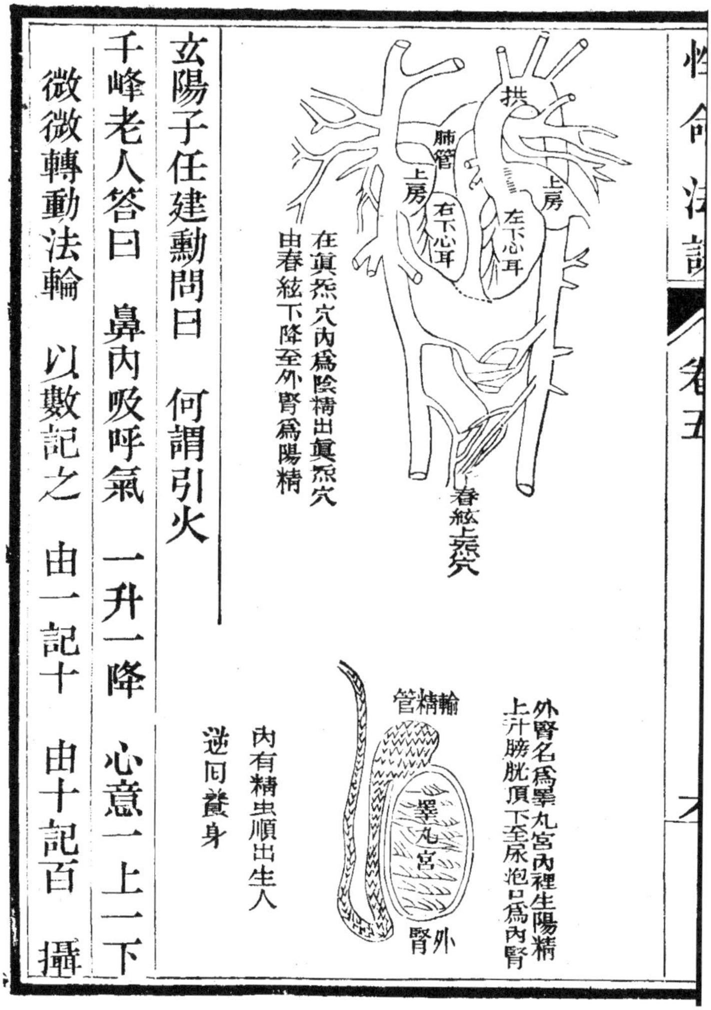

玄阳子任建勋问曰：何谓引火？

千峰老人答曰：鼻内吸呼气，一升一降，心意一上一下，微微转动法轮，以数记之，由一记十，由十记百，摄

心在數　務令意念不散不亂　心息相依而同行　此是鎖
心猿　拴意馬之法　丹經云　眞意往來無間斷　知而不
守是眞工　着意頭頭錯　無爲又落空　從有心化爲無心
使心內空空洞洞　虛虛靈靈　無生滅心　欲驅除妄念
先持正覺　自然無念可生　如浩月當空　潔白無滓
積習純熟　永無夢幻之境　則心死神活　蓋神不定　則
性光不獻　意不定　則情不死　虛極靜篤　然後命根自
動　因其自動　可以採小葯　此之謂引火　又問曰　吸
呼一升一降　神氣一上一下　前謂之封固呼吸　今又言
引火　弟子實在不明　叩求指示　千峰老人曰　子知不

心在数，务令意念不散不乱，心息相依而同行，此是锁心猿、拴意马之法。丹经云："真意往来无间断，知而不守是真功"；"着意头头错，无为又落空"。从有心化为无心，使心内空空洞洞、虚虚灵灵，无生灭心。欲驱除妄念，先持正觉，自然无念可生，如皓月当空，洁白无滓，积习纯熟，永无梦幻之境，则心死神活。盖神不定，则性光不献；意不定，则情不死。虚极静笃，然后命根自动，因其自动，可以采小檠，此之谓引火。

又问曰：吸呼一升一降，神气一上一下，前谓之封固呼吸，今又言引火，弟子实在不明，叩求指示。

千峰老人曰：子知不

詳 一升一降轉法輪 乃是將念住於法輪之內 實止念耳 鼻內呼吸一升一降 神氣亦隨吸呼一升一降 滛根一縮 神氣轉一回 是謂之封固呼吸 採完鼕後 始用封固 爾再細悟之 兩種吸呼之法 是勾引內裏起火之意 念動轉法輪 否則意念不升耳

涿縣 玄華子 吳月坡 問曰何爲止火

千峰老人答曰 止火者 不行吸呼之氣也 又問因何不行吸呼之氣 爲止火 答曰 止火 是精管內腎足滿 當不行吸呼之氣也 正陽祖師曰 丹熟不須行火候 更行火候必傷丹 冲虛眞人曰 有止火之景到 纔能採大

详，一升一降转法轮，乃是将念住于法轮之内，实止念耳。鼻内呼吸一升一降，神气亦随吸呼一升一降，淫根一缩，神气转一回，是谓之封固呼吸，采完鼕后，始用封固。尔再细悟之，两种吸呼之法，是勾引内里起火之意，念动转法轮，否则意念不升耳。

涿县玄华子吴月坡问曰：何为止火？

千峰老人答曰：止火者，不行吸呼之气也。

又问：因何不行吸呼之气为止火？

答曰：止火，是精管内肾足满，当不行吸呼之气也。正阳祖师云：丹熟不须行火候，更行火候必伤丹。冲虚真人云：有止火之景到，才能采大

藥　服食過關　止火景者　是金光二現之時　採藥不行吸呼　正在西南路上月華明　若等金光三現　再行止火實乃失去之時　大丹有傷　止火在採大藥過關之前金光二現之後　精炁神要足未足之時　採藥補到十足採時若用吸呼之氣　夜內准失大丹　因吸呼之氣　有振動精炁之患　故採藥不行吸呼之氣　爲止火　又問曰採藥不行吸呼之氣　精炁如何有升降　答曰　雖是不行鼻內吸呼之氣　內裏神意氣　要行升降　微微一升一降神氣隨眞意轉動法輪　纔是止火　採小藥之工　後之學者　速訪明師　問明二至三至止火景到　三至後　再採

藥服食过关。止火景者，是金光二现之时。采藥不行吸呼，正在西南路上月华明。若等金光三现，再行止火，实乃失去之时，大丹有伤。止火在采大藥过关之前，金光二现之后，精炁神要足未足之时，采藥补到十足，采时若用吸呼之气，夜内准失大丹。因吸呼之气，有振动精炁之患，故采藥不行吸呼之气为止火。

又问曰：采藥不行吸呼之气，精炁如何有升降？

答曰：虽是不行鼻内吸呼之气，内里神意气，要行升降，微微一升一降，神气随真意转动法轮，才是止火采小藥之功。后之学者，速访明师，问明二至、三至、止火景到，三至后，再采

大鑿過關
玄充子 萬致和問曰 何爲火逼行火
千峰老人答曰 此是採鑿吸呼之名 爲巽風 將精炁攝
歸爐內 是爲攝精吸呼 攝精呼吸 爲火逼行火 精炁
神之火 由子至卯 到午止住 爲進陽火 由午起至酉
到子 爲退陰符 此行住起止 爲四正 卯酉沐浴全
在內 學者細心悟之 子卯午酉轉一回 進陽退陰 闔
闢 槖籥 六候 採取 烹煉 全在其內 是一刻之工
法 學者就在得師 不得師耳 若未曾經師道破 看丹
經子書 自恃聰明 進陽火三十六 退陰符二十四 後

大鑿过关。

玄充子万致和问曰：何为火逼行火？

千峰老人答曰：此是采鑿吸呼之名，为巽风，将精炁摄归炉内，是为摄精吸呼。摄精呼吸，为火逼行火。精炁神之火，由子至卯，到午止住，为进阳火；由午起至酉、到子，为退阴符。此行住起止，为四正，卯酉沐浴全在内，学者细心悟之。子卯午酉转一回，进阳退阴，阖辟、橐籥、六候、采取、烹炼，全在其内，是一刻之功法，学者就在得师不得师耳。若未曾经师道破，看丹经子书，自恃聪明，进阳火三十六，退阴符二十四，后

升五箇三十六　合一百八十數　前降五箇二十四　合一百二十數　不知闔闢　六候　全是一刻工法　此火逼行火工法大矣　無師者　全部火候無用矣　丹經云　任爾聰明過顔閔　不遇明師莫强猜　其法至簡至易　此四個呼吸之火　能化五穀百味飲食之精　而助元精　還有六根振動口訣　非得耳提面命不可　竟用紙筆難以寫明　非是不傳　實無其字　焉能寫出　此過大關口訣　無師決不能明白　只可久住人世　長生不死　如欲超凡入聖　爾速求明師證之

玄浩子　雷振升問曰　老祖金仙證論　風火經上　尚有

升五个三十六合一百八十数，前降五个二十四合一百二十数，不知阖辟、六候全是一刻功法，此火逼行火功法大矣。无师者，全部火候无用矣。丹经云：任尔聪明过颜闵，不遇明师莫强猜。其法至简至易，此四个呼吸之火，能化五谷百味饮食之精，而助元精。还有六根振动口诀，非得耳提面命不可，竟用纸笔难以写明，非是不传，实无其字，焉能写出？此过大关口诀，无师决不能明白，只可久住人世，长生不死，如欲超凡入圣，尔速求明师证之。

玄浩子雷振升问曰：老祖《金仙证论·风火经》上尚有

七種神火　叩求明白示知　及何爲凝火
千峰老人答曰　凝火者　是凝神入於炁穴也　丹經云
昔日逢師傳口訣　只教凝神入炁穴　凝神者　是兩眼歸
并一處　二目如◡◡　此爲凝神　又爲反觀　又爲日月合
併　返回父母未生前　人在母腹中　兩眼和合性命合一
降生後　性命分開　凝火者　將兩眼歸並一處　下視
炁穴　炁穴者　即命門也　正在脊骨第七節之下　臍後
腎前　前七後三　兩腎中間　空懸一穴　上通泥丸　下
貫湧泉　爲先天大道之祖　故曰　此竅非凡竅　乾坤共
合成　名爲神炁穴　內有坎離精　中國醫家曰　命門

七种神火，叩求明白示知。及何为凝火？

千峰老人答曰：凝火者，是凝神入于炁穴也。丹经云：昔日逢师传口诀，只教凝神入炁穴。凝神者，是两眼归并一处，二目如◡◡，此为凝神，又为反观，又为日月合并，返回父母未生前。人在母腹中，两眼和合、性命合一，降生后，性命分开。凝火者，将两眼归并一处，下视炁穴。炁穴者，即命门也，正在脊骨第七节之下，脐后肾前，前七后三，两肾中间，空悬一穴，上通泥丸，下通涌泉，为先天大道之祖。故曰：此窍非凡窍，乾坤共合成，名为神炁穴，内有坎离精。中国医家曰命门，

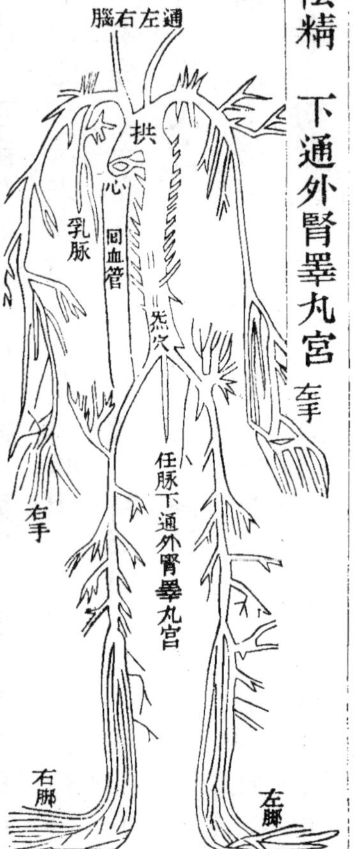

道曰炁穴　解剖學曰春絃　我師了空曰　血液至此　化爲陰精　下通外腎睾丸宮

人身脉管根生於心發出是血通於週身下行任脉化爲陰精至外腎爲陽精

學者　要知凝神入炁穴　必須靜室端坐　返觀內照　知而不守　先存後忘　虛心凝神　不着色相　不落空亡　存養寂照　虛靈不昧　但覺吸呼　上下和緩　空洞暢快

性命法訣　卷五　十

道曰炁穴，解剖学曰春弦。我师了空曰：血液至此，化为阴精，下通外肾睾丸宫。

学者要知凝神入炁穴，必须静室端坐，返观内照，知而不守，先存后忘，虚心凝神，不着色相，不落空亡。存养寂照，虚灵不昧，但觉吸呼，上下和缓，空洞畅快，

彷佛二目　忽由頭部　下落丹田　便覺自身無有　眞
炁在神室內　容納不下　經云　正法眼藏是也
玄童子曹柄華問曰　何爲入火
千峰老人答曰　入者進也陽火也　在第六卷中收內鰶之
法也　第四卷採外鰶　是採鰶歸爐　然未經火候溶化
終有漏精之虞　比如茶水滿盛一碗　若再加添　逾過容
積限度　勢必溢出　此陽火專能使爐內之鰶　皆化爲炁
較之第四卷尤爲重要　前言採外鰶封固畢　閉目端坐
兩眼由左向右轉一九　稍停向前觀光　光無開關　少
待片時　再閉目如前轉第二個九　稍停看光　光無再開

仿佛二目，忽由头部，下落丹田，便觉自身无有，真炁在神室内，容纳不下。经云正法眼藏是也。

玄童子曹柄华问曰：何为入火？

千峰老人答曰：入者进也，阳火也，在第六卷中收内鰶之法也。第四卷采外鰶，是采鰶归炉，然未经火候熔化，终有漏精之虞。比如茶水满盛一碗，若再加添，逾过容积限度，势必溢出。此阳火专能使炉内之鰶，皆化为炁，较之第四卷尤为重要。前言采外鰶封固毕，闭目端坐，两眼由左向右转一九，稍停向前观光，光无开关，少待片时，再闭目如前转第二个九，稍停看光，光无再开

關　如此轉四個九囘　爲入火　卽進陽火也
玄眞子甯承恩問曰　何爲降火
千峰老人曰　降者退也　丹經云　進陽火三十六　退陰
符二十四　退陰符開關兩眼由午向左轉至卯到子至酉轉
六囘　再閉目觀正中這箇〇光　無開關　如此四次爲降
火　蓋眼爲陽竅　全身屬陰　惟有這一點眞陽　戰退羣
陰　陽道日長　陰道日消　久之可煉通身屬陽　陰氣未
盡則不仙　卽此之謂也　亦卽退陰符也　又移火者前已
言之詳矣　移者動而不動　卽外武火　煉到遠觀其物物
無其物近觀其形　形無其形之時　渣滓亦出淨　乃爲眞

关，如此转四个九回，为入火，即进阳火也。

玄真子宁承恩问曰：何为降火？

千峰老人曰：降者退也。丹经云：进阳火三十六，退阴符二十四。退阴符，开关，两眼由午向左转至卯到子至酉，转六回，再闭目观正中这个〇光，无开关，如此四次为降火。盖眼为阳窍，全身属阴，惟有这一点真阳，战退群阴，阳道日长，阴道日消，久之可炼通身属阳。阴气未尽则不仙，即此之谓也，亦即退阴符也。

又移火者前已言之详矣，移者动而不动，即外武火。炼到“远观其物、物无其物，近观其形、形无其形”之时，渣滓亦出净，乃为真

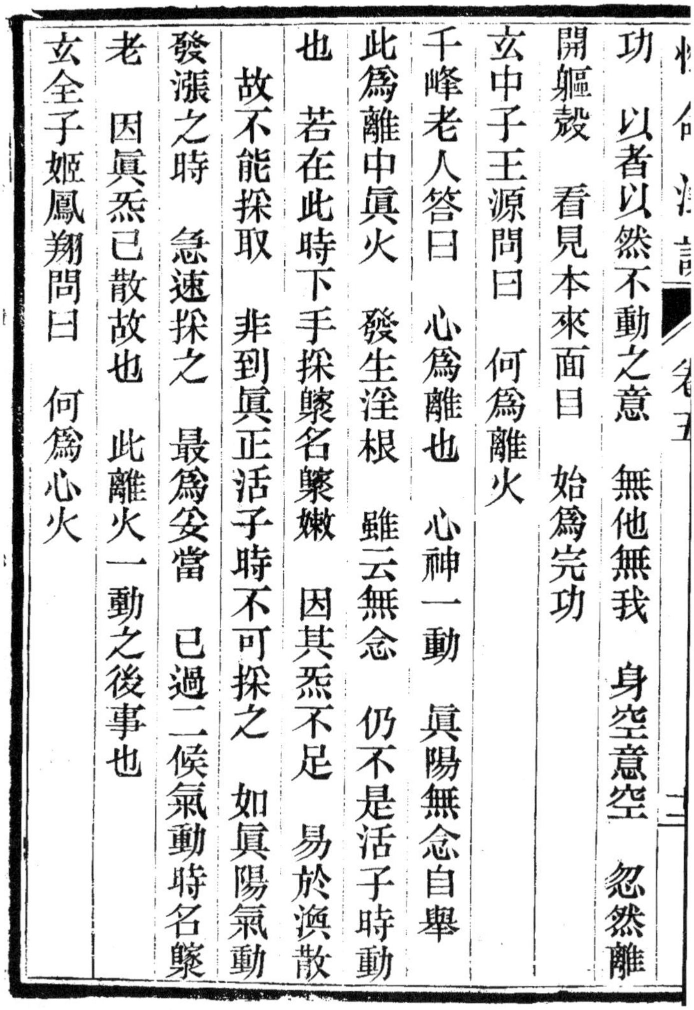
性命法訣 卷五

功 以者以然不動之意 無他無我 身空意空 忽然離開軀殼 看見本來面目 始爲完功

玄中子王源問曰 何爲離火

千峰老人答曰 心爲離也 心神一動 眞陽無念自舉 此爲離中眞火 發生淫根 雖云無念 仍不是活子時動也 若在此時下手採鰟名鰟嫩 因其炁不足 易於渙散 故不能採取 非到眞正活子時不可採之 如眞陽氣動發漲之時 急速採之 最爲妥當 已過二候氣動時名鰟老 因眞炁已散故也 此離火一動之後事也

玄全子姬鳳翔問曰 何爲心火

功。以者以然不动之意，无他无我，身空意空，忽然离开躯壳，看见本来面目，始为完功。

玄中子王源问曰：何为离火？

千峰老人答曰：心为离也，心神一动，真阳无念自举，此为离中真火，发生淫根。虽云无念，仍不是活子时动也，若在此时下手采鰟名鰟嫩。因其炁不足，易于涣散，故不能采取，非到真正活子时不可采之。如真阳炁动发涨之时，急速采之，最为妥当。已过二候炁动时名鰟老，因真炁已散故也，此离火一动之后事也。

玄全子姬凤翔问曰：何为心火？

千峰老人曰　人眼一動　心亦一動　爲君火　又名心火　實爲動念邪火　修者最戒　眼觀色而念動　心亦隨動　外陽勃舉　行下手採蘗者　完全後天濁精　必成幻丹　吾今借物使爾明其眞理　眞丹比作皮球　耐於人之踢撞　幻丹如同氣球　一經稍重壓力　氣散天空　不能恢復原狀　有念則長邪火　邪火逾熾　外陽舉之必勤　認爲蘗生　遂行採取之工　非徒無益　而易得其害　乃是身體假壯　身體逾虧　外陽逾舉　如人被蔴救火　自害自身　不但修道不成　反將個人壽命傾陷於危境　如閱此書　速改前非　卽得挽救之法　是爾不曾明辨之過

千峰老人答曰：人眼一动，心亦一动，为君火，又名心火，实为动念邪火，修者最戒。眼观色而念动，心亦随动，外阳勃举，行下手采蘗者，完全后天浊精，必成幻丹。吾今借物使尔明其真理：真丹比作皮球，耐于人之踢撞；幻丹如同气球，一经稍重压力，气散天空，不能恢复原状。有念则长邪火，邪火愈炽，外阳举之必勤，认为蘗生，遂行采取之功，非徒无益，而易得其害，乃是身体假壮。身体愈亏，外阳愈举，如人披麻救火，自害自身，不但修道不成，反将个人寿命倾陷于危境。如阅此书，速改前非，即得挽救之法，是尔不曾明辨之过，要晓得师传皆真，尔自误也。万不可因心火一起，或念一动，而行采䝑之功也。

此凝火、入火、降火、移火、以火、离火、心火这七种火，统为神火，能化元精而助元炁。此神火者，是眼内之神力也。此眼内神力，加后天鼻内巽风之力，能化元精而助元炁。昔我师了空曰：百日内将精炼足，是炼的内肾足满，非是补尔亏欠之精。如补亏欠之精，非得以精补精，断不能使精炁补到足满，还到十六岁童身，内里元炁满足，可以马阴藏相为证。将精炁补足之法，须炼运火、取火、提火、坎火、坤火、水中火、炉中火。

此七火是先天炁之火　能化外呼吸之氣而助元神　元神者不神之神也

玄通子唐鳳連問曰　何爲運火

千峰老人答曰　眞精炁動時　用巽風槖籥　闔闢六候　進陽退陰　運動眞火　由尾閭關經夾脊關至玉枕關　此是一吸之功　三關卽開　又一呼由祖竅內經絳宮至眞炁穴　此是一呼之功　卽是一升一降　運動眞火　此爲運火　非吸空氣　總得眞精炁發動　精要出來之時　外面有形無相　內裏精炁自然上升下降　若無眞師　不能用此法　卽不得還精補腦之功也

此七火是先天炁之火，能化外呼吸之气而助元神，元神者不神之神也。

玄通子唐凤连问曰：何为运火？

千峰老人答曰：真精炁动时，用巽风橐籥、阖辟六候、进阳退阴，运动真火，由尾闾关经夹脊关至玉枕关，此是一吸之功，三关即开；又一呼由祖窍内经绛宫至真炁穴，此是一呼之功。即是一升一降，运动真火，此为运火，非吸空气。总得真精炁发动，精要出来之时，外面有形无相，内里精炁自然上升下降。若无真师，不能用此法，即不得还精补脑之功也。

玄虛子劉玉麟問曰　何爲取火
千峰老人答曰　取者是自己取也　仙佛傳𥻗不傳火　就在此也　夫火者　眞精炁也　火即是𥻗　𥻗即是火　故眞火一動　必得自己取之　余於光緒二十一年未得天命時曾曰　神仙不傳眞火　說破分明笑殺人　動物時時有火候　無火身體不能生　又曰　半夜子時眞火到　急速下手採大𥻗　六候調息接天根　此是火候妙中妙　你今笑我後笑你　不遇明師瞎胡鬧　吾今設一比喻　使汝曉之　某處有井一座　每日取水百桶　另設一池　積至十日　可得千桶　不見其乾　如一時完全放回井內　大有

玄虚子刘玉麟问曰：何为取火？

千峰老人答曰：取者是自己取也，仙佛传𥻗不传火，就在此也。夫火者，真精炁也，火即是𥻗，𥻗即是火，故真火一动，必得自己取之。余于光绪二十一年未得天命时曾曰：神仙不传真火，说破分明笑杀人。动物时时有火候，无火身体不能生。又曰：半夜子时真火到，急速下手采大𥻗。六候调息接天根，此是火候妙中妙。你今笑我后笑你，不遇明师瞎胡闹。吾今设一比喻，使汝晓之：某处有井一座，每日取水百桶，另设一池，积至十日，可得千桶，不见其干。如一时完全放回井内，大有

容納不下　致使溢出之狀　若十日內一桶不取　井水亦
不見其多　倘許久日期不取該井之水　必生出一種氣味
飲之易於受病　據上理由　證明流水不腐　又如屋門
每日開關一次　門軸因摩擦而發生熱力　故不生蟲所以
不朽　茲有一人假設活六十歲死　今已學道有年　亦六
十歲死　何必修道　又有一人永不漏精　閱此書者　必
云可享長生之福　余則不然　無漏固屬極好　若不思一
處置法　等於無有源頭水坑　久之臭味難聞與久日不用
之井水　又有何異　只知修性而不修命　乃是修行第一
病　蓋修性者　陽炁知其下降　下氣永不覺上升　性命

容纳不下，致使溢出之状。若十日内一桶不取，井水亦不见其多。倘许久日期不取该井之水，必生出一种气味，饮之易于受病。据上理由，证明流水不腐。又如屋门每日开关一次，门轴因摩擦而发生热力，故不生虫，所以不朽。兹有一人假设活六十岁死，今已学道有年，亦六十岁死，何必修道？又有一人永不漏精，阅此书者，必云可享长生之福，余则不然。无漏固属极好，若不思一处置法，等于无有源头水坑，久之臭味难闻，与久日不用之井水又有何异？只知修性而不修命，乃是修行第一病。盖修性者，阳炁知其下降，下炁永不觉上升，性命

卽不能合一　非接其命　則下氣不能盡量上升　此所以
必用取火之法也
玄靈子王榮華問曰　何爲提火
千峰老人答曰　取火之後　火要發生　將眞火提升後三
關至泥丸　復下降經絳宮到炁穴　內用無念之眞意　提
升下降一周天　混然子曰　時至炁發　機動籟鳴　火從
臍下發　此是當用提火　補我身虧耗之精　行持旣久
耗精補足　方可謂延年益壽
玄悟子李裒白問曰　何爲坎火
千峰老人答曰　坎離者心腎也　神與炁卽坎離之用　離

即不能合一。非接其命，则下炁不能尽量上升，此所以必用取火之法也。

玄灵子王荣华问曰：何为提火？

千峰老人答曰：取火之后，火要发生，将真火提升后三关至泥丸，复下降经绛宫到炁穴，内用无念之真意，提升下降一周天。混然子曰：时至炁发，机动籁鸣，火从脐下发，此是当用提火，补我身亏耗之精。行持既久，耗精补足，方可谓延年益寿。

玄悟子李裒白问曰：何为坎火？

千峰老人答曰：坎离者心肾也，神与炁即坎离之用，离

中藏神是性　坎中藏炁是命　坎火喻眞炁一動　由心下一寸二分爲橐管卽是肝根　眞炁衝至臍下一寸三分　卽是春絃爲籥管　下通陽關　炁發則爲橐籥　不發卽爲坎離　此是發生送精眞炁　由肝根經過籥管至陽關　下至生死竅　爲坎火

玄致子扈大中問曰　何爲坤火

千峰老人答曰　坤者丹田也　又名曰爐　火是元炁　運用坎火　往下行以通督脉　用巽風吸呼之氣　催逼元精使其成躲　卽是載精上升　蓋陽不得陰則不聚　必須使眞炁而馭腎中之精爲火　此爲陰陽和合　由坤位升到乾

中藏神是性，坎中藏炁是命。坎火喻真炁一动，由心下一寸二分为橐管即是肝根，真炁冲至脐下一寸三分，即是春弦为籥管，下通阳关，炁发则为橐籥，不发即为坎离。此是发生送精真炁，由肝根经过籥管至阳关，下至生死窍，为坎火。

玄致子扈大中问曰：何为坤火？

千峰老人答曰：坤者丹田也，又名曰炉，火是元炁。运用坎火，往下行以通督脉，用巽风吸呼之气，催逼元精使其成躲，即是载精上升。盖阳不得阴则不聚，必须使真炁而驭肾中之精为火，此为阴阳和合，由坤位升到乾

頂　若有邪念　元精炁不入正軌　遂進尿道管內　燒得
內裏如同刀割　通身先冷後燒　待至見過紅黃尿後　症
始痊可　此動念之危險　若精炁行過生死竅　經寒關便
入左右腿之兩管　立成聚精之症　或問曰　男女交合
正在精炁外出之際　用眞意將精炁吸回　內腎管出不能
反　又不任其外洩　該坤火燒的膀胱口開張　腰子漸滴
之尿不能持久就得下漏　無師指明　准死無救　先雖遺
尿　漸要遺精　精後紅血　血後是炁　炁無必死　此是
偶得劣人幾句怪誕之詞　以苦爲樂　及至性命已到生死
關頭　恍然惺悟當初之非　然已晚矣　茲將內裏走精線

顶。若有邪念，元精炁不入正轨，遂进尿道管内，烧得内里如同刀割，通身先冷后烧，待至见过红黄尿后，症始痊可。此动念之危险。若精炁行过生死窍，经寒关便入左右腿之两管，立成聚精之症。或问曰：男女交合，正在精炁外出之际，用真意将精炁吸回，内肾管出不能返，又不任其外泄，该坤火烧的膀胱口开张，腰子渐滴之尿不能持久就得下漏，无师指明，准死无救。先虽遗尿，渐要遗精，精后红血，血后是炁，炁无必死。此是偶得劣人几句怪诞之词，以苦为乐，及至性命已到生死关头，恍然惺悟当初之非，然已晚矣。兹将内里走精线

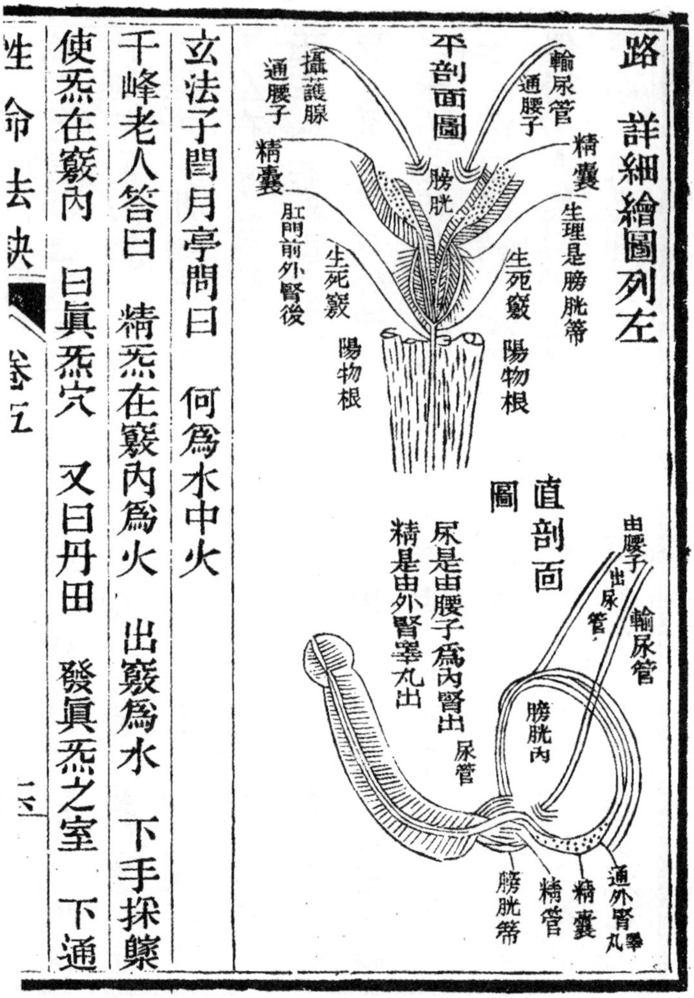
路詳細繪圖列左
玄法子問月亭問曰　何爲水中火
千峰老人答曰　精炁在竅內爲火　出竅爲水　下手採鑠
使炁在竅內　曰眞炁穴　又曰丹田　發眞炁之室　下通

路，详细绘图列左。

玄法子闫月亭问曰：何为水中火？

千峰老人答曰：精炁在窍内为火，出窍为水。下手采鑠，使炁在窍内，曰真炁穴，又曰丹田，发真炁之室，下通

內腎管曰龍宮　其精屬水　水性沈重　朝朝下流　其神
即火　火性輕浮　刻刻上焰　個人時時走眞炁而竟不知
故有生老病死苦之患　眞炁自走不知　非口鼻吸呼之
氣　乃是送精眞炁　人之生死　全以此炁之有無以爲證
驗　人之死去　即是斷的此炁　試思人身　與生前之筋
骨皮毛血五臟六腑　絲毫不差　所少者即此眞炁耳　玄
宣子又問曰　師言時時刻刻走眞炁　應使何法　方保眞
炁永不外漏　千峰老人答曰　僅是閉陽關一法訣　准可
保其不死長生　金仙證論曰　陽關一閉個個長生　學者
速訪明師　求受眞訣　修煉水火同宮　水在下火在上

内肾管曰龙宫。其精属水，水性沉重，朝朝下流；其神即火，火性轻浮，刻刻上焰。个人时时走真炁而竟不知，故有生老病死苦之患。真炁自走不知，非口鼻吸呼之气，乃是送精真炁。人之生死，全以此炁之有无以为证验，人之死去，即是断的此炁。试思人身，与生前之筋骨、皮毛、血、五脏、六腑，丝毫不差，所少者即此真炁耳。

玄宣子又问曰：师言时时刻刻走真炁，应使何法，方保真炁永不外漏？

千峰老人答曰：仅是闭阳关一法诀，准可保其不死长生。《金仙证论》曰：阳关一闭，个个长生。学者速访明师，求受真诀，修炼水火同宫。水在下火在上，

火入水中　心空火不焰上　水得火煎　水不下流　此水火既濟之功　久則自然化而成炁　眞陽之自舉　由於精炁在內發生　曰水中火發　我師曰　丹田精炁動外出曰水　逆回曰元炁　喻其名爲漕溪水　又曰海水　又曰洞水逆流　又曰西江水灌太子頂　每遇水中火發　急速逆回煉之　及見六景現前　乃是舍利子已足之現象也

玄活子郭繼平問曰　何爲爐中火

千峰老人答曰　以形言之　神炁動在丹田曰爐　神炁上升於頂曰鼎　無神炁卽無爐鼎之可言　故老祖沖虛子曰　鼎鼎原無鼎　又呂祖曰　眞爐鼎　眞橐籥　知之眞者

火入水中，心空火不焰上，水得火煎，水不下流，此水火既济之功。久则自然化而成炁，真阳之自举，由于精炁在内发生，曰水中火发。我师曰：丹田精炁动外出曰水，逆回曰元炁，喻其名为漕溪水，又曰海水，又曰洞水逆流，又曰西江水灌太子顶。每遇水中火发，急速逆回炼之，及见六景现前，乃是舍利子已足之现象也。

玄活子郭继平问曰：何为炉中火？

千峰老人答曰：以形言之，神炁动在丹田曰炉，神炁上升于顶曰鼎，无神炁即无炉鼎之可言。故老祖冲虚子曰：鼎鼎原无鼎。又吕祖曰：真炉鼎，真橐籥。知之真者，

而後用之眞　煉眞爐火者　須得師之下手眞傳　採外
鼛是也　今再細論　以便後學　可知下手途境　夫採外
鼛者　外陽舉時　認清是否身中活子時到　速勒陽關調
外鼛　及至調到鼛産神知　精炁撞出之時　身體斜卧
中指點住生死竅　趕快用巽風六候槖籥闔闢收回　採畢
恐其有漏　故用封固呼吸　攝住精炁　然後再用週天沐
浴火候　元精皆化爲元炁　此卽謂煉精化氣之漸法也
精炁補足　乃與童身無別　翠虛篇云　西南路上月華明
大道還從此處生　此是丹田内鼛足　陽氣上達麗於目
行住坐卧　眼前不離白光　久之由白光變爲金光　此

而后用之真。炼真炉火者，须得师之下手真传，采外鼛是也。今再细论，以便后学，可知下手途径。夫采外鼛者，外阳举时，认清是否身中活子时到，速勒阳关调外鼛。及至调到鼛产神知，精炁撞出之时，身体斜卧，中指点住生死窍，赶快用巽风、六候、橐籥、阖辟收回。采毕恐其有漏，故用封固呼吸，摄住精炁，然后再用周天沐浴火候，元精皆化为元炁，此即谓炼精化炁之渐法也。精炁补足，乃与童身无别。《翠虚篇》云：西南路上月华明，大道还从此处生。此是丹田内鼛足，阳气上达丽于目，行住坐卧，眼前不离白光。久之由白光变为金光，此

爲金光一現　若至二現　當可止火　稍不謹慎　危險立至　則前功盡棄　此其難也

此七火者　是先天元炁之火　能化外呼吸而助元神　元神者不神之神也　用三昧眞火能化形還虛而助道成　三昧眞火者　卽神之金光　學者遇明師求指三昧眞金光之火候口訣　纔能以登大羅金仙　若謂眼內有無數之金光　便以爲三昧眞金光火則誤也　眞金光火者　金光現於身前　空中法身漸覺近我光前　以法聚光　兩光相撞　遂得法身　使其入於身內　乳哺三年則凡身皆化爲炁矣　斯謂陽神出現　聚則成形　散則爲炁　仍與太虛同體

为金光一现。若至二现，当可止火，稍不谨慎，危险立至，则前功尽弃，此其难也。

此七火者，是先天元炁之火，能化外呼吸而助元神，元神者不神之神也。用三昧真火能化形还虚而助道成，三昧真火者，即神之金光。学者遇明师求指三昧真金光之火候口诀，才能以登大罗金仙。若谓眼内有无数之金光，便以为三昧真金光火则误也。真金光火者，金光现于身前，空中法身渐觉近我光前，以法聚光，两光相撞，遂得法身，使其入于身内，乳哺三年则凡身皆化为炁矣。斯谓阳神出现，聚则成形，散则为炁，仍与太虚同体？

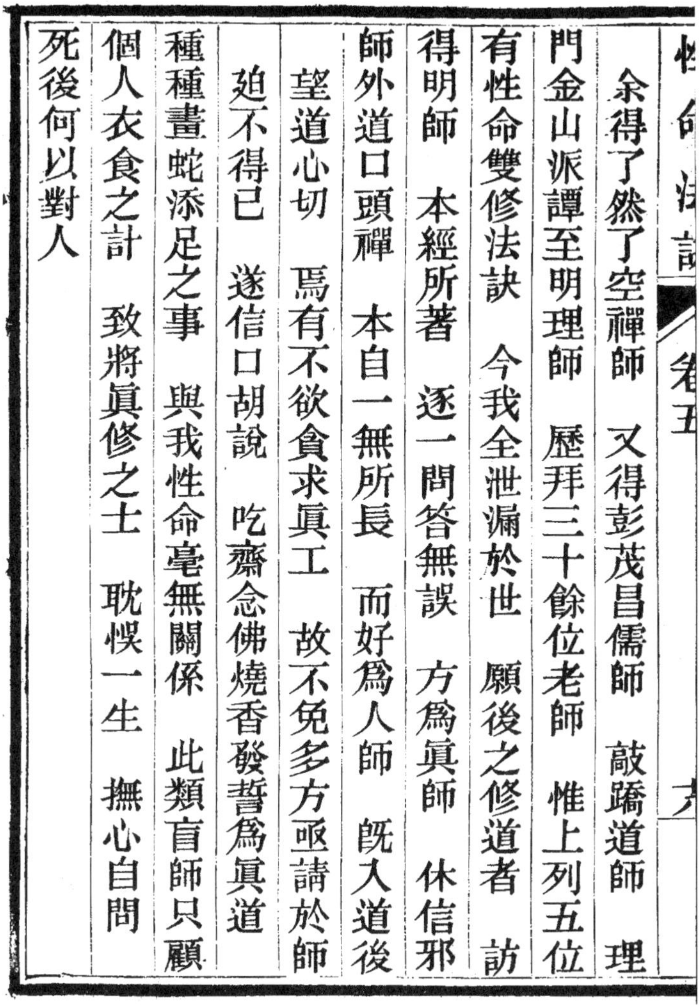

性命法訣　卷五

余得了然了空禪師　又得彭茂昌儒師　敲蹻道師　理門金山派譚至明理師　歷拜三十餘位老師　惟上列五位有性命雙修法訣　今我全泄漏於世　願後之修道者　訪得明師　本經所著　逐一問答無誤　方爲眞師　休信邪師外道口頭禪　本自一無所長　而好爲人師　旣入道後望道心切　焉有不欲貪求眞工　故不免多方亟請於師迫不得已　遂信口胡說　吃齋念佛燒香發誓爲眞道種種畫蛇添足之事　與我性命毫無關係　此類盲師只顧個人衣食之計　致將眞修之士　耽悞一生　撫心自問死後何以對人

余得了然、了空禅师，又得彭茂昌儒师、敲蹻道师、理门金山派谭至明理师，历拜三十余位老师，惟上列五位有性命双修法诀。今我全泄漏于世，愿后之修道者，访得明师，本经所著，逐一问答无误，方为真师。休信邪师外道口头禅，本自一无所长，而好为人师。既入道后，望道心切，焉有不欲贪求真功，故不免多方亟请于师，迫不得已，遂信口胡说吃斋、念佛、烧香、发誓为真道。种种画蛇添足之事，与我性命毫无关系。此类盲师只顾个人衣食之计，致将真修之士，耽误一生，抚心自问，死后何以对人？

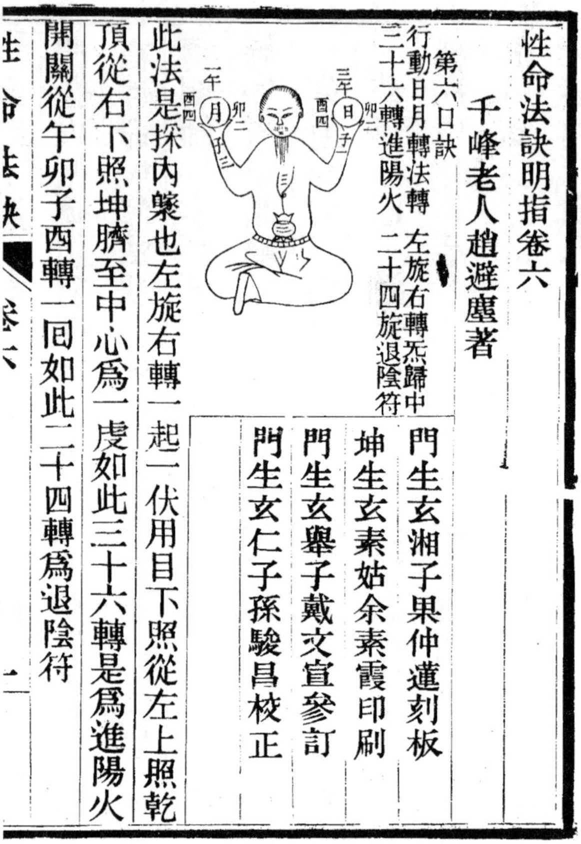
性命法訣明指卷六
千峰老人趙避塵著
第六口訣
行動日月轉法轉　左旋右轉炁歸中
三十六轉進陽火　二十四旋退陰符
門生玄湘子果仲蓮刻板
坤生玄素姑余素霞印刷
門生玄舉子戴文宣參訂
門生玄仁子孫駿昌校正
此法是採內藥也左旋右轉一起一伏用目下照從左上照乾頂從右下照坤臍至中心爲一度如此三十六轉是爲進陽火開關從午卯子酉轉一回如此二十四轉爲退陰符
性命法訣　卷六　二

性命法诀明指卷六

千峰老人赵避尘著

门生玄湘子果仲莲刻板

坤生玄素姑余素霞印刷

门生玄举子戴文宣参订

门生玄仁子孙骏昌校正

第六口诀卯酉周天进阳火退阴符

行动日月转法轮　左旋右转炁归中

三十六转进阳火　二十四旋退阴符

此法是采内鑗也，左旋右转，一起一伏，用目光下照。从左上照乾顶，从右下照坤脐，至中心为一度，如此三十六转，是为进阳火。开关，从午卯子酉转一回，如此二十四转，为退阴符。

前第四卷採外藥　純粹還精補腦眞功　後升爲進陽火又爲入火三十六數　前降爲退陰符又爲降火二十四數　此是一吸一呼　神炁同時行住於赤黃兩道之意　神是眼睛轉動　炁是送精眞炁轉動　同行同住謂之採外藥　外藥保身無病　內藥保命　命者元炁也　此卷乃是卯酉周天之火　煉內藥之法也　亦爲內交媾　係汝已採充足之外藥　彼時因風火相激　眞炁上升於腦　眼睛左旋右轉一起一伏　腦氣筋與神經系和合　斯時腦髓充滿發漲　頓覺榮光發現　有形無相採內藥　俗名煉丹是也　內藥之榮光　卽爲玄關　又曰口難說目前　得見是忘機　昔我

前第四卷采外药，纯粹还精补脑真功。后升为进阳火，又为入火三十六数；前降为退阴符，又为降火二十四数。此是一吸一呼，神炁同时行住于赤黄两道之意。神是眼睛转动，炁是送精真炁转动，同行同住谓之采外药。外药保身无病，内药保命，命者元炁也。此卷乃是卯酉周天之火，炼内药之法也，亦为内交媾。系汝已采充足之外药，彼时因风火相激，真炁上升于脑，眼睛左旋右转、一起一伏，脑气筋与神经系和合，斯时脑髓充满发涨，顿觉荣光发现。有形无相采内药，俗名炼丹是也。内药之荣光，即为玄关。又曰：口难说目前，得见是忘机。昔我師曰：陰陽轉動和腦髓，發長精神玄關出。陳泥丸云：眞陰眞陽是眞道，只在眼前何遠討。火候歌云：欲透玄玄須謹獨，謹獨工夫機在目。千峰老人曰：日月轉動合陰陽，腦髓總部發榮光。只曉乾坤交媾採外藥，不知卯酉周天收內藥，如有車而無輪，有舟而無舵，欲望遠載，豈可得乎？且藥歸爐，非用陽火陰符周天三百六十五度四分之一火候，不能將精炁化爲榮光，以爲金丹之苗。滿面春風，精神清爽，血液活動，呼吸舒暢，消化健旺。不然，外藥任其在爐，不以火化炁，蓋人難得元體，皆是七寶五漏之軀，故有下漏，漏則精囊虛空。例如茶盅

师曰：阴阳转动和脑髓，发长精神玄关出。陈泥丸云：真阴真阳是真道，只在眼前何远讨。《火候歌》云：欲透玄玄须谨独，谨独功夫机在目。千峰老人曰：日月转动合阴阳，脑髓总部发荣光。只晓乾坤交媾采外簝，不知卯酉周天收内药，如有车而无轮，有舟而无舵，欲望远载，岂可得乎？且簝归炉，非用阳火阴符周天三百六十五度四分之一火候，不能将精炁化为荣光，以为金丹之苗。满面春风，精神清爽，血液活动，呼吸舒畅，消化健旺。不然，外簝任其在炉，不以火化炁，盖人难得元体，皆是七宝五漏之躯，故有下漏，漏则精囊虚空。例如茶盅

性命法訣　卷六　二

一枚爲爐　精炁爲水　若不加火　水不化炁而上升　反而加水　滿盛茶盅　如再加水　超過最高部位　不能容納　勢必溢出無疑　故精滿足遲早仍復自洩之鉄証　非從師學　未易悟入　不求明師　任汝千修萬煉　難免夜內走失之患　詎不大可惜哉

玄猷子馮文輸問曰　師言採外腎畢　不學陽火陰符則精不化炁　夜內失丹　弟子已煉採腎多次　無有陽火陰符之功　夜內未曾走失　此何故也

千峰老人答曰　善哉汝之所問　按汝初得其法　每次所補者　不過昔日精囊虛空之處　待至積累既久　精囊滿

一枚为炉，精炁为水，若不加火，水不化炁而上升，反而加水，满盛茶盅，如再加水，超过最高部位，不能容纳，势必溢出无疑。故精满足迟早仍复自泄之铁证，非从师学，未易悟入。不求明师，任汝千修万炼，难免夜内走失之患，讵不大可惜哉？

玄猷子冯文输问曰：师言采外肾毕，不学阳火阴符则精不化炁，夜内失丹。弟子已炼采肾多次，无有阳火阴符之功，夜内未曾走失，此何故也？

千峰老人答曰：善哉汝之所问，按汝初得其法，每次所补者，不过昔日精囊虚空之处。待至积累既久，精囊满

足　斯時不得陽火陰符火候鍛鍊　比如泥土欲使成磚
須經煤火燃燒多日　變爲堅固之質　不然一經潮濕　立
化土泥　故陽火陰符之功用大矣　丹經云　鼎內若無眞
種子　如同水火煮空鐺　其斯之謂也　吾今詳細言之
蓋眼睛部位雖分兩邊　其根則一　總得眼睛轉動　斗柄
之機斡旋　左眼屬東爲木性　右眼屬西爲金性　木性轉
西愛金　金性轉東戀木　此爲金木交併　腦氣筋因感受
混合　遂發漲而歸一　引入𩩲髓內泡　將採得外鑠　化
爲保命眞炁　收歸我有　卽是命歸性眞功　和而爲一
纔是性命雙修之大法　專依枯坐修性　不兼顧命　殊爲

足，斯时不得阳火阴符火候煅炼，比如泥土欲使成砖，须经煤火燃烧多日，变为坚固之质，不然一经潮湿，立化土泥，故阳火阴符之功用大矣。丹经云：鼎内若无真种子，如同水火煮空铛。其斯之谓也。吾今详细言之，盖眼睛部位虽分两边，其根则一，总得眼睛转动，斗柄之机斡旋。左眼属东为木性，右眼属西为金性，木性转西爱金，金性转东恋木，此为金木交并。脑炁筋因感受混合，遂发涨而归一，引入延髓内泡，将采得外鑠，化为保命真炁，收归我有，即是命归性真功，和而为一，才是性命双修之大法。专依枯坐修性，不兼顾命，殊为

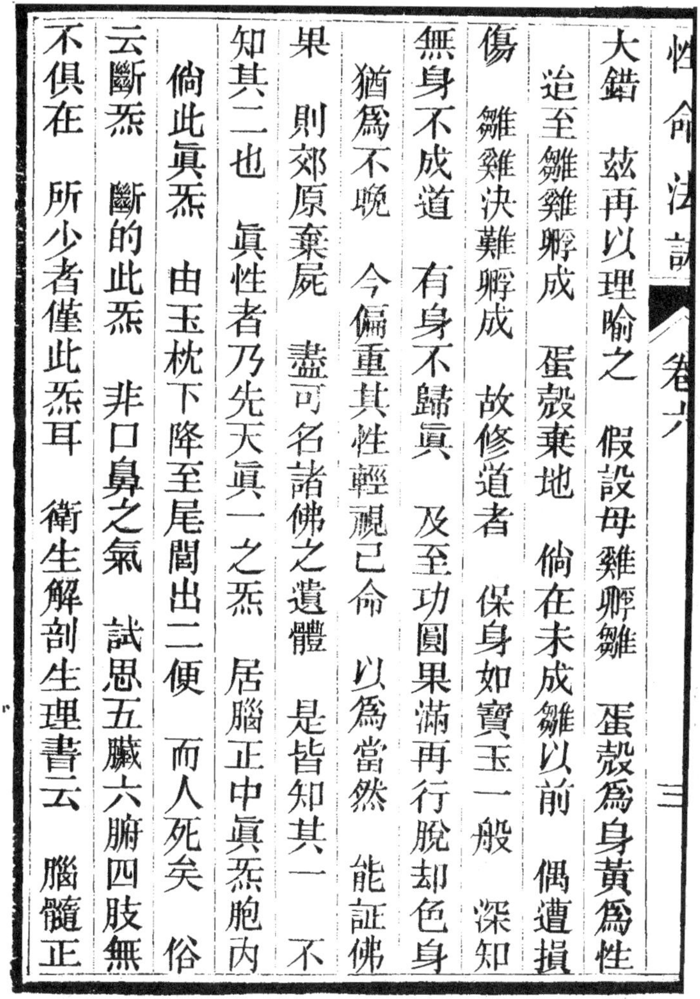
性命法訣　卷六　三

大錯　茲再以理喻之　假設母雞孵雛　蛋殼爲身黄爲性　迨至雛雞孵成　蛋殼棄地　倘在未成雛以前　偶遭損傷　雛雞決難孵成　故修道者　保身如寶玉一般　深知無身不成道　有身不歸眞　及至功圓果滿再行脫刦色身　猶爲不晚　今偏重其性輕視己命　以爲當然　能証佛果　則郊原棄屍　盡可名諸佛之遺體　是皆知其一　不知其二也　眞性者乃先天眞一之炁　居腦正中眞炁胞内　倘此眞炁　由玉枕下降至尾閭出二便　而人死矣　俗云斷炁　斷的此炁　非口鼻之氣　試思五臟六腑四肢無不俱在　所少者僅此炁耳　衛生解剖生理書云　腦髓正

大错。兹再以理喻之，假设母鸡孵雏，蛋壳为身黄为性，迨至雏鸡孵成，蛋壳弃地，倘在未成雏以前，偶遭损伤，雏鸡决难孵成。故修道者，保身如宝玉一般，深知无身不成道，有身不归真，及至功圆果满再行脱却色身，犹为不晚。今偏重其性轻视己命，以为当然能证佛果，则郊原弃尸，尽可名诸佛之遗体，是皆知其一，不知其二也。真性者乃先天真一之炁，居脑正中真炁胞内，倘此真炁，由玉枕下降至尾闾出二便，而人死矣，俗云断炁，断的此炁，非口鼻之气。试思五脏六腑四肢无不俱在，所少者仅此炁耳。卫生解剖生理书云：脑髓正

中有一胞　爲左右水房　惜該衛生家再未深究　胞內是水是炁　我師了然　了空　授我時曰　性命雙修眞性是炁胞　解剖生理諸書曰　將腦體烹熱　用刀解剖　見正中胞內有水　故曰水房　千峰老人曰　此水純是烹的熱氣之水　人死之後　只是空胞無炁　經此一烹　熱氣入內　溫度低減　遂化成水　此爲死後解剖　決非其人在世說法　故人洩精必先有送精眞炁　係由延髓上炁胞發動　經夾脊至尾底骨神經系而出　有此眞性炁　精蟲立卽活動　無之　雖有精蟲　亦無生機　該炁胞上通腦　下通尾底骨　中通各神經　爲生命總炁根　名曰延髓

中有一胞，为左右水房。惜该卫生家再未深究，胞内是水是炁？我师了然、了空授我时曰：性命双修真性是炁胞。解剖生理诸书曰：将脑体烹热，用刀解剖，见正中胞内有水，故曰水房。千峰老人曰：此水纯是烹的热气之水，人死之后，只是空胞无炁，经此一烹，热气入内，温度低减，遂化成水，此为死后解剖，决非其人在世说法。故人泄精必先有送精真炁，系由延髓上炁胞发动，经夹脊至尾骶骨神经系而出。有此真性炁，精虫立即活动；无之，虽有精虫，亦无生机。该炁胞上通脑，下通尾骶骨，中通各神经，为生命总炁根，名曰延髓。

由腦橋中分出十二對炁管腺　分佈於五官　腦橋下小腦
由中分佈出九對炁管腺　主內吸呼下嚥循環種種作用
又至脊髓中分佈出三十二對炁管腺　穿椎骨間小孔而出
炁泡　以滋潤全身　故養我生命者　却為炁泡　形圖列
後

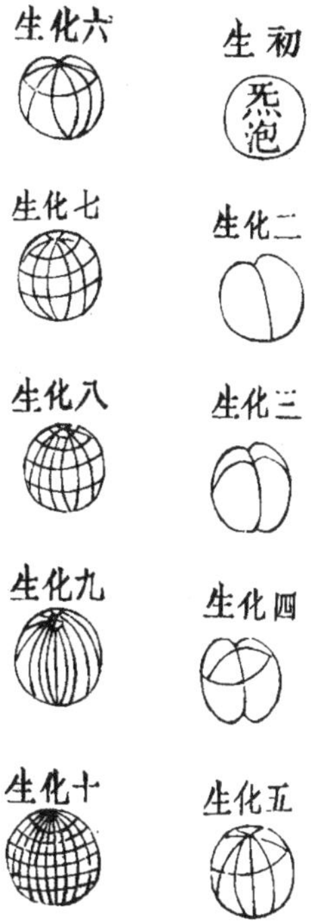

炁泡生時　由於飲食穀炁之精　最初發生　僅一炁泡

由脑桥中分出十二对炁管腺，分布于五官；脑桥下小脑中分布出九对炁管腺，主内吸呼、下咽、循环种种作用；又至脊髓中分布出三十二对炁管腺，穿椎骨间小孔而出炁泡，以滋润全身。故养我生命者，却为炁泡，形图列后。

炁泡生时，由于饮食谷炁之精，最初发生，仅一炁泡，

次第緊縊其膜　剎那之時　裂分兩球　如此變化繁殖
漸成無數小球　營養全體　偶覺春心一動　便無法訣收
回　順由脊髓下尾底骨神經系泄出　焉能獲壽保年　泄
出者非他　乃先天祖炁也　雖未實行其事　而骨髓內之
炁泡　順出陽關逃散矣
玄功子龍占鰲問曰　師言人之生命　全在大腦中心眞炁
泡　有之則生　無之則死　此炁是口鼻吸呼之氣　請師
明白示知
千峰老人答曰　此炁非是口鼻之氣　口鼻之氣　均由肺
管出入　或因急症　驟然口鼻氣絕　眞炁尚存　設法救

次第紧缢其膜，刹那之时，裂分两球。如此变化繁殖，渐成无数小球，营养全体。偶觉春心一动，便无法诀收回，顺由脊髓下尾骶骨神经系泄出，焉能获寿保年？泄出者非他，乃先天祖炁也。虽未实行其事，而骨髓内之炁泡，顺出阳关逃散矣。

玄功子龙占鳌问曰：师言人之生命，全在大脑中心真炁泡，有之则生，无之则死，此炁是口鼻吸呼之气？请师明白示知。

千峰老人答曰：此炁非是口鼻之气。口鼻之气，均由肺管出入。或因急症，骤然口鼻气绝，真炁尚存，设法救

治　立可甦生　若云以相當手術　吹進多量温氣　而亦不能使之復活　此眞炁是內裡眞炁　該炁不存　外面口鼻吸呼立斷　汝見彌月小孩　頭蓋骨內眞炁　一咕一咕跳動　如口鼻吸呼氣閉住　內裡眞炁自動　成年之人口鼻吸呼氣閉住　自已內裡脈動　如手腕寸口脈頭部發現　昔我師云　人學長生不老　總得還精補腦　翠虛篇云　天有七星　地有七寶　人有七竅　權歸腦　法寶遺珠云　識得本來眞面目　始知生死在泥丸　此處卽釋迦摩頂受戒之處　乃是玄中之玄　天中之中處　下是玄膺穴正對氣管　聲音帶就是開口　看肉簾之後　兩邊有薄

治，立可苏生。若云以相当手术，吹进多量温气，而亦不能使之复活。此真炁是内里真炁，该炁不存，外面口鼻吸呼立断。汝见弥月小孩，头盖骨内真炁，一咕一咕跳动，如口鼻吸呼气闭住，内里真炁自动。成年之人，口鼻吸呼气闭住，自己内里脉动，如手腕寸口脉头部发现。昔我师云：人学长生不老，总得还精补脑。《翠虚篇》云：天有七星，地有七宝，人有七窍，权归脑。《法宝遗珠》云：识得本来真面目，始知生死在泥丸。此处即释迦摩顶受戒之处，乃是玄中之玄，天中之中处。下是玄膺穴，正对气管，声音带就是开口，看肉帘之后，两边有薄

肉如簾　爲口之氣界　用以遮掩鼻底兩孔　免物錯入鼻

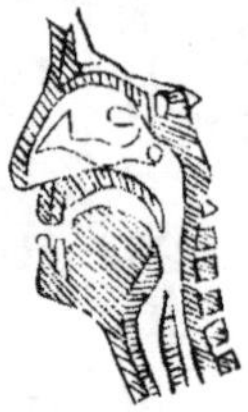

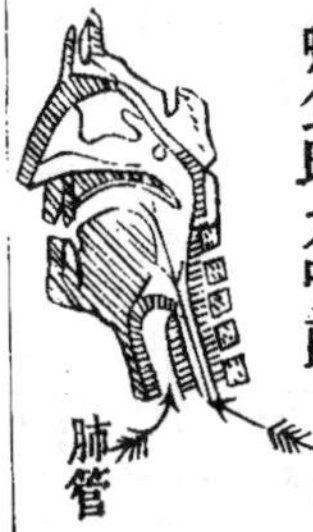

中　該吊中之際　有七路相通　其前爲口　其上爲兩鼻孔　鼻孔後有左右兩氣管　通於耳舌根之下　前爲氣喉　後爲食咽　共成七路　食物至此　由食管而下　直入胃脘　氣喉在前　下通肺臟　吸呼作用　吸養吐炭　養我身血液　若用撒手口訣　先天炁斷立死矣　學道無成　不願在世者　先言我某日某時某刻死　即用此撒手法自死也　昔年老比丘　死不是死　生不是生　無所用也

肉如帘，为口之气界，用以遮掩鼻底两孔，免物错入鼻中。该吊中之际，有七路相通：其前为口，其上为两鼻孔，鼻孔后有左右两气管，通于耳；舌根之下，前为气喉，后为食咽，共成七路。食物至此，由食管而下，直入胃脘。气喉在前，下通肺脏，吸呼作用，吸氧吐碳，养我身血液。若用撒手口诀，先天炁断立死矣。学道无成，不愿在世者，先言我某日某时某刻死，即用此撒手法自死也。昔年老比丘，死不是死，生不是生，无所用也，

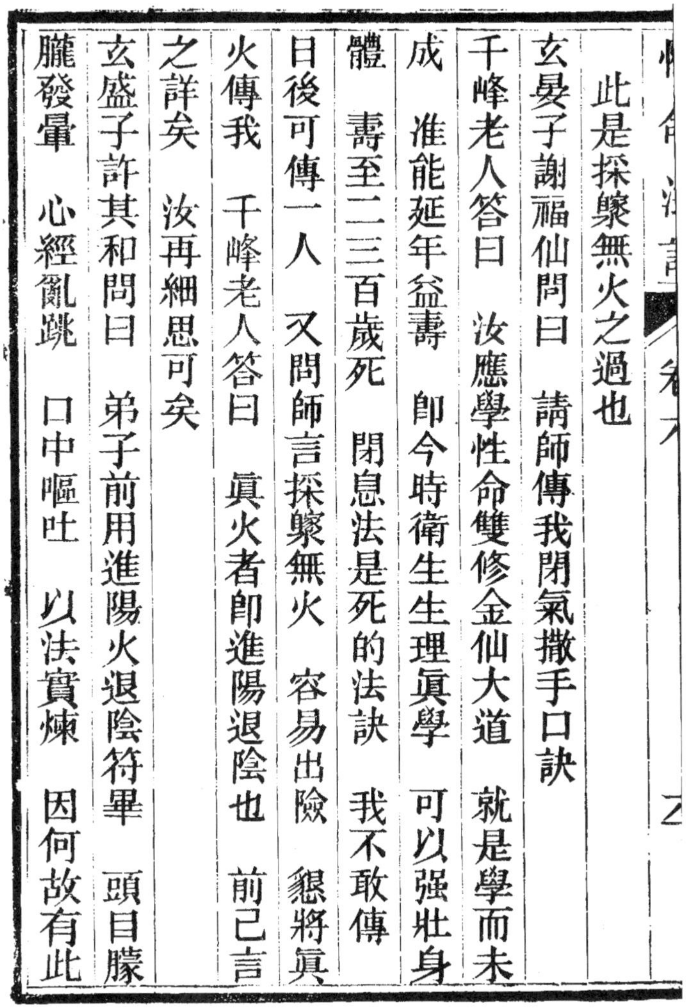
此是採鑠無火之過也
玄晏子謝福仙問曰　請師傳我閉氣撒手口訣
千峰老人答曰　汝應學性命雙修金仙大道　就是學而未
成　准能延年益壽　卽今時衛生生理眞學　可以強壯身
體　壽至二三百歲死　閉息法是死的法訣　我不敢傳
日後可傳一人　又問師言採鑠無火　容易出險　懇將眞
火傳我　千峰老人答曰　眞火者卽進陽退陰也　前已言
之詳矣　汝再細思可矣
玄盛子許其和問曰　弟子前用進陽火退陰符畢　頭目朦
朧發暈　心經亂跳　口中嘔吐　以法實煉　因何故有此

此是采鑠无火之过也。

玄宴子谢福仙问曰：请师传我闭气撒手口诀。

千峰老人答曰：汝应学性命双修金仙大道，就是学而未成，准能延年益寿，即今时卫生生理真学，可以强壮身体，寿至二三百岁死。闭息法是死的法诀，我不敢传，日后可传一人。

又问：师言采鑠无火，容易出险，恳将真火传我。

千峰老人答曰：真火者即进阳退阴也，前已言之详矣，汝再细思可矣。

玄盛子许其和问曰：弟子前用进阳火退阴符毕，头目朦胧发晕，心经乱跳，口中呕吐。以法实炼，因何故有此

病　乞師示知

千峰老人答曰　莫採外藥　空煉眞火　定得頭暈目眩之症　必須爐內有藥　方敢動用眞火　使精化炁　腦力發漲　舒我筋骨　壯我脊髓　周身漸次靈敏輕快　無異昔日童年狀況　我師譚來生金山派有下手法　而無火候以濟其功　故積精不化　仰仗每日睡眠時　神火下降微力　難望其得長生之妙寶也

玄空子倪寶麟問曰　弟子前入一門　據說是眞道　命我念若干經　持齋不殺生　敬惜字紙　捐助鉅數銀錢　謂印善書放生　始能與我天榜掛名　地府抽丁　人皆有罪

病？乞师示知。

千峰老人答曰：没采外药，空炼真火，定得头晕目眩之症。必须炉内有药，方敢动用真火，使精化炁，脑力发涨，舒我筋骨，壮我脊髓，周身渐次灵敏轻快，无异昔日童年状况。我师谭来生金山派有下手法，而无火候以济其功，故积精不化，仰仗每日睡眠时，神火下降微力，难望其得长生之妙宝也。

玄空子倪宝麟问曰：弟子前入一门，据说是真道。命我念若干经，持斋不杀生，敬惜字纸，捐助钜数银钱。谓印善书放生，始能与我天榜挂名、地府抽丁，人皆有罪，

多念經多印書多放生　方可罪孽減輕　等候幾年　花錢無數　燒香多捆　傳授兩眉中間爲玄關　可稱眞道否

千峰老人答曰　不是眞道是正道　教人持齋念佛念經燒香參禪打坐問話頭　此乃黃葉止小兒啼之法　與我性命毫無關係　捐資印書放生　就能免罪　須得交與彼輩任其分配　纔算功德無量　恐交千元　九百收歸己有爲避免指摘計　略事敷衍　餘百元印書　鯉魚數尾　放在河內　實爲大有可觀之舉動　汝若質問天榜掛的何名　地府抽的何丁　彼之師早經死去　只可語塞　個人性命　尚且不保　靦不知恥　而欲與人掛名抽丁　豈不甚

多念经、多印书、多放生，方可罪孽减轻。等候几年，花钱无数，烧香多捆，传授两眉中间为玄关，可称真道否？

千峰老人答曰：不是真道，是正道。教人持斋念佛、念经烧香、参禅打坐、问话头，此乃黄叶止小儿啼之法，与我性命毫无关系。捐资印书放生，就能免罪？须得交与彼辈，任其分配，才算功德无量？恐交千元，九百收归己有，为避免指责计，略事敷衍，余百元印书，鲤鱼数尾，放在河内，实为大有可观之举动。汝若质问天榜挂的何名，地府抽的何丁，彼之师早经死去，只可语塞。个人性命，尚且不保，靦不知耻，而欲与人挂名抽丁，岂不甚

可羞歟　除有敬惜字紙　實敬聖賢　可以效法　尤有教人戒色斷後儕輩　實是世界人類中大害　若果人皆戒色斷後　世界早無人煙　即三教聖人釋迦住山時留下後　老子代代有後　孔子至今有後　奉請傳道爲人師者　一言之下　世界少生幾許有用人材　仍不悔改　執迷不悟　即是滅國滅種之道　徒損人不利己　以吾所言　修道不戒色實在戒色　與後嗣無干　丹經云　用鉛不用鉛　即向鉛上作　及到用鉛時　用鉛還是错　然既要戒色　又要留後　莫遇明師　眞理難明　大智士學道　眞僞自知　若是僞道　可速訪眞道　休誤此生　或曰本擬入正

可羞欤？除有敬惜字纸，实敬圣贤，可以效法。尤有教人戒色断后侪辈，实是世界人类中大害，若果人皆戒色断后，世界早无人烟。即三教圣人，释迦住山时留下后，老子代代有后，孔子至今有后。奉请传道为人师者，一言之下，世界少生几许有用人材，仍不悔改，执迷不悟，即是灭国灭种之道，徒损人不利己。以吾所言，修道不戒色实在戒色，与后嗣无干。丹经云：用铅不用铅，即向铅上作，及到用铅时，用铅还是错。然既要戒色，又要留后，莫遇明师，真理难明，大智士学道，真伪自知。若是伪道，可速访真道，休误此生。

或曰：本拟入正

道　但既發重誓於前　焉肯應誓於後　補救乏術　縱知
其眞　徒喚奈何　千峰老人答曰　爾可焚香一股　將前
發的誓願退還　不然我身代汝擔此誓願　今再覆言慧命
經曰　智者得眞師而明　愚者被師而誤　皆因不悟羣書
簡易之妙　就是神炁而已　神炁卽性命　性命卽心腎
心腎卽鉛汞　鉛汞卽龍虎　龍虎卽坎離　坎離卽鼎爐
諸般名詞　千名萬喻　不出性命二字　除此而外　都是
誆哄愚夫之進門法耳　如決心學道　要學延年益壽之法
余之師全在世　可作証驗　卽師祖柳華陽　民國十九年
來北平度余弟子　最近度道者　多設乩壇　假手以神

道，但既发重誓于前，焉肯应誓于后？补救乏术，纵知其真，徒唤奈何？

千峰老人答曰：尔可焚香一股，将前发的誓愿退还，不然我身代汝担此誓愿。今再复言，《慧命经》曰：智者得真师而明，愚者被师而误。皆因不悟群书简易之妙，就是神炁而已。神炁即性命，性命即心肾，心肾即铅汞，铅汞即龙虎，龙虎即坎离，坎离即鼎炉。诸般名词，千名万喻，不出性命二字，除此之外，都是诓哄愚夫之进门法耳。如决心学道，要学延年益寿之法。余之师全在世，可作证验，即祖师柳华阳，民国十九年来北平度余弟子。最近度道者，多设乩坛，假手以神，

說話照像　殊不知乃是靈鬼操縱　又如同善社略有性命
眞功　竟令學者捐資買功　發大誓願　阻止再入他道
早經國家禁止　故受淘汰　彼無全訣　禁人入正道　其
罪大矣　其餘悟善社　慈善社　聖賢道　聖人道　天地
門　太上門　混元門　東西華堂　三聖教　道德學社
先後天道　學好門　一柱香　歸一道　中央道　白陽道
跪香道　五仙頂香門　意氣功　羅漢門　大儒門　秘
密還鄉道　南海門　打七門　念經門　念咒門　拜北斗
門　看月光門　看日光門　吸氣門　八段錦　六字法
九字道　黃帝採戰　老彭採戰　三峰採戰　善遇會　五

说话照像，殊不知乃是灵鬼操纵。又如同善社略有性命真功，竟令学者捐资买功，发大誓愿，阻止再入他道，早经国家禁止，故受淘汰。彼无全诀，禁人入正道，其罪大矣。其余悟善社、慈善社、圣贤道、圣人道、天地门、太上门、混元门、东西华堂、三圣教、道德学社、先后天道、学好门、一柱香、归一道、中央道、白阳道、跪香道、五仙顶香门、意气功、罗汉门、大儒门、秘密还乡道、南海门、打七门、念经门、念咒门、拜北斗门、看月光门、看日光门、吸气门、八段锦、六字法、九字道、黄帝采战、老彭采战、三峰采战、善遇会、五

台道　十佛祖　五佛祖　催眠術　靈子術　眞武門　天
師門　遁法術　六丁六甲門　天地會　八卦教　閉氣法
納氣嚥津內視存想門　忍寒食䅹摩臍輪門　長坐不卧
門　大同食己精爲還元門　揑尾閭爲閉關門　採女經爲
紅鉛門　有在理戒煙酒門　該門有五字眞經　煉性命眞
功　凡夫不知　余將五字經逐字解釋著書　使人皆知有
保命眞功　以上等等道門道社　內中亦有性命雙修無全
訣者　亦有修性的　亦有修命的　亦有心想磕頭上天的
亦有心想求來世轉生公伯王侯者　亦有好色想身壯成
仙者　亦有與人治病念咒者　亦有持齋念佛　心想我是

台道、十佛祖、五佛祖、催眠术、灵子术、真武门、天师门、遁法术、六丁六甲门、天地会、八卦教、闭气法、纳气咽津内视存想门、忍寒食秽摩脐轮门、长坐不卧门、大同食己精为还元门、捏尾闾为闭关门、采女经为红铅门。有在理戒烟酒门，该门有五字真经，炼性命真功，凡夫不知，余将五字经逐字解释著书，使人皆知有保命真功。以上等等道门道社，内中亦有性命双修无全诀者，亦有修性的，亦有修命的，亦有心想磕头上天的，亦有心想求来世转生公伯王侯者，亦有好色想身壮成仙者，亦有与人治病念咒者，亦有持斋念佛心想我是

佛者　以上各門各社　統是教人學好　少作惡事　就是
不得性命全訣　然而亦是學好人　以上皆可學　但內有
害人之道　教人用女子採煉者　亦有食自精爲還精補腦
已至食自屎爲避穀者　亦有打七參禪絶後嗣之各道
皆不可學　有害身家　學者細心辯之　惟有儒　釋道
傳留一訣一法　即是神炁而已　從首至尾　並無難行之
事　奈何世人一入傍門　被其誓願定住　跳不出網羅
三教念書傳經傳道　未嘗教人發誓　且余入過三十餘門
全發大誓願　惟我了然　了空　師尊　不教人發誓願
傳畢曰子留後脈後　自有天命可緒命脈　昔年世尊不

佛者，以上各门各社，统是教人学好，少作恶事，就是不得性命全诀，然而亦是学好人。以上皆可学，但内有害人之道：教人用女子采炼者，亦有食自精为还精补脑，以至食自屎为辟谷者，亦有打七参禅绝后嗣之各道，皆不可学，有害身家，学者细心辨之。惟有儒、释、道传留一诀一法，即是神炁而已，从首至尾，并无难行之事。奈何世人一入旁门，被其誓愿定住，跳不出网罗。三教念书传经传道，未尝教人发誓，且余入过三十余门，全发大誓愿。惟我了然、了空师尊，不教人发誓愿。传毕曰：子留后脉后，自有天命可续命脉。昔年世尊不

傳堂弟阿難　私傳迦葉爲二祖　又如五祖不傳首座神秀
私傳侍者慧能爲六祖　亦無發誓願　自古至今　眞道
不教人發誓願　假道本無眞功傳人　故用誓願戒律以收
人心耳　考其本心　不教人再訪正道　深怕訪出正道
顯出彼輩漏點　揭破彼爲衣食計　終久不能駐足存身
傳眞道者　自知性命雙修口訣　自尊自貴　不敢輕傳於
人　佛祖願天下人人皆得眞道　度盡衆生　此是仙佛之
心願　余奉勸學道者　入道之後　多閱道書　能得相當
鑒別力　道之眞僞迎刃而解　是道則進　非道則退　即
如近來修道之士　率由感情迷信而來　大半僅屬一時熱

传堂弟阿难，私传迦叶为二祖；又如五祖不传首座神秀，私传侍者慧能为六祖，亦无发誓愿。自古至今，真道不教人发誓愿，假道本无真功传人，故用誓愿戒律以收人心耳。考其本心，不教人再访正道，深怕访出正道，显出彼辈漏点，揭破彼为衣食计，终久不能驻足存身。传真道者，自知性命双修口诀，自尊自贵，不敢轻传于人。佛祖愿天下人人皆得真道，度尽众生，此是仙佛之心愿。余奉劝学道者，入道之后，多阅道书，能得相当鉴别力，道之真伪迎刃而解，是道则进，非道则退。即如近来修道之士，率由感情迷信而来，大半仅属一时热

潮　難以永續　一遇挫折　卽歸散滅　比比然也　蓋人
根性有利鈍　修習有巧拙　故悟有遲速之殊　書曰　或
安而行之　或力而行之　或勉强而行之　及其成功則一
天下決無一蹴可致之事　未有不勞而獲者　初覺難澀
漸脫幼稚　則佳境大來　然若依本經法訣　按次實習
登峰造極　亦並非難　而亦不可忽爲太易　步步進行
不厭不倦　方可漸臻妙境耳　倘久修無效　不可中道
退沮　當更精勵　勉爲其難　實驗親証　不可以小效而
自滿　尤不可以未效而中輟　若遇明師傳授口訣　考與
丹書　絲毫無舛　死心修鍊　勇猛精進　死而後已　周

潮，难以永续，一遇挫折，即归散灭，比比然也。盖人根性有利钝，修习有巧拙，故悟有迟速之殊。《中庸》曰：或安而行之，或力而行之，或勉强而行之，及其成功，一也。天下绝无一蹴可致之事，未有不劳而获者。初觉难涩，渐脱幼稚，则佳境大来。然若依本经法诀，按次实习，登峰造极，亦并非难，而亦不可忽为太易，步步进行，不厌不倦，方可渐臻妙境耳。倘久修无效，不可中道退沮，当更精勤，勉为其难，实验亲证，不可以小效而自满，尤不可以未效而中辍。若遇明师传授口诀，考与丹书，丝毫无舛，死心修炼，勇猛精进，死而后已。周

子云　天地間至尊者道　至貴者德　至難成者人　而人至難得者道德有於身　世人不明此身虛幻　四大假合之物　壽雖曰百年　迨七十歲固亦稀矣　速如水上之漚　瞬若石中之火　一息不來　眞靈已投於別殼　惟有罪孽隨身　趁此身在世　務爲性命拜師　非是小可等閒之舉　孔子師項橐　釋迦師燃燈　老子師元始　三教大聖人無不有師　自古以來　證佛成眞　莫不賴口口相傳　如傳下手時　有和合眞種之功　如傳轉手時　有修煉舍利之功　如傳了手時　有温養道胎之功　如撒手時　有出胎面壁等等功法　吾勸苦志修身者　未遇明師　自己

子云：天地间至尊者道，至贵者德，至难成者人，而人至难得者道德有于身。世人不明此身虚幻，四大假合之物，寿虽曰百年，迨七十岁固亦稀矣。速如水上之沤，瞬若石中之火，一息不来，真灵已投于别壳，惟有罪孽随身。趁此身在世，务为性命拜师，非是小可等闲之举。孔子师项橐，释迦师燃灯，老子师元始，三教大圣人，无不有师。自古以来，证佛成真，莫不赖口口相传。如传下手时，有和合真种之功；如传转手时，有修炼舍利之功；如传了手时，有温养道胎之功；如撒手时，有出胎面壁等等功法。吾劝苦志修身者，未遇明师，自己

看書 萬不可强不知以爲知 自作聰明 有悞金身 呂純陽云 萬刼千生得箇人 須知先世種來因 急速覺悟出迷津 莫使輪廻受苦辛 千峰老人曰 懷抱全訣覓知音 日月神火轉法輪 吸升呼降精化炁 陽火陰符保命根 此功雖曰有步驟 實則一貫而下 首步祖竅 由靜煉性 第二煉性命和合 第三八脈却病亦壯性命 第四煉精補性 實是性命同修之法訣 第五煉性和命 五行攢簇之功 第六陽火陰符煉火化精之功 以上乃是修性煉命 性命合一成爲眞陽之精 眞精化炁成爲這箇○即先天眞一之性光也 若非陰陽和合 不能保命 只

看书，万不可强不知以为知，自作聪明，有误金身。吕纯阳云：万劫千生得个人，须知先世种来因。急速觉悟出迷津，莫使轮回受苦辛。千峰老人曰：怀抱全诀觅知音，日月神火转法轮。吸升呼降精化炁，阳火阴符保命根。此功虽曰有步骤，实则一贯而下。首步祖窍，由静炼性；第二炼性命和合；第三八脉却病亦壮性命；第四炼精补性，实是性命同修之法诀；第五炼性和命，五行攒簇之功；第六阳火阴符炼火化精之功。以上乃是修性炼命，性命合一成为真阳之精，真精化炁成为这个○，即先天真一之性光也。若非阴阳和合，不能保命。只

是閉目靜坐　目前有光　純是陰神之性　終是有死　修
他何用　蓋吾人每日飲食　由口至胃到十二指腸　內有
經胸管收的食　內有眞火化眞烝泡　在津液內如○　內
裡是食中眞火化的眞烝泡　此津生於舌下二泉　嚥後進
心下左耳　下房出之成血　心經內裡有上下四房　左曰
上下耳房　右曰上下耳房　左右耳房中有門左二右三
質韌而薄　一角向下有筋絲數條牽連　凸壁自能開闔
機巧天然　出而即紅　血內烝泡化爲血輪球　即今時佛
門有血舍利子也　血輪有赤白之分　赤血球如◎白
血球如○　赤白血球即是血　血內輪球出左下耳房

是闭目静坐，目前有光，纯是阴神之性，终是有死，修他何用？盖吾人每日饮食，由口至胃到十二指肠，内有经胸管收的食，内有真火化真烝泡，在津液内如○，内里是食中真火化的真烝泡。此津生于舌下二泉，咽后进心下左耳，下房出之成血。心经内里有上下四房，左曰上下耳房，右曰上下耳房，左右耳房中有门左二右三，质韧而薄，一角向下有筋丝数条牵连，凸壁自能开阖，机巧天然。出而即红，血内烝泡化为血轮球，即今时佛门有血舍利子也。血轮有赤白之分，赤血球如◎，白血球如○，赤白血球即是血。血内轮球出左下耳房，

有血脈總管　爲赤血總路　血入上房　則下房縮閉　血落下房　則上房縮閉　互相舒縮　以輪遞流行　用手按心　便覺肋裏躍動　心右上耳房　一支向下通臟腑　我師曰　此是任脈管　一支向上繞肺及兩手頭腦散佈小支下通任脈至臍下一寸三分　血化爲陰精　內含細胞如　由廻血管深居肉內名曰微絲管　目力不及見　以鏡顯之　密結如網　增長骨肉　遍體皆然　臍下一寸三分　下通睾丸宮　爲生陽精之府　延嗣之經　如前清內臣割去之後　音容頓改　鬍鬚不生　內無英雄之氣　而生育之權絕矣　查睾丸內十餘層　彷似葵扇之紋　每層

有血脉总管，为赤血总路。血入上房，则下房缩闭；血落下房，则上房缩闭。互相舒缩，以轮递流行。用手按心，便觉肋里跃动。心右上耳房，一支向下通脏腑，我师曰此是任脉管；一支向上绕肺及两手头脑散布小支。下通任脉至脐下一寸三分，血化为阴精，内含细胞如，由回血管深居肉内名曰微丝管，目力不及见，以镜显之，密结如网，增长骨肉，遍体皆然。脐下一寸三分，下通睾丸宫，为生阳精之府，延嗣之经。如前清内臣割去之后，音容顿改，胡须不生，内无英雄之气，而生育之权绝矣。查睾丸内十余层，仿似葵扇之纹，每层

有精管數十　狀若行蛇　管上有細絲血管　駕之精管漸行漸大復合爲直管約二十餘行　出睾丸又合爲一總管與血脈管廻血管並行而上　附於膀胱外頂　下行至膀胱尿口　另成一精囊　約一寸五長　大如小指　由囊口入膀胱蒂內七分許　左右兩精管併入溺管底口　與溺管同路不同體　中有薄皮隔之　出精走下溺走上　實一圓管　而人之生死　全賴於此　管內是走精炁要路　縱無交合　亦照常漏眞炁　故有生死　戒色者則精不生　不能長生　不戒色者精不化炁旋有旋耗亦不能長生　任汝千千道門　閱看經書萬卷　不會精化炁法訣　決難保其長

有精管数十，状若行蛇。管上有细丝血管，驾之精管渐行渐大复合为直管约二十余行，出睾丸又合为一总管，与血脉管回血管并行而上，附于膀胱外顶。下行至膀胱尿口，另成一精囊，约一寸五长，大如小指。由囊口入膀膛蒂内七分许，左右两精管并入溺管底口，与溺管同路不同体，中有薄皮隔之，出精走下溺走上，实一圆管。而人之生死，全赖于此，管内是走精炁要路，纵无交合，亦照常漏真炁，故有生死。戒色者则精不生，不能长生；不戒色者精不化炁，旋有旋耗，亦不能长生。任汝千千道门，阅看经书万卷，不会精化炁法诀，决难保其长

生　前頁謂陰精入外腎化爲陽精如⑨　不知修煉順出生人之理即不能與眞炁合一　內裏行如　爲精蟲　逆回有形不動陽精　化爲無形先天眞炁　七返而成這箇○　丹經云　順成人逆回仙　就在中間顛倒顛　若回光返照之　將此眞炁煉成舍利子如○　舍利子足　六根振動　可採大鏼　溫養眞火九轉滿足　成爲有形牟尼寶珠　內照溫養九轉成爲道胎如這箇金光　溫養和合已久　空中法身與我身獻金光　二光和一　現我先天有形眞身　則金仙大道成矣　由有形化爲無形　復由無形化爲有形　此性命雙修金仙大道畢矣

生。前页谓阴精入外肾化为阳精如⑨,不知修炼顺出生人之理即不能与真炁合一。内里行如　为精虫,逆回有形不动阳精,化为无形先天真炁,七返而成这个○。丹经云:顺成人,逆回仙,就在中间颠倒颠。若回光返照之,将此真炁炼成舍利子如○;舍利子足,六根振动,可采大鏼;温养真火九转满足,成为有形牟尼宝珠;内照温养,九转成为道胎,如这个金光;温养和合已久,空中法身与我身献金光,二光和一,现我先天有形真身,则金仙大道成矣。由有形化为无形,复由无形化为有形,此性命双修金仙大道毕矣。

玄恩子薛柄榮問曰　師言津液內炁泡　飲食之精火所化
經過七返九轉種種變化　成爲有形道胎　又似自己身
弟子實不明瞭此理　乞師示知
千峰老人答曰　汝見春種禾苗子粒　種在地內　殆至天
地之氣一合　然後禾苗發芽　歷經若干時日　花開結果
此雖是地內土所生　果內無土　實爲天地眞陽之炁化
生　此禾苗無有天上眞陽炁不生　無有地內眞陰氣不長
眞陰眞陽之炁　纔能結果耳　故果內有形之物　皆天
地陰陽炁化生　則所食的物品　全是陰陽炁之變相　當
然食物　仍可化爲先天陰陽眞炁　故津液內有眞炁泡

玄恩子薛柄荣问曰：师言津液内炁泡，饮食之精火所化，经过七返九转种种变化，成为有形道胎，又似自己身。弟子实不明了此理，乞师示知。

千峰老人答曰：汝见春种禾苗籽粒，种在地内，殆至天地之气一合，然后禾苗发芽，历经若干时日，花开结果。此虽是地内土所生，果内无土，实为天地真阳之炁化生。此禾苗无有天上真阳炁不生，无有地内真阴气不长，真阴真阳之炁，才能结果耳。故果内有形之物，皆天地阴阳炁化生。则所食的物品，全是阴阳炁之变相，当然食物仍可化为先天阴阳真炁。故津液内自有真炁泡，

修道以此煉之可得眞種　眞種卽似禾苗之種　要種在自己身上　用自己眞陰眞陽　經過火候次序　而眞陰陽一合　卽成道胎　出胎卽現自己之身　與禾苗結果之正相同　打鐵不離砧　講道不離身　若以男女爲陰陽　和合爲修道者　乃道中敗類耳

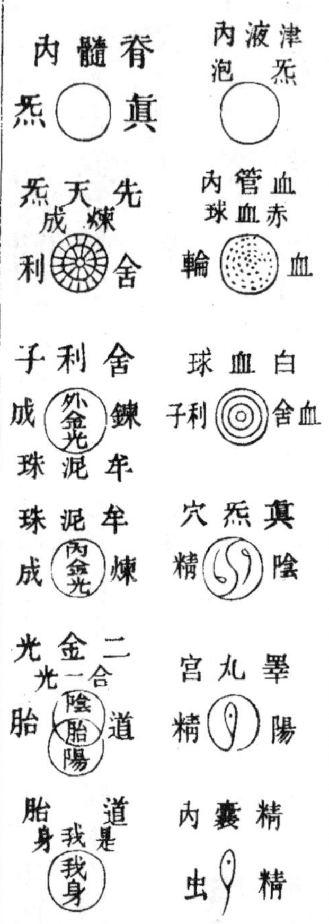

修道以此炼之可得真种。真种即似禾苗之种，要种在自己身上，用自己真阴真阳，经过火候次序，而真阴阳一合，即成道胎，出胎即现自己之身，与禾苗结果之正相同。打铁不离砧，讲道不离身，若以男女为阴阳，和合为修道者，乃道中之败类耳。

玄神子關治澤問曰　卯酉周天火候　只悉用法　但子午
卯酉沐浴之眞理不明　請師詳細示知
千峰老人答曰　子爲生死竅　午爲泥丸宮　卯爲
夾脊　酉爲絳宮　此四位適當五行生死之位　且有系
管以通五臟六腑　必停其息　以意薰蒸之　臟腑方得滋
潤　否則易生病患　是以丹經以沐浴爲火候之秘機　爲
煉精煉炁之要法　五行於世道中　寓生死之理　卽長生
沐浴　冠帶　臨官　帝旺　衰　病　死　墓　絕　胎
養　十二位　屬於子丑寅卯辰巳午未申酉戌亥十二支
辰火生於寅　金生於巳　水土二者生於申　木生於亥

玄神子关治泽问曰：卯酉周天火候，只悉用法，但子午卯酉沐浴之真理不明，请师详细示知。

千峰老人答曰：子为生死窍，午为泥丸宫，卯为夹脊，酉为绛宫。此四位适当五行生死之位，且有系管以通五脏六腑，必停其息，以意薰蒸之，脏腑方得滋润，否则易生病患，是以丹经以沐浴为火候之秘机，为炼精炼炁之要法。五行于世道中，寓生死之理，即长生、沐浴、冠带、临官、帝旺、衰、病、死、墓、绝、胎、养十二位，属于子、丑、寅、卯、辰、巳、午、未、申、酉、戌、亥十二支辰。火生于寅，金生于巳，水土二者生于申，木生于亥，

五行干支之陽者　即生於此四位　陽之死位　即陰支之生位　陰之死位　即陽干之生位　所以喻彼處死而此處生　死於此而即生於彼處之義　丹訣以人生死大事之機在沐浴　故引以爲喻也　天地陰陽與人同　未有生而不死　死而不生者也　是以生必有死　死處則生　子午卯酉爲五行四正之位　子在正北　午在正南　卯在正東　酉在正西　入藥鏡所謂看四正是也　火生於寅　沐浴在卯　死在酉　水生於申　沐浴在酉　死在卯　金生於巳　沐浴在午　死在子　木生於亥　沐浴在子　死在午　是沐浴爲死而不動之位　當洗心滌慮　以眞炁薰蒸

五行干支之阳者，即生于此四位。阳之死位，即阴支之生位；阴之死位，即阳干之生位。所以喻彼处死而此处生，死于此而即生于彼处之义。丹诀以人生死大事之机在沐浴，故引以为喻也。天地阴阳与人同，未有生而不死，死而不生者也，是以生必有死，死处则生。子、午、卯、酉为五行四正之位，子在正北，午在正南，卯在正东，酉在正西，《入药镜》所谓看四正是也。火生于寅，沐浴在卯，死在酉；水生于申，沐浴在酉，死在卯；金生于巳，沐浴在午，死在子；木生于亥，沐浴在子，死在午。是沐浴为死而不动之位，当洗心涤虑，以真炁薰蒸，

性命法訣　卷六　三六

使二炁不動　以陰符合其火候之機　以臻其薰蒸之效

故沐浴之用　惟在綿密寂照　使元精速於化炁而已

使二炁不动,以阴符合其火候之机,以臻其薰蒸之效。故沐浴之用,惟在绵密寂照,使元精速于化炁而已。

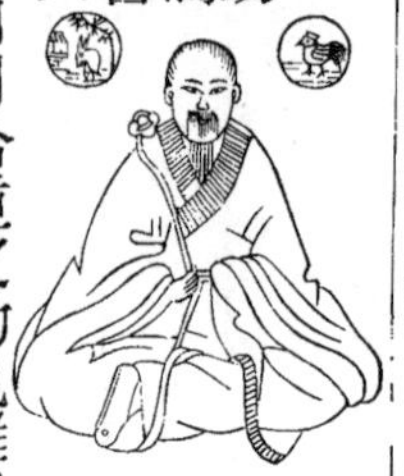

性命法诀明指卷七

千峰老人赵避尘著

门生玄湘子果仲莲刻板

坤生玄素姑余素霞印刷

门生玄举子戴文宣参订

门生玄仁子孙骏昌校正

第七口诀翕聚祖炁

守中抱一是全功　祖炁聚会性命同

坎戊离己日月合　龙虎二体光中升

守中抱一，日月合并之功也。离己是日光，坎戊是月精，此龙虎二炁也。天地之交精，日月之交光，盘旋于祖窍之前，为混元真一之精，为大欒也。此即是精炁神聚在一处，三家相见，四相和合归一，心空意空，无他无我，祖窍之前，真炁似这个，曰太极、曰金丹、曰元觉，三者一理。先天乾坤、后天坎离，岂不是四个阴阳也？

本書一卷至四卷　爲下手法　至第八卷　爲轉手法　因要堅固命蔕　先須還精補腦　功夫逐節詳明　了然於心方可從事　縱有眞正天機　不可舉辦　總要日期延長始能奪得天地造化之機　而眞種可得矣　上陽子曰求師固由我　而求鼗不由我　若平素演習不純熟　則臨機茫然　無所措手　此强不知以爲知之過也　若不待天機　而勤行之　反以苦爲樂　非徒無益　而有大害　學者愼之　及至滿面紅光　此後再行採取鼗物　當用週天火候煆煉　務使盡化爲炁　精炁滿足　而我性命和合歸一　蓋因每次加週天眞火　則先天精炁神歸一　頓覺發

本书一卷至四卷为下手法，至第八卷为转手法。因要坚固命蒂，先须还精补脑，功夫逐节详明，了然于心，方可从事。纵有真正天机，不可举办，总要日期延长，始能夺得天地造化之机，而真种可得矣。上阳子曰：求师固由我，而求鼗不由我。若平素演习不纯熟，则临机茫然，无所措手，此强不知以为知之过也。若不待天机，而勤行之，反以苦为乐，非徒无益，而有大害，学者慎之。及至满面红光，此后再行采取鼗物，当用周天火候煅炼，务使尽化为炁，精炁满足，而我性命和合归一。盖因每次加周天真火，则先天精炁神归一，顿觉发

生這箇○　彷似白日當空　在我目前　此是前六步功法
皆自身之精氣　以法煆煉而得　名曰玄關　玄關者至
玄至妙之機關也　即人身中太極是也　經云　此竅正在
乾之上　坤之下　震之西　兌之東　八脈九竅空懸一穴
即我身中天地之正中也　丘祖云　但著在形體上摸索
皆不是　亦不可離形體　而向外尋求　因其機發始成竅
機息復渺茫　性命圭旨云　空洞無涯是玄竅　知而不
守是工夫　靜極玄關出現　若有一念　便落後天　倏然
不見　一無所有　如再苦求　了不可得　因著色相故也
我師了然　了空　傳我時曰　此玄關是前六步　採的

生这个○，仿似白日当空，在我目前。此是前六步功法，皆自身之精炁，以法煅炼而得，名曰玄关。玄关者，至玄至妙之机关也，即人身中太极是也。经云：此窍正在乾之下、坤之上、震之西、兑之东，八脉九窍空悬一穴，即我身中天地之正中也。丘祖云：但著在形体上摸索皆不是，亦不可离形体而向外寻求，因其机发始成窍，机息复渺茫。《性命圭旨》云：空洞无涯是玄窍，知而不守是功夫。静极玄关出现，若有一念，便落后天，倏然不见，一无所有。如再苦求，了不可得，因著色相故也。我师了然、了空传我时曰：此玄关是前六步采的精炁神和合歸祖竅一處　纔現出這玄關　乃是先天眞一之炁　成爲這箇○　我胞兄魁一子曰　精炁神足則上升而發現眞性光　卽眞一之慧也　余曰　常見明星或電光　皆爲得玄關之預兆　玄關在虛空之中　發現於祖竅之前　爲眞一之炁　卽我本來面目　一片虛空也　故曰先天眞一之炁　自虛無中來　但見玄關忽動離遠　而後我方可翕聚此祖炁　收我腹中炁宮　眞炁往來跳動　口中清香無比爲証　不可一見立收　致使腦部感受激烈痛苦　自尋苦惱　虛空乃鴻濛已判　易之乾一也　儒曰一貫　道曰守一　釋曰歸一　此本和合之理　一貫者以其

精炁神和合归祖窍一处，才现出这玄关，乃是先天真一之炁，成为这个○。我胞兄魁一子曰：精炁神足则上升，而发现真性光，即真一之慧也。余曰：常见明星或电光，皆为得玄关之预兆。玄关在虚空之中，发现于祖窍之前，为真一之炁，即我本来面目，一片虚空也。故曰：先天真一之炁，自虚无中来。但见玄关忽动远离，而后我方可翕聚此祖炁，收我腹中炁穴。真炁往来跳动，口中清香无比为证，不可一见立收，致使脑部感受激烈痛苦，自寻苦恼。虚空乃鸿濛已判，易之乾一也，儒曰一贯，道曰守一，释曰归一，此本和合之理。一贯者以其

一而貫乎其中　守一者以其一而守乎其中　歸一者以其
一而歸乎其中　故祖炁吞入腹內　丹經謂之得一而萬事
畢者此也
玄存子張連書問曰　師言玄關卽是這箇○　而萬法三教
歸一亦是這箇○　敢問二者理由安在　旣煉之後　有何
功效　及與我身中有何益處
千峰老人答曰　此○是前六步大功　煉成這箇先天祖炁
是精炁神上升之光也　現於祖竅之前　無的可說　强
名曰道　不知祖竅之功　不生此祖炁　不知鼎爐道路
不生此炁　不知下手採[illegible]　精蟲不化眞祖炁　不能升於

一而贯乎其中，守一者以其一而守乎其中，归一者以其一而归乎其中，故祖炁吞入腹内，丹经谓之得一而万事毕者此也。

玄存子张连书问曰：师言玄关即是这个○，而万法三教归一即是这个○，敢问二者理由安在？既炼之后，有何功效，及与我身中有何益处？

千峰老人答曰：此○是前六步大功，炼成这个先天祖炁，是精炁神上升之光也，现于祖窍之前，无的可说，强名曰道。不知祖窍之功，不生此祖炁；不知鼎炉道路，不生此炁；不知下手采[illegible]，精虫不化真祖炁，不能升于

腦部　不知開通八脉　而眞炁不能運行　不知四相和合
眞祖炁不聚　不知進陽火退陰符　眞祖炁不能發光
此先天眞一之祖炁　和合歸並一處　强名圖曰○　此爲
先天眞性　是精炁神所聚眞性光　翕聚於祖竅之前　有
之則生　無之則死　因人身包炁　而炁包靈　故氣離軀
則人死　炁散則靈無所憑依　成爲聾耳　又三教歸一者
圖象這箇○　正是第七步之祖炁翕聚之法　守中抱一之
工夫　翕聚者見性光發散　得日月合並口訣　從前煉就
精炁神之炁　則上升於祖竅之前　久之性光發散　不知
所之　復次又見性光　仍與前同　潔白無滓　不得翕聚

脑部；不知开通八脉，而真炁不能运行；不知四相和合，真祖炁不聚；不知进阳火退阴符，真祖炁不能发光。此先天真一之祖炁，和合归并一处，强名图曰○，此为先天真性，是精炁神所聚真性光，翕聚于祖窍之前。有之则生，无之则死，因人身包炁，而炁包灵，故炁离躯则人死，炁散则灵无所凭依，成为聋耳。又三教归一者图象这个○，正是第七步之祖炁翕聚之法，守中抱一之功夫。翕聚者见性光发散，得日月合并口诀，从前炼就精炁神之炁，则上升于祖窍之前。久之性光发散，不知所之，复次又见性光，仍与前同，洁白无滓。不得翕聚

之法　任其飛散　當面錯過　坐失造化眞機　而使前功盡棄　未免可惜　若得金公木母和合　日月歸並一處　兩眼似這箇⊙⊙　此爲回光返照　照見眞炁之光　盤旋於祖竅之前　自然翕聚此炁不散　愈聚光愈圓　翕聚此光圓圓陀陀時　是戊己二土龍虎二氣合併　而刀圭成矣　坎離交而天地泰　龍虎交而戊己合　戊己合爲一體　則四象會合中宮　大藥生矣　易曰天地絪縕　萬物化生　男女媾精　化爲人道　天地以陰陽交媾　而生萬物　丹道以陰陽交媾　而産大藥　大藥生出　藥嫩准飛走　無法制止　得師眞訣者　收歸我有　化成金液大丹　送歸

之法，任其飞散，当面错过，坐失造化真机，而使前功尽弃，未免可惜。若得金公木母和合，日月归并一处，两眼似这个⊙⊙，此为回光返照。照见真炁之光，盘旋于祖窍之前，自然翕聚此炁不散，愈聚光愈圆。翕聚此光圆圆陀陀时，是戊己二土、龙虎二气合并，而刀圭成矣。坎离交而天地泰，龙虎交而戊己合，戊己合为一体，则四象会合中宫，大藥生矣。《易》曰：天地氤氲，万物化醇。男女媾精，万物化生。天地以阴阳交媾，而生万物；丹道以阴阳交媾，而产大藥。大藥生出，藥嫩准飞走，无法制止。得师真诀者，收归我有，化成金液大丹，送归

土釜玄逢子李崇印問曰　何爲大𩞃　如何化爲金液　如何送歸土釜
千峰老人答曰　大𩞃者是內外二𩞃　而生眞一之光也　非得四象和合　日月合並　久之而甘露下降　會採𩞃者爲金液　不會採𩞃者爲玉液　送歸土釜者　卽翕聚之法訣也　汝煉之前六步合而爲一　纔得先天眞一之性光出現　眞炁發於外爲光　光嫩則恍恍惚惚不定於中宫　靜極則光現　由小漸大　復歸於無　或自大化小　又變爲三光　及見眉月者　均可認爲精炁不甚充足之驗　忽光

土釜。

玄逢子李崇印问曰：何为大𩞃？如何化为金液？如何送归土釜？

千峰老人答曰：大𩞃者是内外二𩞃，而生真一之光也。非得四象和合，日月合并，久之而甘露下降，会采𩞃者为金液，不会采𩞃者为玉液。送归土釜者，即翕聚之法诀也。汝炼之前六步合而为一，才得先天真一之性光出现。真炁发于外为光，光嫩则恍恍惚惚不定于中宫，静极则光现，由小渐大，复归于无，或自大化小，又变为三光，及见眉月者，均可认为精炁不甚充足之验。忽光

要向上或向下走　眼不可隨光去看　趕緊翕聚收回　歸我存蓄　將心意定住　按眼之部位轉　下爲子　左爲卯　上爲午　右爲酉　復落於子　如圖（午卯酉眼子）轉完將眼一閉　此時口內金液滿足　心神意將轉的先天眞一之炁向下一送　金液隨眞炁　送在眞炁穴　此謂之送歸土釜牢封固　此後每在定靜中　而前日之不見　並非用錯　當再思之　必得要領　如金液送下丹田　腹响如雷　即將兩眼合並　久視眞炁穴　而前日已失之光復來　此爲翕聚祖炁之法　張紫陽云　旣驅二物歸黃道　爭得金丹不解生　即此意也　呂祖云　二物會時爲道本　五行全

要向上或向下走，眼不可随光去看，赶紧翕聚收回，归我存蓄。将心意定住，按眼之部位转，下为子，左为卯，上为午，右为酉，复落于子，如图（午卯酉眼子），转完将眼一闭，此时口内金液满足，心神意将转的先天真一之炁向下一送，金液随真炁，送在真炁穴，此谓之送归土釜牢封固。此后每在定静中，而前日之不见，并非用错，当再思之，必得要领。如金液送下丹田，腹响如雷，即将两眼合并，久视真炁穴，而前日已失之光复来，此为翕聚祖炁之法。张紫阳云：既驱二物归黄道，争得金丹不解生。即此意也。吕祖云：二物会时为道本，五行全

處得丹名　亦此意也　我師了空曰　性命非一日煉得速用翕聚收內藏　我胞兄魁一子曰　翕聚眞炁祖竅前旋轉收歸入丹田　順一子曰　人有兩箇身　一爲有形有象之色身　一爲無形無象之法身　色身者卽本身也　乃是父母遺體　法身者卽前六步煉出先天眞一之炁　爲我之眞性　玄關由無極而太極　生出此〇　是我自己眞性學者由此眞性入手　養成乾元之體　則靈台露出一點眞靈　形依神而形不壞　神依性而神不滅　故知此眞性必能盡性　以至於命　惟此圈本體虛空　永無有壞卽是我之法身　凡有形者終必有壞　各教曰教外別傳之

处得丹名。亦此意也。我师了空曰:性命非一日炼得,速用翕聚收内藏。我胞兄魁一子曰:翕聚真炁祖窍前,旋转收归入丹田。顺一子曰:人有两个身,一为有形有象之色身,一为无形无象之法身。色身者即本身也,乃是父母遗体;法身者即前六步炼出先天真一之炁,为我之真性。玄关由无极而太极,生出此〇,是我自己真性。学者由此真性入手,养成乾元之体,则灵台露出一点真灵,形依神而形不坏,神依性而神不灭。故知此真性,必能尽性以至于命。惟此圈本体虚空,永无有坏,即是我之法身。凡有形者终必有坏。各教曰教外别传之

旨　所秘密者　卽此先天一點眞陽炁也　要知這一點眞陽之炁　生於天地之前　長於萬物之先　圓圓陀陀　光灼灼　淨倮倮　赤洒洒　絲毫不掛　一塵不染　就是目前這箇○　是我由性命雙修煉出來的眞性　非是枯坐空修性也

玄樸子王安長問曰　師言此○　是否父母未生前眞面目　其形相若何

千峰老人答曰　此圈信受篤行性命雙修眞功　而又勤行勿怠　加緊煉習　莫有不得此慧光者　紅色爲血玄關　及現白光　方爲正玄關　因其無首無尾　不變不更　非

旨，所秘密者，即此先天一点真阳炁也。要知这一点真阳之炁，生于天地之前，长于万物之先，圆圆陀陀、光灼灼、净倮倮、赤洒洒、丝毫不挂、一尘不染，就是自己这个〇，是我由性命双修炼出来的真性，非是枯坐空修性也。

玄朴子王安长问曰：师言此〇，是否父母未生前真面目？其形相若何？

千峰老人答曰：此圈信受笃行性命双修真功，而又勤行勿怠，加紧炼习，莫有不得此慧光者。红色为血玄关，及现白光，方为正玄关。因其无首无尾，不变不更，非

無非有　非圓非方　無餘無欠　不減不增　無來無去　不滅不生　無內無外　不黃不赤　無將無迎　不白不青　無聲無臭　似有似無　若亡若存　用之則行　卷之則藏　出入無時　莫知其鄉　由古至今　獨立而長存於天地之間　而爲萬物之中心　生生之本　化化之根　天地人物　莫不賴之以生成　能知此圈　便是認識父母未生我身之前　本來眞面目矣　此圈係煉本身精氣神　滿足則上升　目見三星　謂之三花聚頂　再一進步　立現慧命眞性光　謂之五氣朝元　此光卽我眞性　由此階而升之　殊堪造化　然後循序漸進　再煉眞命　二物不難會

无非有，非圆非方，无余无欠，不减不增，无来无去，不灭不生，无内无外，不黄不赤，无将无迎，不白不青，无声无臭，似有似无，若亡若存，用之则行，卷之则藏，出入无时，莫知其乡，由古至今，独立而长存于天地之间，而为万物之中心，生生之本，化化之根，天地人物，莫不赖之以生成。能知此圈，便是认识父母未生我身之前，本来真面目矣。此圈系炼本身精炁神，满足则上升，目见三星，谓之三花聚顶。再一进步，立现慧命真性光，谓之五气朝元。此光即我真性，由此阶而升之，殊堪造化。然后循序渐进，再炼真命，二物不难会

合　纔達性命雙修目的　爲最緊要第一之法訣　自古及今　不論天資聰敏過人　一舉百當　決不能由自悟而得　非經眞師口傳心授　方能理會玄妙　未聞有人遇師不要前六步口訣　而能成爲聖仙佛者乎　余曰權然後知輕重　度然後知長短　得訣然後知其中眞實奧妙　修丹誠爲人生之至寶也　丹經所言簡易　非爲尋常人言也　修丹之士　煉已築基時期　皆要自一步至第六步親身証驗有效　稍嫌無耐久心爲難　愚夫愚婦　尚能修持　可見並非眞難矣　殆基成之後　增加無限快愉　而愛道之心　較倍於前　大有欲罷不能之概　決非欺人之語　使

合，才达性命双修目的，为最紧要第一之法诀。自古及今，不论天资聪敏过人，一举百当，决不能由自悟而得。非经真师口传心授，方能理会玄妙，未闻有人遇师，不要前六步口诀，而能成为圣、仙、佛者乎。余曰：权然后知轻重，度然后知长短，得诀然后知其中真实奥妙。修丹诚为人生之至宝也，丹经所言简易，非为寻常人言也。修丹之士，炼己筑基时期，皆要自一步至第六步亲身证验有效，稍嫌无耐久心为难。愚夫愚妇，尚能修持，可见并非真难矣。殆基成之后，增加无限快愉，而爱道之心，较倍于前，大有欲罢不能之概，决非欺人之语。使

人痛苦之事明矣　人皆學而知之　無有生而知之者　不可自滿　當降心相從也　即如古仙　以軒轅黃帝知慧廣大通天　遇廣成子尚然談道七日夜　又與黃帝並駕齊肩之邱祖　滿腹經綸　博古通今　猶須得馬丹陽傳授而明道　回思昔日書內　朝聞夕死　及大道一言道破之句　乃言修煉多年各功　皆能成就　專待形神俱化之妙功而已　誰曰不簡易　非指我初入其門之人而言也　就按靜定之功而論　每日不與識神拼命爭扎　則烝不下沉　心猿意馬　無有間斷　難以入定　四象不和合　則玄關不現於目前　而元神不得其位　不可謂人心死而元神活

人痛苦之事明矣。人皆学而知之，无有生而知之者，不可自满，当降心相从也。即如古仙，以轩辕黄帝知慧广大通天，遇广成子尚然谈道七日夜；又与黄帝并驾齐肩之丘祖，满腹经纶，博古通今，犹须得马丹阳传授而明道。回思昔日书内，朝闻夕死，及大道一言道破之句，乃言修炼多年各功，皆能成就，专待形神俱化之妙功而已，谁曰不简易？非指我初入其门之人而言也。就按静定之功而论，每日不与识神拼命挣扎，则烝不下沉，心猿意马，无有间断，难以入定。四象不和合，则玄关不现于目前，而元神不得其位，不可谓人心死而元神活。

得一步訣　而未能證其效　直與未聞者等　這件眞寶卽我先天一點眞炁　純陽翁云　目前咫尺長生路　多少愚人不惺悟　劉海蟾云　眼前觀者不識眞　造空伏死徒冥冥　陳泥丸云　終日相隨在目前　馬丹陽云　只在眼前人不顧　釋曰　終朝常對面　不識是何人　道教曰　道在邇而求諸遠　事在易而求諸難　而竟棄明投暗　不亦惑乎　儒曰　道不遠人　人之爲道而遠人　不可以爲道　此皆玄關一物耳　以其無形無象　故能與天地人俱備　此炁是天地人之大寶物　養生保命利賴此炁之存　故張三丰祖師云　隔體神交理最詳　分明下手兩相當

得一步诀，而未能证其效，直与未闻者等。这件真宝，即我先天一点真炁。纯阳翁云：目前咫尺长生路，多少愚人不惺悟。刘海蟾云：眼前观者不识真，造空伏死徒冥冥。陈泥丸云：终日相随在目前。马丹阳云：只在眼前人不顾。释曰：终朝常对面，不识是何人。道教曰：道在迩而求诸远，事在易而求诸难。而竟弃明投暗，不亦惑乎。儒曰：道不远人，人之为道而远人，不可以为道。此皆玄关一物耳。以其无形无象，故能与天地人俱备，此炁是天地人之大宝物，养生保命利赖此炁之存。故张三丰祖师云：隔体神交理最详，分明下手两相当。

故天得此炁能長　地得此炁能久　日月星晨得此炁能明
草木得此炁能歸根復命　鶴得此炁能抱胎　狐得此炁
能成仙　魚得此炁能化龍　蚌得此炁能生珠　蛟蟲得此
炁能一冬不死不食　蛇得此炁能化龜　雀得此炁能化蛤
牛得此炁能生牛黃　狗得此炁能產狗寶　人得此炁能
長生　修道原爲能得此炁　將來超凡入聖　無不憑他扶
我上三清　以其能爲萬物主宰　變化莫測　人之所以能
長生者　因得運用此炁法訣　以此觀之　畜牲反有千年
壽　爲何世人不求生　實愚之甚耳
玄素子王崇秀問曰　師言目前眞炁光　敢問是有爲之法

故天得此炁能长，地得此炁能久，日月星辰得此炁能明，草木得此炁能归根复命，鹤得此炁能抱胎，狐得此炁能成仙，鱼得此炁能化龙，蚌得此炁能生珠，蚊虫得此炁能一冬不食不死，蛇得此炁能化龟，雀得此炁能化蛤，牛得此炁能生牛黄，狗得此炁能产狗宝，人得此炁能长生。修道原为能得此炁，将来超凡入圣，无不凭他扶我上三清。以其能为万物主宰，变化莫测，人之所以能长生者，因得运用此炁法诀。以此观之，畜牲反有千年寿，为何世人不求生，实愚之甚耳。

玄素子王崇秀问曰：师言目前真炁光，敢问是有为之法，

是無爲之法乎
千峰老人答曰　前聖有云　無爲之中無不爲　有爲之中
有以爲　譬如天空日月照臨　養氣下降　地面泥土發出
生氣　而此無形之氣名無爲　春生夏長秋收冬藏　四時
運行不窮　得天地之炁　而能造出有形有象之物　皆名
有爲　試思春生夏長　是何物生長　立知天地氣生長
萬物皆自泥土生出　及至破開內面　毫無泥土沾染　因
得天地炁長成　不問可知　所以一切飲食物品　盡由虛
空炁體變化而成　學道人亦是如此　我身未生之時　父
母種下靈種　待十箇月胎足　囫的一聲　與母之先天養

是无为之法乎？

千峰老人答曰：前圣有云：无为之中无不为，有为之中有以为。譬如天空日月照临，氧气下降，地面泥土发出生气，而此无形之气名无为。春生夏长秋收冬藏，四时运行不穷，得天地之炁，而能造出有形有象之物，皆名有为。试思春生夏长，是何物生长，立知天地气生长。万物皆自泥土生出，及至破开内面，毫无泥土沾染，因得天地炁长成，不问可知。所以一切饮食物品，尽由虚空炁体变化而成，学道人亦是如此。我身未生之时，父母种下灵种，待十个月胎足，囫的一声，与母之先天养

炁不接 落生以後 口鼻與後天地虛空炁接 僅仗後天吸呼氣養生 養至十六歲 先天眞種炁足 人道以此下種可生人 由無入有 仙佛以此種逆回可成仙 由有入無

玄極子王玉琮問曰 此種炁由何物所生 有形象否

千峰老人答曰 此種炁 是汝每日所吃飲食 既知先天地眞炁生成之物 到胃中其渣質順肛門排洩而出 其精華化成津液 內含氣泡 爲有形有象 運於週身 復化爲血 內中血輪又運於週身 入任脈末端處 血液漸變化而成陰精 由春絃進外腎 化爲陽精 順出生男生女

炁不接。落生以后，口鼻与后天地虚空炁接，仅仗后天吸呼气养生，养至十六岁，先天真种炁足。人道以此下种可生人，由无入有；仙佛以此种逆回可成仙，由有入无。

玄极子王玉琮问曰：此种炁由何物所生，有形象否？

千峰老人答曰：此种炁，是汝每日所吃饮食。既知先天地真炁生成之物，到胃中其渣质顺肛门排泄而出；其精华化成津液，内含气泡，为有形有象。运于周身，复化为血，内中血轮又运于周身，入任脉末端处，血液渐变化而成阴精，由春弦进外肾，化为阳精，顺出生男生女，

此是人種有形有象　正在順出半路之際　再用逆回法
可成仙成佛　此精種化爲無形無象先天眞炁　卽是元炁
一性圓明　無的可說　就是這箇〇　至十六歲足滿
破壞留後嗣　至五六十歲　始行入手修煉　證效畧遲
以其血炁既衰　慢慢先行添油接命　將以前損耗先天眞
炁補足　則光卽到目前　終朝伴汝　而性命雙修眞性得
矣　此本由有爲而入無爲之法　此七步無爲眞性光　實
爲萬古不傳之秘訣　各位仙佛紙筆不能解剖眞口訣　余
今吐露盡矣　爲一般得性光者　自已認爲我已得道　下
一實語　促其速惺覺悟　不得翕聚之法　得而復失　與

此是人种有形有象。正在顺出半路之际，再用逆回法可成仙成佛，此精种化为无形无象先天真炁，即是元炁，一性圆明，无的可说，就是这个〇。至十六岁足满，破坏留后嗣。至五六十岁，始行入手修炼，证效略迟。以其血炁既衰，慢慢先行添油接命，将以前损耗先天真炁补足，则光即到目前，终朝伴汝，而性命双修真性得矣，此本由有为而入无为之法。此七步无为真性光，实为万古不传之秘诀，各位仙佛纸笔不能解剖之真口诀，余今吐露尽矣。为一般得性光者，自己认为我已得道，下一实语，促其速惺觉悟。不得翕聚之法，得而复失，与

不得光者 又有何異 故參同契云 可以口訣 難以書傳 只此一語 足可了知 復觀諸家丹書 皆屬隱而不露 余不避天譴 明著於書 張紫陽云 只爲丹經無口訣 教君何處結靈胎 陳上陽云 大道從來是强名 陰符道德始存經 神仙次第丹書讀 口訣安能紙上明 又解悟眞篇云 九流百家一應等術 皆可留傳紙上 或可以智慧猜曉而知 惟獨金丹一事 非得眞師逐節指示不可 或問之曰 此三位祖師 皆云紙上無有口訣 既是不傳 古人著書 莫非多事乎 余應曰 凡著書者 其功極大 其德極深 原爲教人明理 使人肯信 改人性

不得光者，又有何异？故《参同契》云：可以口诀，难以书传。只此一语，足可了知。复观诸家丹书，皆属隐而不露，余不避天谴，明著于书。张紫阳云：只为丹经无口诀，教君何处结灵胎。陈上阳云：大道从来是强名，《阴符》《道德》始存经；神仙次第丹书读，口诀安能纸上明。又解《悟真》篇云：九流百家一应等术，皆可留传纸上，或可以智慧猜晓而知，惟独金丹一事，非得真师逐节指示不可。或问之曰：此三位祖师，皆云纸上无有口诀。既是不传，古人著书，莫非多事乎？余应曰：凡著书者，其功极大，其德极深，原为教人明理，使人肯信，改人性

情 備人印證 足徵古仙慈悲度人之心 無有邊際 無
時或已 而思惠及後人 著書傳世窺知大道端倪 遇師
眞僞 迎刃而解 又何敢言丹書之作 爲多事乎 再進
一步言之 既著書使人知之 爲何不著口訣 使人由之
是汝不求 又焉能得 故孟子曰 求則得之 不求則
不得 是求在我者也 假若不著丹經 任人淪滅苦海
斷定世界無有學道之人 亦失仙佛之本心也
玄勤子于富源問曰 前第四步有子卯午酉轉四正之法
第六步進陽火退陰符 復有子卯午酉轉四正之法 第七
步亦有子卯午酉轉四正之法 弟子分辨不清 乞師示下

情，备人印证，足证古仙慈悲度人之心无有边际、无时或已，而思惠及后人。著书传世窥知大道端倪，遇师真伪，迎刃而解，又何敢言丹书之作，为多事乎？再进一步言之，既著书使人知之，为何不著口诀，使人由之？是汝不求，又焉能得？故孟子曰：求则得之，不求则不得。是求在我者也。假若不著丹经，任人沦灭苦海，断定世界无有学道之人，亦失仙佛之本心也。

玄勤子于富源问曰：前第四步有子卯午酉转四正之法，第六步进阳火退阴符复有子午卯酉转四正之法，第七步亦有子卯午酉转四正之法。弟子分辨不清，乞师示下。

千峯老人答曰　此三種轉眼之法　各有不同　有大週天煉精之法　小週天煉炁之法　週天收炁補神之法　三者皆煉精炁神之法也　大週天煉精　即採㸑火候　因㸑生之時　運動日月轉輪　即二目轉也　假以太陽軌度言之　轉運三百六十五度四分之一　故爲大週天　起初精炁動時　眼由子轉卯至巳　爲進陽火三十六　合陽爻二百十六　又由午降酉至亥　爲退陰符二十四　合陰爻一百四十四　如此一升一降　爲三百六十度　卯酉沐浴在內　尚少五度四分之一　分佈於子卯午酉四正不動之位　天上日月無有停止之時　丹道四正則有停止之異　適足

千峰老人答曰：此三种转眼之法，各有不同。有大周天炼精之法、小周天炼炁之法、周天收炁补神之法，三者皆炼精炁神之法也。大周天炼精，即采㸑火候，因㸑生之时，运动日月转轮，即二目转也。假以太阳轨度言之，转运三百六十五度四分之一，故为大周天。起初精炁动时，眼由子转卯至巳，为进阳火三十六，合阳爻二百十六；又由午降酉至亥，为退阴符二十四，合阴爻一百四十四。如此一升一降，为三百六十度，卯酉沐浴在内，尚少五度四分之一，分布于子卯午酉四正不动之位。天上日月无有停止之时，丹道四正则有停止之异，适足

周天度數　轉眼採竅巽風　神炁俱動之意也　謂之黄河水逆流　漕溪水逆轉　洞庭水逆流　皆此意也　各丹經曰　神者眼轉也　炁者巽風也　催逼精炁轉動　此煉精大週天　若無沐浴則精炁混合而不分解　小週天煉炁法卽第六步功法　進陽火閉關眼轉四箇九回　為進陽三十六　又開關眼轉四箇六回　為退陰符二十四　仍以子卯午酉四正法轉之　已將採回眞精　再煉精化為炁　若無沐浴精不能悉化眞炁　轉眼煉炁　卽孟子善養浩然正炁卽此炁也　又第七步翁聚週天祖炁　補神之法　四象和合　而產大竅　以慧光凝聚謂之竅　以其妙用謂之神

周天度数。转眼采竅巽风，神炁俱动之意也，谓之黄河水逆流、漕溪水逆流、洞庭水逆流，皆此意也。各丹经曰：神者眼转也，炁者巽风也。催逼精炁转动，此炼精大周天，若无沐浴则精炁混合而不分解。小周天炼炁法即第六步功法，进阳火闭关眼转四个九回，为进阳三十六；又开关眼转四个六回，为退阴符二十四。仍以子卯午酉四正法转之，将已采回真精，再炼精化为炁，若无沐浴，精不能悉化真炁。转眼炼炁，即孟子“善养浩然正炁”，即此炁也。又第七步翁聚周天祖炁补神之法，四象和合而产大竅，以慧光凝聚谓之竅，以其妙用谓之神。

將此神炁聚於祖竅之前　三家相見合爲一體　先則凝神於混沌　次則寂照虛空　守中抱一是爲返本還原之妙道也　然守中抱一其光嫩　神光要走要化時　用眼轉子卯午酉子　心意送歸丹田卽炁穴　炁歸元海壽無窮　是煉祖炁助神之法也　此神者卽我不神之神也　故我師了空曰　龍虎日月歸並合　恍惚正中產玄珠　我胞兄魁一子曰　陰陽合並歸正中　氣嫩要走轉日輪　金仙證論危險說　此處不知正念相就相翕之法　失其交合之機　又後危險說　人心之翕聚　則元炁聚而不散　爲孕𦤎之工卽爲雙修性命之苗也

将此神炁聚于祖窍之前，三家相见合为一体，先则凝神于混沌，次则寂照虚空，守中抱一，是为返本还原之妙道也。然守中抱一其光嫩，神光要走要化时，用眼转子卯午酉子，心意送归丹田即炁穴，炁归元海寿无穷，是炼祖炁助神之法也，此神者即我不神之神也。故我师了空曰：龙虎日月归并合，恍惚正中产玄珠。我胞兄魁一子曰：阴阳合并归正中，气嫩要走转日轮。《金仙证论·危险说》：此处不知正念相就相翕之法，失其交合之机。又《后危险说》：人心之翕聚，则元炁聚而不散，为孕𦤎之功，即为双修性命之苗也。

千峯老人曰　此第七步卽心印經云　上鬏三品　神與炁精　卽由此精炁投神助神之法　故柳華陽師爺云　久煉精老則成炁　炁嫩卽是精　又云精炁本不可分　精在神內則名精神　神在炁內則名神炁　總而言之　要得知日月合並爲一　方是全功　周子太極圖云二五之精　妙合而凝　二者坤之六二爻☷也　五者乾之九五爻☰也　此乾坤兩卦旣已和合　水火旣濟　在第八步內有自然凝集之功法也

玄聖子李頴問曰　師言前六步　煉的陽神足滿　發現慧光　名爲玄闗　又爲陽神　又爲本來面目　名目緐多

千峰老人曰：此第七步即《心印经》云：上鬏三品，神与炁精。即由此精炁投神助神之法。故柳华阳师爷云：久炼精老则成炁，炁嫩即是精。又云：精炁本不可分，精在神内则名精神，神在炁内则名神炁。总而言之，要得知日月合并为一，方是全功。周子太极图云：二五之精，妙合而凝。二者坤之六二爻☷也，五者乾之九五爻☰也，此乾坤两卦既已和合，水火既济，在第八步内有自然凝集之功法也。

玄圣子李颖问曰：师言前六步，炼的阳神足满，发现慧光，名为玄关，又为阳神，又为本来面目，名目繁多，

就是這箇光圈　弟子初煉性功　頭一步亦有此白光圈
此是玄關眞性否
千峰老人答曰　汝煉初步　本是陰神出現　每一閉目白
光現目前　此是陰神不能用　若是由頭步至六步　由採
補內外二竅　還精補腦煉出陽神　因不閉目　所煉陽神
慧光　名爲玄關　此是性命雙修煉的眞性　重要關鍵
若煉陰神　閉目爲觀空而空　有生有死　終爲識神管轄
老死無成　若由前六步採竅　性命雙修之法　煉出陽
神　爲觀空不空　無生無死　爲不神之神　此性光由無
極而來　汝自身元精足則有　元精不足則無　此性光有

就是这个光圈。弟子初炼性功，头一步亦有此白光圈，此是玄关真性否？

千峰老人答曰：汝炼初步，本是阴神出现，每一闭目白光现目前，此是阴神不能用。若是由头步至六步，由采补内外二窍，还精补脑炼出阳神，因不闭目，所炼阳神慧光，名为玄关，此是性命双修炼的真性，重要关键。若炼阴神，闭目为观空而空，有生有死，终为识神管辖，老死无成。若由前六步采窍，性命双修之法，炼出阳神，为观空不空，无生无死，为不神之神。此性光由无极而来，汝自身元精足则有，元精不足则无。此性光有

之則生　無之則死　性命雙修者　修此先天真一之炁光　若煉後天陰神　道曰識神　釋曰阿賴耶識　此神係人降生時由口鼻而入　一點真靈識氣　落於炁穴　卽是識神　晝居二目　藏於泥丸　夜居胃腎　蓄於丹田　自落生之時　識神用事　方得有識有覺而呱呱　此識神乃是一生一死之靈光結成　因其有生有死　謂之觀空而空　又曰陽神好靜　陰神好動　動則不離於情慾　靜則思慮橫生　夢景幻景　相繼而出　全是識神用事　而無一刻真靜　夫陽神者　卽天地虛空真一之炁耳　丹經云　爲仙爲佛與爲儒　三教單傳一箇虛　教人由虛空作工夫

之则生，无之则死，性命双修者，修此先天真一之炁光。若炼后天阴神，道曰识神，释曰阿赖耶识。此神系人降生时由口鼻而入，一点真灵识气，落于炁穴，即是识神。昼居二目，藏于泥丸；夜居胃肾，蓄于丹田。自落生之时，识神用事，方得有识有觉而呱呱。此识神乃是一生一死之灵光结成，因其有生有死，谓之观空而空。又曰阳神好静，识神好动，动则不离于情欲，静则思虑横生，梦境幻境，相继而出，全是识神用事，而无一刻真静。夫阳神者，即天地虚空真一之炁耳。丹经云：为仙为佛与为儒，三教单传一个虚。教人由虚空作功夫。

所以人不知虛空內　有天地生眞氣　養我之性命　譬如魚在水內　而不知爲水　人在氣中　而不知其爲氣　學者務要知先天眞一之炁　由外而入內　送歸丹田牢封固

人之生存　全仗先天虛無神炁主宰　炁聚神來則人活　炁散神去則人死　故曰有神無炁不能生　有炁無神不能死　若是不會採鑿　竟煉陰神者　是濁精炁也　每因在生時貪嗔痴造孽　至臨命終時　濁氣下墮　由生死竅而出　入於地府　甘受冥罰　因汝陽神靈光減少　不得圓明　愈不圓明　而炁愈少　下出生死竅　墮入畜牲之類　若煉陽光靈炁滿足　清氣上升　出祖竅升於天宮

所以人不知虚空内，有天地生真气，养我之性命，譬如鱼在水内而不知为水，人在气中而不知其为气。学者务要知先天真一之炁，由外而入内，送归丹田牢封固。人之生存，全仗先天虚无神炁主宰，炁聚神来则人活，炁散神去则人死。故曰有神无炁不能生，有炁无神不能死。若是不会采鑿，竟炼阴神者，是浊精炁也，每因在生时贪、嗔、痴造孽，至临命终时，浊气下坠，由生死窍而出，入于地府，甘受冥罚。因汝阳神灵光减少，不得圆明，愈不圆明，而炁愈少，下出生死窍，堕入畜牲之类。若炼阳光灵炁满足，清气上升，出祖窍升于天宫，

即神仙也　至下者轉世爲人　必多富貴　或爲智人　而前生之事　自己皆知　學者至七步　能將先天眞一之性光翕聚　隨津液送歸土釜　與我眞命和合歸一　此是第八步蟄藏之法　纔能延年益壽

玄詔子黃子斌問曰　師言無有四正沐浴　則精不分解而化炁　敢問其故

千峰老人答曰　周天三百六十五度　四分度之一眞火候　日月進退往來　不外乎二至二分之界限　二至爲子午　乃一寒一暑　又名子午抽添　子爲冬至一陽生　法當進火　地氣上升　吸氣時先天炁上也　午爲夏至陰初降

即神仙也，至下者转世为人，必多富贵，或为智人，而前生之事，自己皆知。学者至七步，能将先天真一之性光翕聚，随津液送归土釜，与我真命和合归一，此是第八步蛰藏之法，才能延年益寿。

玄诏子黄子斌问曰：师言无有四正沐浴，则精不分解而化炁，敢问其故。

千峰老人答曰：周天三百六十五度四分度之一真火候，日月进退往来，不外乎二至二分之界限。二至为子午，乃一寒一暑，又名子午抽添。子为冬至一阳生，法当进火，地气上升，吸气时先天炁上也；午为夏至阴初降，

法當退火 天氣下降 呼氣時先天炁下也 二分爲卯酉
乃一生一殺 又名刑德臨門 卯爲春分 酉爲秋分
陰陽各半 晝夜平均 無寒無暑 不增不減 故行氣至
此 便當息火停符 亦無進退之象 方合妙用 陰陽在
乎世 遂其順逆生成 故有寒暑生殺之氣 日月麗乎天
循其軌道 恒有朔望對合之象 故有盈虛消長之機
進陽火三十六 合得卦爻二百一十六 退陰符二十四
合得卦爻一百四十四 除卯沐浴三十六 乾策實一百八
十 酉沐浴二十四 坤策寔一百二十 適得三百息 非
實有此三百 比喻之辭也 五度四分之一 閏餘之數

法当退火，天气下降，呼气时先天炁下也。二分为卯酉，乃一生一杀，又名刑德临门。卯为春分，酉为秋分，阴阳各半，昼夜平均，无寒无暑，不增不减。故行气至此，便当息火停符，亦无进退之象，方合妙用。阴阳在乎世，遂其顺逆生成，故有寒暑生杀之气；日月丽乎天，循其轨道，恒有朔望对合之象，故有盈虚消长之机。进阳火三十六，合得卦爻二百一十六；退阴符二十四，合得卦爻一百四十四。除卯沐浴三十六，乾策实得一百八十；酉沐浴二十四，坤策实一百二十，适得三百息。非实有此三百，比喻之辞也。五度四分之一，闰余之数，

均分佈四正沐浴內　再進一層言之　子卯午酉四正沐浴真理　沐浴者只是真炁薰蒸　不行其所有事　而行其所無事也　天上分明十二辰　人間當作煉丹程　辰戌丑未　乃是四隅之土　子屬水　若不沐浴遇丑土而消　則酉時所生之真炁　至卯時即失　卯木能生火　若不沐浴遇辰土而滅　則子時所生之真炁　至午即化　午屬火　若不沐浴　遇未土而熄　則卯時所生之真氣　至酉即散　酉金能生水　若不沐浴　遇戌土而亡　則午時所生之真炁　至子即盡　不如是　恐滯先天炁之生機　而真氣不得貫串　熄火停符　即沐浴之別名　凡煉丹者　隨

均分布四正沐浴内。再进一层言之，子卯午酉四正沐浴真理，沐浴者只是真炁薰蒸，不行其所有事，而行其所无事也。天上分作十二辰，人间当作炼丹程。辰、戌、丑、未，乃是四隅之土，子属水，若不沐浴遇丑土而消，则酉时所生之真炁，至卯时即失；卯木能生火，若不沐浴，遇辰土而灭，则子时所生之真炁，至午即化；午属火，若不沐浴，遇未土而熄，则卯时所生之真炁，至酉即散；酉金能生水，若不沐浴，遇戌土而亡，则午时所生真炁，至子即尽。不如是，恐滞先天炁之生机，而真气不得贯串。熄火停符，即沐浴之别名。凡炼丹者，随

子時陽生而起火　則火力方全　餘時不能起火　無⿱自家故
也　火者元始祖炁　氣若行眞火煉　自然神運氣化　輕
清者凝泥丸　重濁者流歸炁穴　循環升降　搬運眞炁
綿綿不絕　而精悉化炁　精無漏而炁返　則天地之造化
日月之精華　皆被我竊奪之矣　漸脫凡胎而換爲仙骨
而築基已成矣　前汝問內外交媾之言　今由此表出
外交媾者　呼吸氣後上前下一升一降也　內交媾者　眼
睛左旋右轉一起一伏也

子时阳生而起火，则火力方全，余时不能起火，无⿱自家故也。火者元始祖炁，气若行真火炼，自然神运气化，轻清者凝泥丸，重浊者流归炁穴，循环升降，搬运真炁，绵绵不绝，而精悉化炁。精无漏而炁返，则天地之造化，日月之精华，皆被我窃夺之矣，渐脱凡胎而换为仙骨，而筑基已成矣。前汝问内外交媾者，今由此表出：外交媾者，呼吸气后上前下一升一降也；内交媾者，眼睛左旋右转一起一伏也。

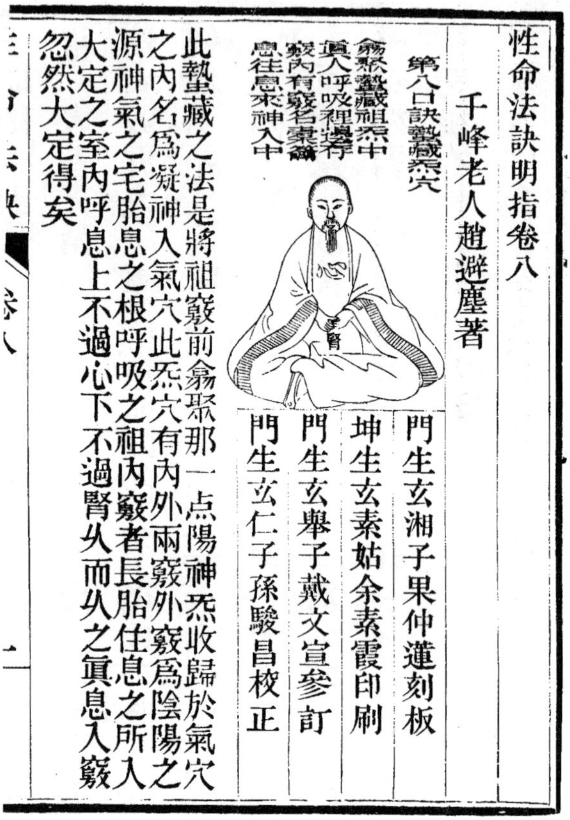

性命法訣明指卷八

千峰老人趙避塵著

門生玄湘子果仲蓮刻板

坤生玄素姑余素霞印刷

門生玄舉子戴文宣參訂

門生玄仁子孫駿昌校正

第八口訣蟄藏炁穴

翕聚蟄藏祖炁中 眞人呼吸裡邊存

竅內有竅名槖籥 息往息來神入中

此蟄藏之法是將祖竅前翕聚那一点陽神炁收歸於氣穴之內名爲凝神入氣穴此炁穴有內外兩竅外竅爲陰陽之源神氣之宅胎息之根呼吸之祖內竅者長胎住息之所入大定之室內呼息上不過心下不過腎久而久之眞息入竅忽然大定得矣

性命法诀明指卷八

千峰老人赵避尘著

门生玄湘子果仲莲刻板

坤生玄素姑余素霞印刷

门生玄举子戴文宣参订

门生玄仁子孙骏昌校正

第八口诀蛰藏炁穴

翕聚蛰藏祖炁中　真人呼吸里边存

窍内有窍名橐籥　息往息来神入中

此蛰藏之法，是将祖窍前翕聚那一点阳神炁收归于炁穴之内，名为凝神入炁穴。此炁穴有内外两窍，外窍为阴阳之源、神气之宅、胎息之根、呼吸之祖，内窍者长胎住息之所、入大定之室。内呼息上不过心，下不过肾，久而久之，真息入窍，忽然大定得矣。

前第七步功法　係無情女子　得我之涕唾津精氣血液七寶　換來眞種　實由於平素懲忿遣慾默坐澄心功純　達到人心死而道心活時期　蓋心死則性月朗明　心生則慾塵遮蔽　使修士醒悟收攝放心　歸爲一處　注意集中務令清靜　勿使牽掛舊慮　心不散亂　自然識神鎔化五蘊皆空　不爲物誘於外　全體神炁　悉聚於內　方無渙散而不統一之虞　且身爲氣之宅　心是神之舍　故炁一斷而我之元神因之失護　不能一朝居也　身體强健者靜定良久　眞炁由內生動　倏見本來面目　卽我性光也　彼時舒適異常　以神聚之　而顧命之旨　盡在於斯

前第七步功法，系无情女子，得我之涕、唾、津、精、气、血、液七宝，换来真种，实由于平素惩忿遣欲、默坐澄心功纯，达到人心死而道心活时期。盖心死则性月朗明，心生则欲尘遮蔽。使修士醒悟收摄放心，归为一处，注意集中，务令清静，勿使牵挂旧虑，心不散乱，自然识神熔化，五蕴皆空，不为物诱于外，全体神炁，悉聚于内，方无涣散而不统一之虞。且身为气之宅，心是神之舍，故炁一断而我之元神因之失护，不能一朝居也。身体强健者，静定良久，真炁由内生动，倏见本来面目，即我性光也。彼时舒适异常，以神聚之，而顾命之旨，尽在于斯

矣　候色紅或移動時　然後急用翕聚先天炁法訣　收歸我有　然不得蟄藏炁穴之法　終屬得必復失　其口訣無他　將祖竅中煉出先天陽神之炁光　已經收入腹中　立覺咕嚕之響　即係已到海底之證　再以目光久視丹田　有股熱力　漱漱動盪　只是用意運之於心位　及至心位　復用意運之於腎位　如此往來不已　忽落炁穴內　名曰入竅中竅　是爲重入胞胎　再造乾坤之起始　實乃心腎相交眞功　常人每日以眼熟睡時　得神火下降　腎水感受熱力薰蒸　化氣而上升　則得心腎相交　待其覺醒開目時　而神奔入於二目　心腎遂不相交矣　若七日不

矣。侯色红或移动时，然后急用翕聚先天炁法诀，收归我有，然不得蛰藏炁穴之法，终属得必复失。其口诀无他，将祖窍中炼出先天阳神之炁光，已经收入腹中，立觉咕噜之响，即系已到海底之证。再以目光久视丹田，有股热力，漱漱动荡，只是用意运之于心位，及至心位，复用意运之于肾位，如此往来不已。忽落炁穴内，名曰入窍中窍，是为重入胞胎，再造乾坤之起始，实乃心肾相交真功。常人每日以眼熟睡时，得神火下降，肾水感受热力薰蒸，化气而上升，则得心肾相交，待其觉醒开目时，而神奔入于二目，心肾遂不相交矣。若七日不

食　則亦不交　何也以其先天眞炁耗盡無餘　莫有來源
接濟　而人卽先生命存在能力　如同火車　無有煤水
莫由燃燒蒸汽　表針不指百二十鎊汽　汽缸不能推動車
輪　不啻大塊笨重廢鐵　此乃重陽祖師責七眞用凡火
放棄自身內三昧眞火而不用之秘旨也　吾人每日飲食
能生血液　藉心臟循環器運行周身　無一停息　新陳代
謝作用　全身無惡血　脈訣難經曰　人一吸脈行三寸
人一呼脈行三寸　呼吸動息　脈行六寸　一晝夜間　脈
行八十一丈　爲不病常人之脈理　西法謂血液之循環
約二十四杪時　全體一周　一晝夜三千六百周　每遇阻

食，则亦不交，何也？以其先天真炁耗尽无余，莫有来源接济，而人即失生命存在能力。如同火车，无有煤水，莫由燃烧蒸汽，表针不指百二十镑汽，汽缸不能推动车轮，不啻大块笨重废铁。此乃重阳祖师责七真用凡火，放弃自身内三昧真火而不用之秘旨也。吾人每日饮食，能生血液，藉心脏循环器运行周身，无一停息，新陈代谢作用，全身无恶血。《脉诀难经》曰：人一吸脉行三寸。人一呼脉行三寸。呼吸动息，脉行六寸。一昼夜间，脉行八十一丈，为不病常人之脉理。西法谓血液之循环，约二十四秒时，全体一周，一昼夜三千六百周。每遇阻

碍　或受損傷　亦能使血液運行速度低減　而其運行雖在睡眠時　決無稍停　不能以人之心意左右也　然心意又能影響於肉體者實多　愧恥內蘊其顏赤　沉愁終夜其髮白　設如修士親身得證入定　偶因失愼身負重傷　疼痛難忍　當時行使入定之法　則前境頓失　毫無痛苦可言　甫經出定　復覺隱痛　不減於昔　故知一切境皆由心造　離心無境　離境無心　常人每在聲色貨利場中　終日打妄想　六根隨見　隨卽分別　百千計較　無有休止　則心隨境遷　經曰由心生故　種種法生　又如前日之事　與過去許久之事　常在腦裏盤環　不能立去其

碍，或受损伤，亦能使血液运行速度低减。而其运行虽在睡眠时，决无稍停，不能以人之心意左右也。然心意又能影响于肉体者实多，愧耻内蕴其颜赤，沉愁终夜其发白。设如修士亲身得证入定，偶因失慎身负重伤，疼痛难忍，当时行使入定之法，则前境顿失，毫无痛苦可言。甫经出定，复觉隐痛，不减于昔。故知一切境皆由心造，离心无境，离境无心。常人每在声色货利场中，终日打妄想，六根随见，随即分别，百千计较，无有休止，则心随境迁。经曰：由心生故，种种法生。又如前日之事，与过去许久之事，常在脑里盘环，不能立去其

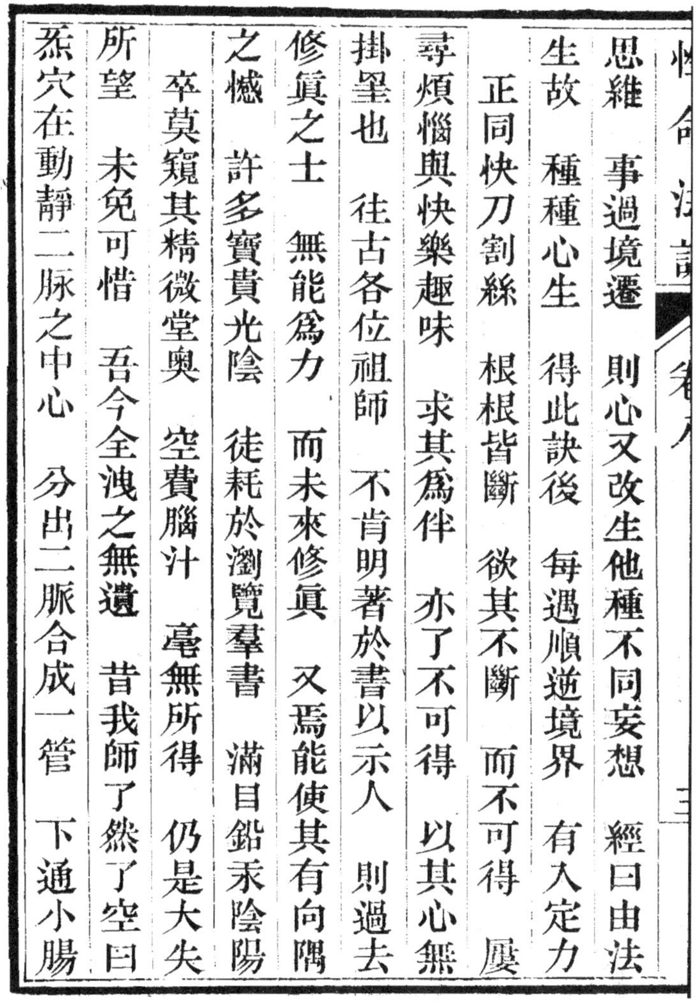
性命法訣　卷八

思維　事過境遷　則心又改生他種不同妄想　經曰由法生故　種種心生　得此訣後　每遇順逆境界　有入定力　正同快刀割絲　根根皆斷　欲其不斷　而不可得　屢尋煩惱與快樂趣味　求其爲伴　亦了不可得　以其心無掛罣也　往古各位祖師　不肯明著於書以示人　則過去修眞之士　無能爲力　而未來修眞　又焉能使其有向隅之憾　許多寶貴光陰　徒耗於瀏覽羣書　滿目鉛汞陰陽　卒莫窺其精微堂奥　空費腦汁　毫無所得　仍是大失所望　未免可惜　吾今全洩之無遺　昔我師了然了空曰　炁穴在動靜二脉之中心　分出二脈合成一管　下通小腸

思维，事过境迁，则心又改生他种不同妄想。经曰：由法生故，种种心生。得此诀后，每遇顺逆境界，有入定力，正同快刀割丝，根根皆断，欲其不断而不可得，屡寻烦恼与快乐趣味，求其为伴，亦了不可得，以其心无挂罣也。往古各位祖师，不肯明著于书以示人，则过去修真之士，无能为力，而未来修真，又焉能使其有向隅之憾？许多宝贵光阴，徒耗于浏览群书，满目铅汞阴阳，卒莫窥其精微堂奥，空费脑汁，毫无所得，仍是大失所望，未免可惜。吾今全泄之无遗。昔我师了然、了空曰：炁穴在动静二脉之中心，分出二脉合成一管，下通小肠

之中心　四層網脂油　皆連絡小腸　首層名曰黃庭　二
層名曰金爐　三層名曰炁穴　四層名曰關元是也　廖蟾
暉云前對臍輪後對腎　中間有個眞金爐　人之血液　至
此竅化爲白色　名曰陰精　前已言之矣　由靜脈中心分
出一小管名爲任脈　又名春絃　直入外腎　又名睾丸
陰精經過睾丸　即含有精蟲　精蟲內含之炁　名曰先天
祖炁　復入膀胱下口兩傍精囊　雖曰待機而動　辨其清
濁　實被生死竅內三昧火促入陽關名曰火逼金行　生人
生仙　全以此時之順逆而定　若不知修煉祖炁　皆順行
發散於外　已至晚年　身體衰弱　老而無情　方思天地

之中心，四层网脂油，皆连络小肠：首层名曰黄庭，二层名曰金炉，三层名曰炁穴，四层名曰关元是也。廖蟾辉云：前对脐轮后对肾，中间有个真金炉。人之血液，至此窍化为白色，名曰阴精，前已言之矣。由静脉中心分出一小管名为任脉，又名春弦，直入外肾，又名睾丸。阴精经过睾丸，即含有精虫，精虫内含之炁，名曰先天祖炁，复入膀胱下口两旁精囊。虽曰待机而动，辨其清浊，实被生死窍内三昧火促入阳关，名曰火逼金行。生人生仙，全以此时之顺逆而定，若不知修炼祖炁，皆顺行发散于外。已至晚年，身体衰弱，老而无情，方思天地

有我也　而不常常有我也　父母生我也　而忽忽遺我也
是生非我常也　而遂曰天地不仁　以萬物爲蒭狗　究
其眞理　非造物之忌才　實由於不求法之過耳　風燭之
年　血氣旣衰　身體遲鈍　不若少年修煉　易行易效
故曰悔之晚矣
玄勝子莊廣盛問曰　弟子愚魯　乞師慈憫　詳爲指示
此蟄藏炁穴之理
千峰老人答曰　此爲深根固蒂法　乃由收視返聽　行持
積累功純則心虛　心虛則神凝　神凝則炁聚　欲其炁之
常聚而不散　獨賴每日抱元守一持久　方得靜中無時不

有我也，而不常常有我也；父母生我也，而忽忽遗我也。是生非我常也，而遂曰：天地不仁，以万物为刍狗。究其真理，非造物之忌才，实由于不求法之过耳。风烛之年，血气既衰，身体迟钝，不若少年修炼，易行易效，故曰悔之晚矣。

玄胜子庄广盛问曰：弟子愚鲁，乞师慈悯，详为指示此蛰藏炁穴之理。

千峰老人答曰：此为深根固蒂法，乃由收视返听，行持积累，功纯则心虚，心虚则神凝，神凝则炁聚。欲其炁之常聚而不散，独赖每日抱元守一持久，方得静中无时不

能心腎交　斷非尋常人　每在睡眠後　而得心腎之交也
釋教專言性而略言命　性者神也　命者炁也　炁則本
不離神　而神則有時離炁　修士曾皈佛門則願了證無生
無生則無死　已入道門　希望不老長生　而世無不死
之人　乃指我之無形性神不死　而非我之有形軀體不死
也　今之佛門俱從空處入手　行其無爲功法　美其名曰
借假修眞　假者我之凡軀也　眞者我之性神也　衆生皆
有佛性　卽是佛光　當由修煉凡軀而得　例如種瓜得瓜
非下種子不得　修佛成佛　非煉元炁不得　頑空枯坐
能有定力者　臨命終時　得自在死　凡得眞道者皆在

能心肾交。断非寻常人,每在睡眠后,而得心肾之交也。释教专言性而略言命,性者神也,命者炁也,炁则本不离神,而神则有时离炁。修士曾皈佛门则愿了证无生,无生则无死;已入道门,希望不老长生。而世无不死之人,乃指我之无形性神不死,而非我之有形躯体不死也。今之佛门俱从空处入手,行其无为功法,美其名曰借假修真。假者我之凡躯也,真者我之性神也,众生皆有佛性,即是佛光,当由修炼凡躯而得。例如种瓜得瓜,非下种子不得;修佛成佛,非炼元炁不得。顽空枯坐能有定力者,临命终时,得自在死。凡得真道者皆在

生前　佛門率皆死後得道　離却軀體　不知更假何物
而修此眞　豈不自欺欺人太甚耶　况非童體　不學有爲
功法　充其本然之氣　以補其虧　返其當初童年神氣
而欲學童體之先天無爲法　豈不差强人意　是與望空捕
影又有何異　談佛者謂道書千篇一律　互相雷同　佛書
說法廣大　種類亦多　將來臨命盡時　果位亦高　抑有
難者須經十世　或二十世　修佛念佛　定慧均等　方能
成就　達到美滿目的　道功則不然　既云逃生死　復將
生死大事　置之度外　任其輪廻生死　豈不南轅而北轍
然誰人相信來生　能保仍作修持之人　身未成道　而

生前，佛门率皆死后得道。离却躯体，不知更假何物而修此真，岂不自欺欺人太甚耶？况非童体，不学有为功法，充其本然之气，以补其亏，返其当初童年神气，而欲学童体之先天无为法，岂不差强人意？是与望空捕影又有何异？谈佛者谓道书千篇一律，互相雷同，佛书说法广大，种类亦多，将来临命尽时，果位亦高；抑有难者须经十世、或二十世修佛念佛，定慧均等，方能成就，达到美满目的，道功则不然。既云逃生死，复将生死大事置之度外，任其轮回生死，岂不南辕而北辙？然谁人相信来生，能保仍作修持之人？身未成道，而

無常屢至　不禁毛髮爲之悚然　設肯訪求眞師　再三懇祈啟示　如何修性立命　盡性了命　僅需一世得證金仙　此所以薛道光棄佛修道之明證也　悟眞篇曰　有爲之功以了命　無爲之道以了性　性命俱了　道還其虛　即佛門虛空粉碎之理也　若妄自揣測　認種種法相　爲無上修煉　實與先天性命合一之眞道遠矣　試就汝身而論　上邊口內天池穴漏眞氣　幸舌抵上腭　使其不泄　下邊陽關洩炁　多於天池穴數倍　無有辦理　雖童體仍有死之一大原因也　故破體人所虧欠元炁　必用有爲之法　煉到有爲之中無爲　自然歸根復命　命長在而載命之

无常屡至，不禁毛发为之悚然。设肯访求真师，再三恳祈示知，如何修性立命、尽性了命，仅需一世得证金仙，此所以薛道光弃佛修道之明证也。《悟真篇》曰：有为之功以了命，无为之道以了性。性命俱了，道还其虚，即佛门虚空粉碎之理也。若妄自揣测，认种种法相，为无上修炼，实与先天性命合一之真道远矣。试就汝身而论，上边口内天池穴漏真气，幸舌抵上腭，使其不泄；下边阳关泄炁，多于天池穴数倍，无有办理，虽童体仍有死之一大原因也。故破体人所亏欠元炁，必用有为之法，炼到有为之中无为，自然归根复命，命长在而载命之

軀亦長在也　故曰壽命無窮　若不守眞炁　復洩眞精則與未修者生死無異　蓋神馳則炁散　炁散而爲精　精竭則人亡矣　凡人因色而生　復因色而死　人身之生由於父母之生死竅內　神炁交合　而始受孕　臍帶未斷以前　正是性命合一之時　名曰先天　人身之死　因我之性命　落於後天　分而爲二　自此以往　性不見命命不見性　復又結合異性　作不正當色慾衝動　將先天陽中之陽　全行耗枯　則此後僅恃每日飲食內　所存陰中之陽　以補其缺　仍不知生命之寶　任情施爲　則飲食內陰中之陽　供不應求　欲其不死　豈可得焉　是故

躯亦长在也，故曰寿命无穷。若不守真炁，复泄真精，则与未修者生死无异。盖神驰则炁散，炁散则为精，精竭则人亡矣。凡人因色而生，复因色而死。人身之生，由于父母之生死窍内，神炁交合，而始受孕，脐带未断以前，正是性命合一之时，名曰先天。人身之死，因我之性命，落于后天，分而为二，自此以往，性不见命，命不见性。复又结合异性，作不正当色欲冲动，将先天阳中之阳，全行耗枯。则此后仅恃每日饮食内所存阴中之阳，以补其缺。仍不知生命之宝，任情施为，则饮食内阴中之阳，供不应求。欲其不死，岂可得焉？是故

應知軀殼生必有死　今旣明不死之人　卽我性神　必定重入胞胎　再造我之性命　初用翕聚以神入乎炁穴　後則炁包乎其神　忽然眞意寂靜　卽是神凝炁聚　合而爲一　落於炁穴內　則入定矣　名之曰胎　非實有胎　亦非有形有相之物　乃是氣質變化　卽我之神炁合一耳　非是凡胎因情愛而生　若有其人　欲想肉體成仙成佛　如同磨磚爲鏡　而終不得鏡何也　本非鏡類故也

玄品子白鳳岩問曰　何爲三昧眞火　願乞指示妙理

千峰老人答曰　心意一動　而心之神火　由橐而出　下降則腎承受之　故曰君火　命門之火　因受壓力　由籥

应知躯壳生必有死，今既明不死之人即我性神，必定重入胞胎，再造我之性命。初用翕聚以神入乎炁穴，后则炁包乎其神，忽然真意寂静，即是神凝炁聚，合而为一，落于炁穴内，则入定矣，名之曰胎。非实有胎，亦非有形有相之物，乃是气质变化，即我之神炁合一耳，非是凡胎因情爱而生。若有其人，欲想肉体成仙佛，如同磨砖为镜，而终不得镜。何也？本非镜类故也。

玄品子白凤岩问曰：何为三昧真火？愿乞指示妙理。

千峰老人答曰：心意一动，而心之神火，由橐而出，下降则肾承受之，故曰君火；命门之火，因受压力，由籥

而出　永在被動地位　故曰相火　蓋人恐則氣下呼吸不
甚勻停　今心腎陽氣皆下陷　身家無主　而週身之氣
如水之就下　咸皆會集膀膀之左右　膀胱之火　亦在聽
命任其指揮之例　故曰民火　因其地位暗昧　難以直言
因而名之三昧眞火　炁即火　火即炁　眞炁發動則竅開
必由靜極而動者　辨至二候　確係三昧火發　神炁同
動　正是炁一動志之時　方可用意息採𥺅法訣　逆行志
一動炁之法　則神返身中炁自回　使炁不外洩　伏虎秘
旨得矣
玄山子張壽增問曰　人心惟危　道心惟微　敢請道心與

而出，永在被动地位，故曰相火。盖人恐则气下，呼吸不甚匀停。今心肾阳气皆下陷，身家无主，而周身之气，如水之就下，咸皆会集膀胱之左右，膀胱之火，亦在听命任其指挥之例，故曰民火。因其地位暗昧，难以直言，因而名之三昧真火。炁即火，火即炁，真炁发动则窍开。必由静极而动者，辨至二候，确系三昧火发，神炁同动，正是炁一动志之时，方可用意息采𥺅法诀，逆行志一动炁之法，则神返身中炁自回，使炁不外泄，伏虎秘旨得矣。

玄山子张寿增问曰：“人心惟危，道心惟微”。敢请道心与

人心分別

千峰老人答曰　人心者意氣也　在五行屬火　遇土而焦　遇水而耗　遇金而化　遇木而炎　處處皆蒙其害　斲喪吾身中元炁　人之所以云亡者　元炁不存故也道心者神氣也　在五行屬土　木遇土則生　水遇土則聚　金遇土則凝　火遇土則斂　由於四相已空　心爲不生不滅之心　身爲不生不滅之身　所以五行相生　修士必先積精累炁以成其道　試觀西遊記　孫悟空上敢大鬧天宮　下鬧龍宮海藏　毫無忌憚　此謂心猿意馬　喜動不喜靜　刻刻遷移　進出無時　莫知其鄉　人已作古　猶不知心

人心分别。

千峰老人答曰：人心者意气也，在五行属火，遇土而焦，遇水而耗，遇金而化，遇木而炎，处处皆蒙其害，斲丧吾身中元炁。人之所以云亡者，元炁不存故也。道心者，神气也，在五行属土，木遇土则生，水遇土则聚，金遇土则凝，火遇土则敛。由于四相已空，心为不生不灭之心，身为不生不灭之身，所以五行相生。修士必先积精累炁，以成其道。试观《西游记》，孙悟空上敢大闹天宫，下闹龙宫海藏，毫无忌惮，此谓心猿意马，喜动不喜静，刻刻迁移，进出无时，莫知其乡，人已作古，犹不知心，

不勝浩歎　此人心也　其後被壓五行山下　唐玄奘收爲門徒　始有西天取經之議　忠心耿耿　到處降妖捉怪　聽命於師　此道心也　又重陽祖受鍾呂之命　東渡七眞人之難渡　古今皆然　遂入地穴而居　後鍾呂至其穴　始行離地穴前往接渡　按悟空壓在五行山下　乃指心虛則五炁朝元景現　元與猿同音　觀其名爲悟空　必先得我心之空空然後則五炁朝元矣　到此便當實腹　必要西天取經　既見性光　急行翕聚祖炁功法也　學者修煉至此　方得修性立命之門　亦爲取經起首也　重陽入地穴喻人心用事　地穴者即我之祖竅也　復由地穴出　始

不胜浩叹，此人心也。其后被压于五行山下，唐玄奘收为门徒，始有西天取经之议，忠心耿耿，到处降妖捉怪，听命于师，此道心也。又重阳祖受钟、吕之命，东渡七真人之难渡，古今皆然，遂入地穴而居。后钟、吕至其穴，始行离地穴前往接渡。按悟空压在五行山下，乃指心虚则五炁朝元景现，元与猿同音，观其名为悟空，必先得我心之空空，然后则五炁朝元矣。到此便当实腹，必要西天取经，既见性光，急行翕聚祖炁功法也。学者修炼至此，方得修性立命之门，亦为取经起首也。重阳入地穴喻人心用事，地穴者即我之祖窍也。复由地穴出，始

往甯海　喻性光由祖竅出現　方稱道心用事　雖喻其事不同　而其理則一也　危者心不虛空　則性光不見　微者性光既見　着意卽散　大抵心不空爲人心不死　光不見爲道心不活　足徵古人立言人心惟危　道心惟微　實有深意存焉　依我法訣　勤行勿怠　實不難使危者安而微者著矣

玄石子吳守誠問曰　和合凝集之法　理解與事實　尚不透徹　恐有所誤　請師復行開示

千峰老人答曰　既入後天範圍　又非童眞元體　將欲守性延命却期　欲化其精　尤須先守其性　久則心中陰氣

往宁海，喻性光由祖窍出现，方称道心用事。虽喻其事不同，而其理则一也。危者心不虚空，则性光不见；微者性光既见，着意即散。大抵心不空为人心不死，光不见为道心不活，足征古人立言人心惟危，道心惟微，实有深意存焉。依我法诀，勤行勿怠，实不难使危者安而微者著矣。

玄石子吴守诚问曰：和合凝集之法，理解与事实，尚不透彻，恐有所误，请师复行开示。

千峰老人答曰：既入后天范围，又非童真元体，将欲守性延命却期。欲化其精，尤须先守其性，久则心中阴气

去和腎中陽炁　陰氣得陽炁　陰凝於陽之所　凡煉氣者　須先煉心　心者識神主事　乃屬一團陰氣　陰極陽生　方克期於養性續命　陽交於陰　陰得陽性轉爲命故曰修性立命　名爲和法　即汞來投鉛也　心虛身靜腎中陽炁　承受心中陰氣　陽交於陰　陽氣得陰氣收斂堅固之體　以此有定期之命　陽得陰命轉爲性不受造化陶冶　故曰命立性存　名爲合法　即鉛來投汞也　以守祖竅功法　將心猿意馬牢拴在雙林樹下　得能心虛　無物不容　常凝我之神　則此凝火便入炁穴　名爲凝法　而陽氣來自虛無　元關立有頓開之機　外陽勃舉　速轉法輪

去和肾中阳炁，阴气得阳炁，阴凝于阳之所。凡炼气者，须先炼心，心者识神主事，乃属一团阴气，阴极阳生，方克期于养性续命。阳交于阴，阴得阳性转为命，故曰修性立命，名为和法，即汞来投铅也；心虚身静，肾中阳炁，承受心中阴气，阳交于阴，阳炁得阴气收敛坚固之体，以此有定期之命，阳得阴命转为性，不受造化陶冶，故曰命立性存，名为合法，即铅来投汞也。以守祖窍功法，将心猿意马牢拴在双林树下，能得心虚，无物不容，常凝我之神，则此凝火便入炁穴，名为凝法；而阳炁来自虚无，元关立有顿开之机，外阳勃举，速转法轮

七次　如其自萎　仍守祖竅　復覺其舉　則在心腎地位
目守臍輪　吸氣使意在心位　呼氣使意在腎位　曾用
法輪無孔笛兩種眞意取之不得　外形不倒　再辨二候
施用採鑋法訣　實爲集命之方　名爲集法　如置之不理
則元關內裏之物　躍然而出　元炁出關化爲後天有形
之精　縱汝靜坐有年　直與未修煉者同　良由不知性命
秘旨過耳　若修士本此爲標準　則集命之訣得矣　再細
尋求炁歸元海　精克內葆妙法　是必賴於猪八戒之嘴與
釘耙器具之功能矣
玄明子李伯明問曰　嘗聞道家專注重煉命　而忽略修性

七次，如其自萎，仍守祖窍，复觉其举，则在心肾地位，目守脐轮，吸气使意在心位，呼气使意在肾位，曾用法轮无孔笛两种真意取之不得，外形不倒，再辨二候，施用采鑋法诀，实为集命之方，名为集法。如置之不理，则元关内里之物，跃然而出，元炁出关化为后天有形之精，纵汝静坐有年，直与未修炼者同，良由不知性命秘旨过耳。若修士本此为标准，则集命之诀得矣。再细寻求炁归元海，精克内葆妙法，是必赖于猪八戒之嘴与钉耙器具之功能矣。

玄明子李伯明问曰：尝闻道家专注重炼命，而忽略修性。

據弟子管見所及　僅此守祖竅一卷性功而已　敢問煉命之法　何其多於修性　願聞其詳　乞師示知

千峰老人答曰　余傳汝時　有條不紊　係汝腦力不佳　早經遺忘矣　蓋性無命不立　而命無性不存　先天性命渾一　不假修證　後天性成命立　道在兼修　性無來去　命有修短　若不早爲接命添油之法　而四大假合　終歸變滅　炁盡則死　而隨命喪矣　是以丹經皆云性命雙修　率多巧喻外物　無從得聞　遂引起好自用之心　縱能千百改易　屢經反正試驗　終歸不能各正性命　夫欲理性　必先保精　欲永其命　必先淳氣　倘終日順行人

据弟子管见所及，仅此守祖窍一卷性功而已。敢问炼命之法，何其多于修性？愿闻其详，乞师示知。

千峰老人答曰：余传汝时，有条不紊，系汝脑力不佳，早经遗忘矣。盖性无命不立，而命无性不存。先天性命浑一，不假修证；后天性成命立，道在兼修。性无来去，命有修短，若不早为接命添油之法，而四大假合，终归变灭，炁尽则死，而随命丧矣。是以丹经皆云性命双修，率多巧喻外物，无从得闻。遂引起好自用之心，纵能千百改易，屡经反正试验，终归不能各正性命。夫欲理性，必先保精；欲永其命，必先淳气。倘终日顺行人

道　炁盛時不知養　精耗則氣憊　炁衰時不知救　氣餒則神離　非天予人之死苦　實人自願速其死耳　且精本氣而生　神依氣而旺　要知此精此炁此神　應先洞達道即陰陽之理　茲略舉數例　如乾坤乘陰陽而太極　日月本陰陽而合明　春夏感陰陽而生長　秋冬得陰陽而收斂　人亦猶是也　身一太極也　孕陰陽之氣而生　資陰陽之氣而長　全陰陽之氣而壯　勞陰陽之氣而衰　修仙之理　不外利用其機　逆此陰陽　而得一陽來復也　返此陰陽　而得黍米一粒歸也　純其陰陽　而得萬年不死之仙也　久歷陰陽　而得億兆化身之神也　人禀先天太極

道，炁盛时不知养，精耗则气惫；炁衰时不知救，气馁则神离。非天予人之死苦，实人自愿速其死耳。且精本气而生，神依气而旺，要知此精此炁此神，应先洞达道即阴阳之理。兹略举数例，如乾坤乘阴阳而太极，日月本阴阳而合明，春夏感阴阳而生长，秋冬得阴阳而收敛。人亦犹是也，身一太极也，孕阴阳之气而生，资阴阳之气而长，全阴阳之气而壮，劳阴阳之气而衰。修仙之理，不外利用其机，逆此阴阳，而得一阳来复也；返此阴阳，而得黍米一粒归也；纯其阴阳，而得万年不死之仙也；久历阴阳，而得亿兆化身之神也。人禀先天太极

而生　實根於父母未生我身之前　各丹經皆云返作父母未生前　得其本來面目　靜坐既久　開悟自知　初聞其言　令人百思莫解　因不得其理　而疑團在心　時刻不忘　不知不覺　注意集中　則心專一不二　不定何時　倏然有悟　如同氷釋　方知此法無他　即是使我神炁不供六門外耗　又不生七情貪嗔癡　根塵漏病無上妙法也　吾人當絕嗜禁欲　以除其累　如是修心養性　一心內守　神不外馳　如是存心煉性　五蘊已空　五氣朝元　如是明心見性　萬不可自覺由靜坐中　得見自已像貌　爲本來面目　斤斤自誇　乃因靜極生動　識神出現　非我炁

而生，实根于父母未生我身之前。各丹经皆云返作父母未生前，得其本来面目。静坐既久，开悟自知。初闻其言，令人百思莫解，因不知其理，而疑团在心。时刻不忘，不知不觉，注意集中，则心专一不二，不定何时，倏然有悟，如同冰释，方知此法无他，即是使我神炁不供六门外耗，又不生七情贪嗔痴根尘漏病，无上妙法也。吾人当绝嗜禁欲，以除其累，如是修心养性；一心内守，神不外驰，如是存心炼性；五蕴已空，五气朝元，如是明心见性。万不可自觉由静坐中得见自己像貌为本来面目，斤斤自夸，乃因静极生动，识神出现，非我炁

機萌動　修士便當知魔來魔吾　吾便用法降魔　庶馳外之神　失而復得　魔來之害　實我陰神擾亂心君　未得此訣者　最好下座散步　魔自退　修道原爲了生死　得陰陽造化之機　而後逆運其機　方能奪天地正氣　即是聚斂我之精炁神方法　名曰盗天地之氣　書曰聖人不死　大盗不止　專言盗此天地秘機　而非强盗之謂也　一切常人不修煉精氣神　終日受眼耳鼻舌身意六道輪廻之苦　每日無形耗炁　嫌其不少　復加喜怒哀樂　尤爲更甚　於是乎壽命有盡矣　因人不知奪造化之機　反爲造化所奪　名曰天地盗人之機矣　今汝滋惑甚多　余不憚

机萌动，修士便当知魔来魔吾，吾便用法降魔，庶驰外之神，失而复得。魔来之害，实我阴神扰乱心君，未得此诀者，最好下座散步，魔自退。修道原为了生死，得阴阳造化之机而后逆运其机，方能夺天地正气，即是聚敛我之精炁神方法，名曰盗天地之气。书曰：圣人不死，大盗不止。专言盗此天地秘机，而非强盗之谓也。一切常人不修炼精炁神，终日受眼耳鼻舌身意六道轮回之苦，每日无形耗炁，嫌其不少；复加喜怒哀乐，尤为更甚，于是乎寿命有尽矣。因人不知夺造化之机，反为造化所夺，名曰天地盗人之机矣。今汝滋惑甚多，余不惮

重復　詳加解釋　將次第關係　使汝了然究竟　本經卷
一　安神祖竅　蓋人身精神魂魄意皆屬陰　俱聽命於人
心　人心靜而五者皆靜　人心動而五者皆動　煉已者煉
此人心化爲道心耳　故曰修心養性　修養我性之微妙
却不離任督道路　每日守竅設無定力　非藉爐鼎任督方
所　不能收止念之效　凡能遵守竅之功　無有立時不入
定者　不能入定　便是疏懶性成　人在先天八脉皆通
及落後天　先天炁斷　必取本經卷三　通汝周身脈絡
氣血流通皮膚腠理之間　病從何來　非靜坐不得盡其妙
又靜坐陽動之時　以四卷法訣　知月圓時眞妙機　則

重复，详加解释，将次第关系，使汝了然究竟。本经卷一，安神祖窍，盖人身精神魂魄意皆属阴，俱听命于人心，人心静而五者皆静，人心动而五者皆动，炼己者炼此人心化为道心耳，故曰修心养性。修养我性之微妙，却不离任督道路。每日守窍设无定力，非藉炉鼎任督方所，不能收止念之效，凡能遵守窍之功，无有立时不入定者，不能入定，便是疏懒性成。人在先天八脉皆通，及落后天，先天炁断，必取本经卷三通汝周身脉络，气血流通皮肤腠理之间，病从何来？非静坐不得尽其妙。又静坐阳动之时，以四卷法诀，知月圆时真妙机，则

精化氣　若久坐不得一陽初動之機　必定臟腑染病　復取卷五法訣　以却內病　假如一陽來復　已經精化炁　未得卷六法訣　防危慮險不周　仍炁化精之虞　必用進陽退陰　使炁化神　以補其缺憾　乃至性光出現　則汝之築基　始克告成　若念慮不息　心未澄清　神馳氣散　如火燎原　則已成之基　復毀壞矣　故汲汲然力謀萬緣悉泯　恢復原基　急求卷七法訣　以神還虛　方無神返其炁之危矣　本卷與卷七　大有密切關係　形同唇亡齒寒　修士到此得入門徑矣　道資養性　本經首卷　使修者先守祖竅　即此意也　亦不背參同契將欲養性　延

精化炁，若久坐不得一阳初动之机，必定脏腑染病，复取卷五法诀，以却内病。假如一阳来复，已经精化炁，未得卷六法诀，防危虑险不周，仍炁化精之虞，必用进阳退阴，使炁化神，以补其缺憾，乃至性光出现，则汝之筑基，始克告成。若念虑不息，心未澄清，神驰气散，如火燎原，则已成之基，复毁坏矣，故汲汲然力谋万缘悉泯，恢复原基，急求卷七法诀，以神还虚，方无神返其炁之危矣。本卷与卷七，大有密切关系，形同唇亡齿寒，修士到此得入门径矣。道资养性，本经首卷，使修者先守祖窍，即此意也，亦不背《参同契》将欲养性、延

命却期之旨也　各種功效之產出　莫不由每日靜坐爲本　隨其所見不同景象　施用適當功法　洽與醫士因病下藥之理暗合　自茲以往　萬不可今朝守祖竅　明朝轉法輪　舉一隅而反三可也

玄富子邢富瑤問曰　何爲金公木母交併

千峰老人答曰　金公者日也　木母者月也　人在後天　無此眞意以主宰　則日月無以合其明日月和合　廻光返照龍宮　加以回光返照　二圭合一　則眞炁自然而生矣　龍宮卽腎也　腎屬水內藏元炁　心屬火內藏元神　初則眞意下降坤臍　而神火下照北海　腎水因被薰蒸　化炁

命却期之旨也。各种功效之产出，莫不由每日静坐为本，随其所见不同景象，施用适当功法，洽与医士因病下药之理暗合。自兹以往，万不可今朝守祖窍，明日转法轮，举一隅而反三可也。

玄富子邢富瑶问曰：何为金公木母交并？

千峰老人答曰：金公者日也，木母者月也。人在后天，无此真意以主宰，则日月无以合其明。日月和合，回光返照龙宫，加以回光返照，二圭合一，则真炁自然而生矣。龙宫即肾也，肾属水内藏元炁，心属火内藏元神，初则真意下降坤脐，而神火下照北海，肾水因被薰蒸，化炁

上騰　以火入水中　爲水火交媾取象既濟　若外日月不交光　而內水火必不交合　則先天眞炁莫由而生　若順其自然　火就燥水流濕　則火常在上　水常就下　任其交背馳驅　水不得熱力　難望變炁騰空　取象未濟　姑舉內經例　以證吾說　火之炎上也如織女之紡車　工作不舍晝夜　喻人心無常　少頃就含生滅無窮　且無休止之期　一息尚存　不肯頓捨一切　水之流濕也　如牛郎之耕地　辛苦不計旦夕　喻眞炁易耗　移時只生錙銖有限　更有年齡之別　一炁將盡　不知覺悟回頭　然仙道本法天之象　以作煉丹規程　處處喻物精巧　莫不曲盡

上腾，以火入水中，为水火交媾，取象既济。若外日月不交光，而内水火必不交合，则先天真炁莫由而生。若顺其自然，火就燥水流湿，则火常在上，水常就下，任其交背驰驱，水不得热力，难望变炁腾空，取象未济。姑举《内经》例以证吾说：火之炎上也，如织女之纺车，工作不舍昼夜，喻人心无常，少顷就含生灭无穷，且无休止之期，一息尚存，不肯顿舍一切；水之流湿也，如牛郎之耕地，辛苦不计旦夕，喻真炁易耗，移时只生锱铢有限，更有年龄之别，一炁将尽，不知觉悟回头。然仙道本法天之象，以作炼丹规程，处处喻物精巧，莫不曲尽

其妙　決非欺人之語　以誤後世　若說仙道卽是天道則誤矣　別有妙用故也　許旌陽云　大丹若不以日月交光乾坤合體　更假何物爲之乎　此金木交併關係本卷功用甚大

玄禮子杜仲三問曰　敢問小周天逐節工法

千峰老人答曰　小周天又名法輪　卽施用風火之工　漸使眞炁徘徊於任督二脈也　初行呼吸之際　須臾不間斷則外緣頓息　而神炁自不相離　時覺丹田融暖　甚至終日和暖　復覺陽炁逆上尾閭　復經久日煆煉　而陽炁始逆上夾脊　心志有恆　不難過玉枕而直擣乾宮矣　若

其妙，决非欺人之语，以误后世。若说仙道即是天道则误矣，别有妙用故也。许旌阳云：大丹若不以日月交光、乾坤合体，更假何物为之乎？此金木交并，关系本卷功用甚大。

玄礼子杜仲三问曰：敢问小周天逐节功法。

千峰老人答曰：小周天又名法轮，即施用风火之功，渐使真炁徘徊于任督二脉也。初行呼吸之际，须臾不间断，则外缘顿息，而神炁自不相离。时觉丹田融暖，甚至终日和暖，复觉阳炁逆上尾闾，复经久日煅炼，而阳炁始逆上夹脊，心志有恒，不难过玉枕而直捣乾宫矣，若

得三車口訣　立時卽過三關　蓋陽炁生而下行　神雖宰炁　只可使陽炁暫伏無息之招攝　陽炁因無息　則炁不隨任督道路而行　必出陽關以其炁之行　無呼吸廹促故也　如欲習煉　閉口捲舌　每吸氣時　後天氣自鼻入喉漸至丹田　同時眞意從生死竅起　循脊髓之路　立達頂心　每呼氣時　後天氣自喉經鼻而出　同時眞意從頂心起　向眉間入舌後而下行於絳宮炁穴　至生死竅而止　周而復始　往來不窮　性命兩竅皆得跳動之景　此爲炁方生預兆　回視前日之工　似乎空轉法輪　若不如法鉤引陽炁　則眞炁無由所生　縱能生之　亦必散於周身別

得三车口诀，立时即过三关。盖阳炁生而下行，神虽宰炁，只可使阳炁暂伏，无息之招摄，阳炁因无息，则炁不随任督道路而行，必出阳关，以其炁之行无呼吸迫促故也。如欲习炼，闭口卷舌，每吸气时，后天气自鼻入喉渐至丹田，同时真意从生死窍起，循脊髓之路，立达顶心；每呼气时，后天气自喉经鼻而出，同时真意从顶心起向眉间入舌后而下行于绛宫、炁穴至生死窍而止。周而复始，往来不穷。性命两窍皆得跳动之景，此为炁方生预兆。回视前日之功，似乎空转法轮，若不如法钩引阳炁，则真炁无由所生，纵能生之，亦必散于周身别

絡　有時法輪自停　忽然靜定　任其自然　不可强轉
則眞炁自覺向上而升　美在其中　或得外陽舉時　此小
周天之工當止　另用無孔笛吹之　以辨其炁來眞假　假
卽萎矣　眞則絲毫不縮　再施用其他工法可也　柳華陽
祖師謂道之妙用　莫如法輪　運行之蹊　莫如道路　法
輪者眞炁也　道路者任督脈也　修士遵余所言　萬舉萬
當
玄正子汪堯民問曰何者是眞種子　何者是眞鑂物
千峰老人答曰　人本先天一竅生成　天覆地載之間　一
氣流行　逆運其機　則性貴順　故守靜觀變　所以知天

络。有时法轮自停，忽然静定，任其自然，不可强转，则真炁自觉向上而升，美在其中。或得外阳举时，此小周天之功当止，另用无孔笛吹之，以辨其炁来真假，假即萎矣，真则丝毫不缩，再施用其他功法可也。柳华阳祖师谓：道之妙用，莫如法轮；运行之蹊，莫如道路。法轮者真炁也，道路者任督脉也。修士遵余所言，万举万当。

玄正子汪尧民问曰：何者是真种子？何者是真鑂物？

千峰老人答曰：人本先天一窍生成，天覆地载之间，一气流行。逆运其机，则性贵顺，故守静观变，所以知天

也　命貴逆故守時觀物　所以知地也　不知性無以得火
離火本虛也　物感實之　第一要時時空心之境　克己
去私　纖毫務盡　念止固可宰炁　念動當損　則氣少耗
正合爲道日損之理　復行損之又損　以至於無　卽是
空無所空　寂無所寂　人常清淨　心君泰然　煉己純熟
雖然人未純陽　而心純陽　身眞未返　天眞已返　暫
借後天　以延歲月　留得此舟　終能渡海　借假修眞之
理既明　起始先親有形之物　以悟無形之道　奉行日久
體驗功深　每於靜觀自得之時　便覺培土生金要訣
但見祖炁盤環於祖竅之前　以翕聚法訣　而眞種子得矣

也；命贵逆，故守时观物，所以知地也。不知性无以得火，离火本虚也，物感实之。第一要时时空心之境，克己去私，纤毫务尽。念止固可宰炁，念动当损，则气少耗，正合为道日损之理。复行损之又损，以至于无，即是空无所空，寂无所寂，人常清静，心君泰然，炼己纯熟。虽然人未纯阳，而心纯阳；身真未返，天真已返。暂借后天，以延岁月，留得此舟，终能渡海。借假修真之理既明，起始先观有形之物，以悟无形之道。奉行日久，体验功深，每于静观自得之时，便觉培土生金要诀，但见祖炁盘旋于祖窍之前，以翕聚法诀，而真种子得矣。

命貴逆接命須穀　而穀忌老嫩　不知命無以得穀　坎水本實也　作强技巧虛之　第一要常常絕腎之慾　邪之所湊　正氣必虛　平其喜怒憂思之情　自必能禦陰陽風雨晦明六滛之氣　素禀雖弱而善調護　夜間睡眠　得心腎相交　姑且不計爲時久暫　至寅時外物必舉　故曰人生於寅　若習靜㞩久　心腎一交外陽必舉　正是物舉潮來時也　以此爲有無眞炁之憑證　如不萎縮　方認炁來之眞　可作知之眞然後得之亦眞把握　此機一萌　丹書曰時至神知　此時者元炁欲化元精之時　是爲活子時到　外物復一舉　炁雖潛來　而神不覺　名曰一候得穀

命贵逆，接命须穀，而穀忌老嫩，不知命无以得穀。坎水本实也，作强技巧虚之，第一要常常绝肾之欲。邪之所凑，正气必虚，平其喜怒忧思之情，自必能御阴阳风雨晦明六淫之气。素禀虽弱而善调护，夜间睡眠，得心肾相交，姑且不计为时久暂，至寅时外物必举，故曰人生于寅。若习静良久，心肾一交外阳必举，正是物举潮来时也，以此为有无真炁之凭证。如不萎缩，方认炁来之真，可作知之真然后得之亦真把握。此机一萌，丹书曰时至神知，此时者元炁欲化元精之时，是为活子时到，外物复一举，炁虽潜来，而神不觉，名曰一候得穀，

其藥尚嫩　當此時際　散之乃在一身　促之卽至元關　本無形質可言　當勒陽關　而相感應　是爲調外藥之秘機　調到神炁同動　而外物一舉　正是聚火載金　火逼金行　不老不嫩之時　丹書曰藥產神知　名爲二候採牟尼　如貓捕鼠一般　下則用中指盡力頂住生死竅　上則閉任開督　施用神息攝炁工法　猶江河之歸海　山嶽難阻其流　眞藥得矣　當調藥之際　宜在一片正念　加雜邪思　必化淫精　而藥成爲滓滓之藥　無所用矣　則昔日之苦工盡棄　信屬可惜　若不知以神馭氣之訣　定遭炁漏機息之虞　縱知採法　臨爐不甚貫徹　精雖未泄

其藥尚嫩。当此时际，散之乃在一身，促之即至元关，本无形质可言，当勒阳关而相感应，是为调外藥之秘机。调到神炁同动，而外物一举，正是聚火载金、火逼金行、不老不嫩之时，丹书曰藥产神知，名为二候采牟尼。如猫捕鼠一般，下则用中指尽力顶住生死窍，上则闭任开督，施用神息摄炁功法，犹江河之归海，山岳难阻其流，真藥得矣。当调藥之际，宜在一片正念，加杂邪思，必化淫精，而藥成为滓滓之藥，无所用矣，则昔日之苦功尽弃，信属可惜。若不知以神驭气之诀，定遭炁漏机息之虞。纵知采法，临炉不甚贯彻，精虽未泄，

而炁早泄　外物仍舉　則變成金逢望遠不堪嘗　名曰三候而槃老矣　參看他問　不難迎刃而解　再進一步言之　常常回光返照　時時收拾身心　眞種槃物　自然化爲先天眞炁　一點一點上升至絳宮　用眞意一定　復引其炁返回下降　一點一點降至炁穴　斯時手脚全空　身在雲端　無人無我　四大皆空　忽然眞火入於水內　心中不可專貪蘇綿快樂佳境　如墮邪見　定有走失危險　內外體相合　而用相通　實乃無上至眞妙道也

玄進子王丹林問曰　丹經言道至簡至易　眞槃易得　但揭破火候秘旨　令人啞然失笑

而炁早泄，外物仍举，则变成金逢望远不堪尝，名曰三候而槃老矣。参看他问，不难迎刃而解。再进一步言之，常常回光返照，时时收拾身心。真种槃物，自然化为先天真炁，一点一点上升至绛宫，用真意一定，复引其炁返回下降，一点一点降至炁穴。斯时手脚全空，身在云端，无人无我，四大皆空，忽然真火入于水内。心中不可专贪苏绵快乐佳境，如堕邪见，定有走失危险。内外体相合而用相通，实乃无上至真妙道也。

玄进子王丹林问曰：丹经言道至简至易，真槃易得，但揭破火候秘旨，令人哑然失笑。

千峰老人答曰　祖師作書傳世　誠恐後來修士深入歧途邪徑　最初時期　個人非得熟讀佛道經書　好作遇師眞僞憑證　不可取宗妄人之口　引經證典　顛倒是非　一時腦筋錯亂　自己無有鑑別力　認假爲眞　事後加以細審考查　如果對於身心方面　延年保壽智識　絲毫不談身體力行眞功　在我者雖受欺弄亦輕微　不過此番精神與金錢　有所犧牲　尚不致久假不歸正道之害也　在彼者希啚爲人之師　從中漁利　爲得衣食計耳　我胞兄魁一子曰　得師眞訣後　貫通萬卷書　否則自高自大　縱有開悟理會　好似鏡裏觀花　水中撈月　從何處着眼

千峰老人答曰：祖师作书传世，诚恐后来修士深入歧途邪径。最初时期，个人非得熟读佛道经书，好作遇师真伪凭证。不可取宗妄人之口，引经证典，颠倒是非，一时脑筋错乱，自己无有鉴别力，认假为真。事后加以细审考查，如果对于身心方面，延年保寿智识，丝毫不谈身体力行真功，在我者虽受欺弄亦轻微，不过此番精神与金钱，有所牺牲，尚不致久假不归正道之害也。在彼者希图为人之师，从中渔利，为得衣食计耳。我胞兄魁一子曰：得师真诀后，贯通万卷书。否则自高自大，纵有开悟理会，好似镜里观花、水中捞月，从何处着眼，

又從何處下手哉　夫金丹大藥　至簡至易　不外眼睛凝神觀上丹田　自然入定　此爲雙林樹下牢拴意馬之秘傳　又爲降龍之心法　試比經商　無有資本　事業不能發展　決無成功之日　盡人皆知　欲修眞道　不求元炁之本　而反求齊其末　徒耗精神而已　在築基時　最初修煉　不論藥之眞假　從權辦理　先行採取　倒轉河車　人不受傷　若專拉空車　認爲得了眞道　日久必染背酸腹脹眼翳之疾　然又有辨焉　外藥是後天有爲命功　順能生人　逆能作丹　內藥是先天無爲性功　光圓爲仙　無光爲凡　但恐無大蔭德　自家消受不起耳　嘗見一時

又从何处下手哉。夫金丹大药，至简至易，不外眼睛凝神观上丹田，自然入定，此为双林树下牢拴意马之秘传，又为降龙之心法。试比经商，无有资本，事业不能发展，决无成功之日，尽人皆知；欲修真道，不求元炁之本，而反求齐其末，徒耗精神而已。在筑基时，最初修炼，不论药之真假，从权办理，先行采取，倒转河车，人不受伤。若专拉空车，认为得了真道，日久必染背酸、腹胀、眼翳之疾。然又有辨焉，外药是后天有为命功，顺能生人，逆能作丹；内药是先天无为性功，光圆为仙，无光为凡。但恐无大荫德，自家消受不起耳。尝见一时

發心願者 不明修道之終始先後 及修煉之要旨 勇猛精進熱度 在沸騰點以上 意謂非入深山 道不能修 竟投叢林古刹 方且揚眉吐氣 迨至皈依而後 空門清規 色身屬於本廟 性命交與上天 念經尚可勉强 飯食經行之後 必定打坐 止靜鉢魚三敲 聲息俱無 開靜鉢魚三敲 始能動轉 百有餘歲之人 不過如斯功課 除此之外 無所事事 乍離紅塵 終日寂寞之苦 不堪忍耐 厭煩心生 退志已萌 遂自認與道無緣 私自逃禪 實未聞眞道有爲功法 若始終不離人情 固是世俗人情道 如脫却人情 又不是猪八戒正道 丹書曰道

发心愿者，不明修道之终始先后及修炼之要旨，勇猛精进热度，在沸腾点以上，意谓非入深山，道不能修，竟投丛林古刹，方且扬眉吐气。迨至皈依而后，空门清规，色身属于本庙，性命交与上天，念经尚可勉强。饭食经行之后，必定打坐。止静钵鱼三敲，声息俱无；开静钵鱼三敲，始能动转。百有余岁之人，不过如斯功课，除此之外，无所事事。乍离红尘，终日寂寞之苦，不堪忍耐，厌烦心生，退志已萌，遂自认与道无缘，私自逃禅，实未闻真道有为功法。若始终不离人情，固是世俗人情道，如脱却人情，又不是猪八戒正道。丹书曰道

用人情　又曰情來　皆證無情則無道　斷非世俗一切有情　乃指身中元炁一陽來復眞情　催動元關消息　本屬人人日用不知之事　即是天然眞火候　不被一切順逆境界爲轉移　外形興至二候　急行下手　接我任督二脈　彷似猪八戒之嘴　以運用息意六候法訣　徘徊子午卯酉　外形倒　當使封固呼吸　以防漏洩　然採取外𦩜內中引火　火逼行火　取火　坤火　封固呼吸　則有體質强弱老少之分　內𦩜却無身軀盛衰長幼之别　祖師著書千喻萬譬　名詞不勝枚舉　說此難信難行之言　實爲甚難　是以學者無從深悉　不遇眞師絶不能知　既蒙眞師

用人情，又曰情来，皆证无情则无道。断非世欲一切有情，乃指身中元炁一阳来复真情，催动元关消息。本属人人日用而不知之事，即是天然真火候，不被一切顺逆境界为转移。外形兴至二候，急行下手，接我任督二脉，仿似猪八戒之嘴，以运用息意六候法诀，徘徊子午卯酉。外形倒，当使封固呼吸，以防漏泄。然采取外𦩜，内中引火、火逼行火、取火、坤火、封固呼吸，则有体质强弱老少之分；内𦩜却无身躯盛衰长幼之别。祖师著书，千喻万譬，名词不胜枚举。说此难行难信之言，实为甚难，是以学者无从深悉，不遇真师绝不能知。既蒙真师

揭破其理　方知簡而易行　原來伏虎秘機果眞不笑不爲妙道　修士閲到此處　降伏神炁消息　皆得之矣　神者心中元神　炁者腎中元炁　精炁本是一物　在煉精時眞炁就在元精內　因辨其動與不動　而二其名耳　大[illegible]之用　莫過眞鉛眞汞　卽心腎中炁也　心腎未易相合須賴眞意調和　久則眞意亦靜而不動　卽先天元神與元炁　和合歸一　心腎二炁自然打成一片　則先天眞一之炁上升矣　能守眞一　息不往來　如在母腹之內　口鼻取紙閉封　只是大定　而天人一氣之妙旨得矣　無爲功法則反之　絲毫人情不用　專修心地潔淨圓明　一切境

揭破其理，方知简而易行，原来伏虎秘机果真不笑不为妙道。修士阅到此处，降伏神炁消息，皆得之矣。神者心中元神，炁者肾中元炁。精炁本是一物，在炼精时，真炁就在元精内，因辨其动与不动，而二其名耳。大[illegible]之用，莫过真铅真汞，即心肾中炁也。心肾未易相合，须赖真意调和，久则真意亦静而不动，即先天元神与元炁，和合归一，心肾二炁自然打成一片，则先天真一之炁上升矣。能守真一，息不往来，如在母腹之内，口鼻取纸闭封，只是大定，而天人一气之妙旨得矣。无为功法则反之，丝毫人情不用，专修心地洁净圆明，一切境

界 不染不昧 終日對境無心 務使別有全性 常清常
靜 雖處市朝家鄉之地 何異深山窮谷之居 大隱居士
不計較在家在山 非是朝夕之功 立可見效 能有所得
祇要始終如一 不改初志 苦行平日修煉 則庶幾近
焉
玄宗子陳寶宗問曰 弟子愚蒙 丹經皆云三五合一結成
形 敢問其理 乞師開示
千峰老人答曰 此本陽變陰合 所生五行 實爲五行攢
湊之秘訣 試說結凡胎理由 然後容易悟解 父之陽五
母之陰五 因情愛感召 結成凡胎 易曰二五媾精男

界，不染不昧。终日对境无心，务使别有全性，常清常静，虽处市朝家乡之地，何异深山穷谷之居，大隐居士不计较在家在山。非是朝夕之功，立可见效，能有所得。只要始终如一，不改初志，苦行平日修炼，则庶几近焉。

玄宗子陈宝宗问曰：弟子愚蒙，丹经皆云三五合一结成形，敢问其理，乞师开示。

千峰老人答曰：此本阳变阴合，所生五行，实为五行攒簇之秘诀，试说结凡胎理由，然后容易悟解。父之阳五，母之阴五，因情爱感召，结成凡胎。《易》曰：二五媾精，男

女化生　大地凡夫　男見女色　必生愛心　因坎中陽原是離家之物故也　女見男色　則反之　中庸曰夫婦造端臨產生時　天若不賦其靈性　定必草滅無疑　乃爲三五合一結形原理　各丹書云　東三南二同成五　北一西方四共之　中央自爲一五　故曰三五　頭頂心爲南方午火　夾脊爲東方卯木　醫謂會陰穴爲北方子水　絳宮爲西方酉金　萬變不離乎中　中宮之五　卽我之眞意　實際去行　每於靜坐時　眞意先在絳宮　靜後漸由絳宮經祖竅　而至乾宮　意復由頂心移至夾脊　經曰東三南二同成五　木遇火則旺　故火能去燒北海水　復移意至丹

女化生。大地凡夫，男见女色，必生爱心，因坎中阳原是离家之物故也，女见男色则反之。《中庸》曰：夫妇造端。临产生时，天若不赋其灵性，定必草灭无疑，乃为三五合一结形原理。各丹书云：东三南二同成五，北一西方四共之，中央自为一五，故曰三五。头顶心为南方午火，夹脊为东方卯木，医谓会阴穴为北方子水，绛宫为西方酉金，万变不离乎中。中宫之五，即我之真意。实际去行，每于静坐时，真意先在绛宫，静后渐由绛宫经祖窍而至乾宫，意复由顶心移至夹脊，经曰：东三南二同成五。木遇火则旺，故火能去烧北海水，复移意至丹

田　經曰北一西方四共之　元關機動則火從臍下發　而此一味水中金　常經風火煆煉之工　不可執着　務要得象忘言　而丹無不結矣　求丹不由我　可半由我矣

玄湘子果仲蓮問曰　性命實在何處　按道書名詞　皆相契合　今改取解剖學書　便覺茫然　不得深刻印象　願乞師按人體解剖方式解之　俾弟子等省却一番困難

千峰老人答曰　性者心也　非是肉團之心　乃是虛靈之炁也　肉心爲運行衆血之府　心體内有左右耳房　因其間有横肉隔之　故有上下耳房之號　四房大小相若　容血一兩有餘　上房肉薄　下房肉厚　左下耳房因其肉厚

田，经曰：北一西方四共之。元关机动则火从脐下发，而此一味水中金，常经风火煆炼之工，不可执着，务要得象忘言，而丹无不结矣。求丹不由我，可半由我矣。

玄湘子果仲莲问曰：性命实在何处？按道书名词，皆相契合，今改取解剖学书，便觉茫然，不得深刻印象。愿乞师按人体解剖方式解之，俾弟子等省却一番困难。

千峰老人答曰：性者心也，非是肉团之心，乃是虚灵之炁也。肉心为运行众血之府，心体内有左右耳房，因其间有横肉隔之，故有上下耳房之号。四房大小相若，容血一两有余，上房肉薄，下房肉厚，左下耳房因其肉厚

排血力大 右下耳房 有廻血管 入肺血管四支 左右各二 血液流入肺部 因有吸養呼炭功能 因肺一呼 血內炭氣 逃散於外 因肺一吸 血收養氣 復變鮮紅 再入左下耳房 是發血週流一身總管 爲動脈總路 左上下耳房 正中有門 其門向下有筋絲數條 牽連凸壁 自有眞炁開闔 血由右耳房 落於左下耳房 先天眞炁一鼓 血由下耳房射入上耳房總管 週流脈絡 滋養全身 天然生成機巧 富有伸縮力 血入上房則下房縮閉 血落下房則上房縮閉 互相舒縮 輪遞流行 用手按左肋氣眼 便覺肋裏躍動 用聽診器 附耳靜聽

排血力大，右下耳房，有回血管。入肺血管四支，左右各二，血液流入肺部，因有吸氧呼碳功能，因肺一呼，血内碳气，逃散于外；因肺一吸，血收氧气，复变鲜红，再入左下耳房，是发血周流一身总管，为动脉总路。左上下耳房，正中有门，其门向下有筋丝数条，牵连凸壁，自有真炁开阖。血由右耳房，落于左下耳房，先天真炁一鼓，血由下耳房射入上耳房总管，周流脉络，滋养全身。天然生成机巧，富有伸缩力，血入上房则下房缩闭，血落下房则上房缩闭，互相舒缩，轮递流行。用手按左肋气眼，便觉肋里跃动，用听诊器，附耳静听，

內有二聲　一緩一急之音　緩者血行之聲　急者先天炁之聲　先天炁催動血液　故有二種不同聲音　若染病者其聲變音　亂跳不勻　國醫以脈會手部太淵穴　故左手寸關尺爲心肝腎　右手寸關尺爲肺脾命　以望氣色聞其聲音　問其病因　切其脈理　三指齊下　用輕按重按尋按三法　辨其浮沉遲數　以定寒熱虛實　一呼一吸脈來三至爲遲爲寒　脈來五至以上爲數爲熱　脈如細綿爲虛　脈如粗繩爲實　輕手一診　形象彰彰爲浮　重手一按　始了於心爲沉　脈浮而遲爲表寒　浮而數爲表熱　脈沉而遲爲內寒　沉而數爲內熱　方能憑脈斷症

内有二声，一缓一急之音，缓者血行之声，急者先天炁之声，先天炁催动血液，故有二种不同声音。若染病者，其声变音，乱跳不匀，国医以脉会手部太渊穴，故左手寸、关、尺为心、肝、肾，右手寸、关、尺为肺、脾、命。以望气色，闻其声音，问其病因，切其脉理，三指齐下，用轻按、重按、寻按三法，辨其浮沉迟数，以定寒热虚实。一呼一吸，脉来三至为迟为寒；脉来五至以上为数为热；脉如细绵为虚，脉如粗绳为实；轻手一诊，形象彰彰为浮；重手一按，始了于心为沉。脉浮而迟为表寒，浮而数为表热，脉沉而迟为内寒，沉而数为内热，方能凭脉断症。

用藥復分天時地理　人之老幼　藥之寒熱溫涼　以制伏其病　例如江南人感受實症　湯劑處方　大黃只二三分足矣　黃河南北之人　面食太硬　消化力弱　動驟過兩　張家口北蒙人　因肉食不熟　非得三四兩重不能濟其功　此爲我國醫界基本實學　西醫以血動聲音診病　謂我國醫生專診手脈　血液在管內躍動　乃心經逼發血勢　百管湧應　不獨手足頸內處有動脈　遍體皆然　心經一跳　卽脈一至　並無專屬某經之理　不過西醫附耳靜聽心之二聲　一緩一急　緩者其音散以長　急者其音利而速　依此二聲緩急而定病　中醫由寸口脈辨其浮沉遲

用药复分天时地理，人之老幼，药之寒热温凉，以制伏其病。例如江南人感受实症，汤剂处方，大黄只二三分足矣；黄河南北之人，面食太硬，消化力弱，动骤过两；张家口北蒙人，因肉食不熟，非得三四两重不能济其功。此为我国医界基本实学，西医以血动声音诊病，谓我国医生专手脉，血液在管内跃动，乃心经逼发血势，百管涌应，不独手、足、颈内处有动脉，遍体皆然，心经一跳，即脉一至，并无专属某经之理。不过西医附耳静听心之二声，一缓一急，缓者其音散以长，急者其音利而速，依此二声缓急而定病；中医由寸口脉辨其浮沉迟

數　以定寒熱虛實之症　但此心內血動音聲　手腕脈跳
動　誰使其有聲音　誰使其跳動　至今未聞有確切解答
實我先天炁催動力造成之耳　榮行脈中　衛行脈外
血因氣動　氣因血開　先天炁本生於腦氣胞內　週流全
身之內　而血液得養我筋骨體膚　生理家因頭顱腦汁
恐其流散　用鍋蒸成圖的　水氣透入氣胞內　然後以刀
解之　熱度低減　氣化爲水　生理家名爲左右水房　人
之死後　既有水之可言　亦莫炁之可存　不過一空胞耳
下通心內左右耳房正中之炁管　故能向外排擠血液
手腕脈僅通於心之正中　乃是行先天炁管　非是血管

数，以定寒热虚实之症。但此心内血动音声、手腕脉跳动，谁使其有声音？谁使其跳动？至今未闻有确切解答。实我先天炁催动力造成之耳。荣行脉中，卫行脉外，血因气动，气因血开。先天炁本生于脑炁胞内，周流全身之内，而血液得养我筋骨体肤。生理家因头颅脑汁恐其流散，用锅蒸成图的，水汽透入炁胞内，然后以刀解之，热度低减，汽化为水，生理家名为左右水房。人之死后，既有水之可言，亦莫炁之可存，不过一空胞耳。下通心内左右耳房正中之炁管，故能向外排挤血液。手腕脉仅通于心之正中，乃是行先天炁管，非是血管。

我國醫學皆由佛祖傳來　奧妙深矣　蓋心上通腦炁胞下通內腎　腦氣復發於二目　二目和合　再下視炁穴心內眞炁　必下降於丹田　則心中眞炁　與丹田精炁自然和合歸一　靜久必動　二炁合一上升至絳宮　以意引之下降炁穴　當以意引之上升　或過心位　或過腎位皆易致病　不能進修　忽然眞意大定　該炁落入小洞中　則入大定矣　丹書曰意大定謂之五行全是也

玄素姑果余素霞問曰　竅中竅在何處　乞師按解剖圖示知

千峰老人答曰　汝看小孩初生時　臍帶一端與肚臍連

我国医学皆由佛祖传来，奥妙深矣。盖心上通脑炁胞，下通内肾，脑气复发于二目。二目和合，再下视炁穴，心内真炁，必下降于丹田。则心中真炁，与丹田精炁自然和合归一。静久必动，二炁合一上升至绛宫，以意引之下降炁穴，当以意引之上升。或过心位，或过肾位，皆易致病，不能进修。忽然真意大定，该炁落入小洞中，则入大定矣，丹书曰意大定谓之五行全是也。

玄素姑果余素霞问曰：窍中窍在何处，乞师按解剖图示知。

千峰老人答曰：汝看小孩初生时，脐带一端与肚脐连，

一端與胎盤連　胎盤後絲毛榮與母之子宮結合　炁血由子宮絲毛榮入胎盤　衆血管遂集成一大臍帶　自胎盤經臍帶而至肚臍計長一尺三寸　炁血入臍內　清血入上管上升至心內　臍下兩管　一通動脈一通靜脈　肚臍至動靜二脈　長一寸三分　二脉歸一之處　卽是竅中竅也　又名眞炁穴　在小腸內正中間有一細管　爲我命門　學者要離中至陰眞炁　以日月合並　便能回光返照　下降入坎中至陽之炁　和合爲一　纔是先天眞命之炁　此爲初煉眞命之法　並將列位老師昔年傳我時原文錄後以資參考

一端与胎盘连。胎盘后丝毛绒与母之子宫结合，炁血由子宫丝毛绒入胎盘，众血管遂集成一大脐带，自胎盘经脐带而至肚脐计长一尺三寸。炁血入脐内，清血入上管上至于心内；脐下两管，一通动脉一通静脉，肚脐至动静二脉，长一寸三分。二脉归一之处，即是窍中窍也，又名真炁穴。在小肠内正中间有一细管，为我命门。学者要离中至阴真炁，以日月合并，便能回光返照，下降入坎中至阳之炁，和合为一，才是先天真命之炁。此为初炼真命之法，并将列位老师昔年传我时原文录后，以资参考。

我胞兄魁一子曰　外日月合並之時　內坎離自然能會合　先天眞一之炁纔能漸漸生出　坎離顛倒用法　上親下愛　久而大定可得　再煉向上工夫　若不知修煉眞命之功　而遂灰心閉目　六門常關閉　前後則隔絕　上下亦不通　則先天眞一之炁　從何而生　學者應須注意　悟眞篇曰　未煉還丹莫入山　山中內外盡非鉛　此般至寶家家有　自是時人識不全　家家有者是人人身中自有　非是家內妻子　爲彼家之邪說　命功煉法　決非隱居山林　專守靜定　而能成功　不容分辨自明矣

了然老師傳我時曰　乾坤日月要和合　坎離戊己交媾升

我胞兄魁一子曰：外日月合并之时，内坎离自然能会合，先天真一之炁才能渐渐生出，坎离颠倒用法，上亲下爱，久而大定可得，再炼向上功夫。若不知修炼真命之功，而遂灰心闭目，六门常关闭，前后则隔绝，上下亦不通，则先天真一之炁，从何而生？学者应须注意。《悟真篇》曰：未炼还丹莫入山，山中内外尽非铅；此般至宝家家有，自是时人识不全。家家有者是人人身中自有，非是家内妻子，为彼家之邪说。命功炼法，决非隐居山林、专守静定而能成功，不容分辨自明矣。

了然老师传我时曰：乾坤日月要和合，坎离戊己交媾升，

若無黃婆爲媒介　雖合四象不成丹　乾坤者頭腹也
日月者金烏玉兎也　和合者囘光返照也　坎離者心腎之
體也　戊已者心腎之用　此卽眞意也　戊土屬陽　已土
屬陰　其理則一　其用則二　體在中央宮　用寄坎離處
蓋坎中納戊　離中納已　若非流戊就已　則金木水火
各散　而不能成丹　交媾者得黃婆勾引也　黃婆卽眞意
也　戊已二土歸一　四象合並　無他無我之時　返本還
源　只在刹那間　大鰥升矣
了空老師曰　子若不明白乾坤　日月坎離戊已黃婆四象
金丹　一時記不清楚　分不明白　由七步翕聚之光　收

若无黄婆为媒介，虽合四象不成丹。乾坤者头腹也，日月者金乌玉兔也，和合者回光返照也，坎离者心肾之体也，戊己者心肾之用，此即真意也。戊土属阳，己土属阴，其理则一，其用则二。体在中央宫，用寄坎离处，盖坎中纳戊，离中纳己，若非流戊就己，则金木水火各散，而不能成丹。交媾者得黄婆勾引也，黄婆即真意也。戊己二土归一，四象合并，无他无我之时，返本还源，只在刹那间，大鰥升矣。

了空老师曰：子若不明白乾坤、日月、坎离、戊己、黄婆、四象、金丹，一时记不清楚，分不明白，由七步翕聚之光，收

歸我腹內　用回光返照法　常常照丹田　久靜而眞炁必動一動　一點一點上升到絳宮　用眞意一定　眞炁又下降　一點一點降至丹田　久動而後靜　惚然之間　眞炁入我眞炁穴內不動　此入大定矣　此爲心腎相交　又爲坎離交媾　又爲四象和合　又爲水火既濟　既送歸土釜牢封固　卽是祖竅煉出眞炁　送在下丹田內不動　刹那之時　卽一日夜　以此不動之入定　可七日不食　由淺入深　可煉至七七四十九日不食　方爲眞入大定矣

吾師彭茂昌曰　坎離顛倒之妙用法　先天眞鉛自出也

金丹之妙　只在眞鉛　眞鉛妙用　不出坎離二物　離爲

归我腹内，用回光返照法，常常照丹田。久静而真炁必动一动，一点一点上升到绛宫，用真意一定，真炁又下降，一点一点降至丹田。久动而后静，忽然之间，真炁入我真炁穴内不动，此入大定矣。此为心肾相交，又为坎离交媾，又为四象和合，又为水火既济。既送归土釜牢封固，即是祖窍炼出真炁，送在下丹田内不动，刹那之时，即一日夜。以此不动之入定，可七日不食，由浅入深，可炼至七七四十九日不食，方为真入大定矣。

吾师彭茂昌曰：坎离颠倒之妙用法，先天真铅自出也。金丹之妙，只在真铅，真铅妙用，不出坎离二物。离为

日　日乃太陽眞火　坎爲月　月乃太陰眞水　陰陽和合
先天轉作後天　後天轉作先天　離中眞陰復歸於坤
坎中一陽復升於乾　親上親下　各安其位　日久奉行
後天眞炁一斷　先天眞炁自出　此爲坎離交媾　水火既
濟　再煉大周天可也　不明此中顚倒上下妙用之法　縱
能高談濶論　不遇眞師　無濟於事耳
譚至明老師曰　採鱉補虧欠之精　補足眼內白光奪人
自有日月合並　纔能兩眼雙看自己小腹　心想內有白光
看到幾十天　仿似忽由一聲　小腹內眞炁一動一動往
上走　走至心口不動　又往下走　走至丹田　每日以法

日，日乃太阳真火；坎为月，月乃太阴真水。阴阳和合，先天转作后天，后天转作先天，离中真阴复归于坤，坎中一阳复升于乾，亲上亲下，各安其位。日久奉行，后天真炁一断，先天真炁自出，此为坎离交媾、水火既济，再炼大周天可也。不明此中颠倒上下妙用之法，纵能高谈阔论，不遇真师，无济于事耳。

谭至明老师曰：采鱉补亏欠之精，补足眼内白光夺人，自有日月合并，才能两眼双看自己小腹，心想内有白光。看到几十天，仿似忽由一声，小腹内真炁一动一动往上走，走至心口不动，又往下走，走至丹田。每日以法

習煉 不計日期 鼻中呼吸氣漸少 心內無事無想 恍
惚就不知身之所在 卽入大定 我雖用過多次入定 然
每天仍得吃飯 有說四十九日不食 亦須另有妙法 如
果屬實 盡可傳人 不可妄說 謹遵師命 三叩而起立
劉雲普老師曰取坎塡離 復還乾體 乾坤顛倒而爲坎離
後天坎離 坎北離南 卽是先天乾坤 後天心腎內裏
眞炁 卽是先天坎離也 水火坎離之體 金木坎離之用
坎中納戊 離中納己 是爲眞土 卽眞意也 調水火
而和金木 金木喻爲龍虎 水火喻爲鉛汞 鉛喻名爲金
公 汞喻名爲姹女 眞土喻名爲黃婆 丹經道書 千名

习炼，不计日期，鼻中呼吸气渐少。心内无事无想，恍惚就不知身之所在，即入大定。我虽用过，多次入定，然每天仍得吃饭。有说四十九日不食，亦须另有妙法，如果属实，尽可传人，不可妄说。谨遵师命，三叩而起立。

刘云普老师曰：取坎填离，复还乾体。乾坤颠倒而为坎离，后天坎离，坎北离南，即是先天乾坤。后天心肾内里真炁，即是先天坎离也。水火，坎离之体；金木，坎离之用。坎中纳戊，离中纳己，是为真土，即真意也。调水火而和金木，金木喻为龙虎，水火喻为铅汞，铅喻名为金公，汞喻名为姹女，真土喻名为黄婆。丹经道书，千名

性命法訣　卷八　　三七

萬喻　實是一坎一離　坎中一陽　離中一陰　能取坎中之陽　點破離中之陰　即是顛倒上下之妙也　如此結上起下　久久用之　陰陽二炁合一　入於竅中竅內　大定得矣

南無派敲蹺老師劉名瑞盼蟾子曰　前煉性命雙修　下手煉命訣法　至今纔知丹經云用鉛不用鉛　須向鉛上作　此是前八步功法　後八步是及至用鉛時　用鉛還是錯　現在正用須向鉛上作　的口訣　前採小藥是用鉛不用鉛　今坎離交媾　水火既濟　心腎交合之時　必得用須向鉛中作　起初謂用鉛　雖似用鉛　實不用鉛　乃從有

万喻，实是一坎一离。坎中一阳，离中一阴，能取坎中之阳，点破离中之阴，即是颠倒上下之妙也。如此结上起下，久久用之，阴阳二炁合一，入于窍中窍内，大定得矣。

南无派敲蹺老师刘名瑞盼蟾子曰：前炼性命双修，下手炼命法诀，至今才知丹经云“用铅不用铅，须向铅上作”，此是前八步功法，后八步是“及至用铅时，用铅还是错”，现在正用“须向铅上作”的口诀。前采小檠是“用铅不用铅”，今坎离交媾，水火既济，心肾交合之时，必得用“须向铅中作”。起初谓用铅，虽似用铅，实不用铅，乃从有

爲漸入無爲　大道非師傳不能明白　正見其用而不用
不用而用　顛倒顛之妙法　顛倒者是坎離顛倒也　坎者
外陰而內陽　其中一陽　乃太陰之眞華也　離者外陽而
內陰　乃太陽之眞精也　日月合和歸一　原是一物　是
兩家合成　回光返照　以離中眞火下降坎宮　坎中眞水
見火　先天眞炁自升自降　靜久而必動　動者是先天眞
一之炁自動也　上至絳宮　下至眞炁穴　動久而復靜
乃是自然之理　靜者內觀其心　心無其心　外觀其形
形無其形　遠觀其物　物無其物　三者爲回光返照之法
久照而定　發現眞空　無形無象無物無他無我亦無山河

为渐入无为。大道非师传不能明白，正见其用而不用，不用而用，颠倒颠之妙法，颠倒者是坎离颠倒也。坎者外阴而内阳，其中一阳，乃太阴之真华也；离者外阳而内阴，乃太阳之真精也。日月合和归一，原是一物，是两家合成。回光返照，以离中真火下降坎宫，坎中真水见火，先天真炁自升自降。静久而必动，动者是先天真一之炁自动也，上至绛宫，下至真炁穴。动久而复静，乃是自然之理。静者，内观其心，心无其心；外观其形，形无其形；远观其物，物无其物。三者为回光返照之法，久照而定，发现真空，无形、无象、无物、无他、无我、亦无山河

大地之時　先天眞炁入於竅中竅內　大定得矣　能定一七二七　久之可能定四十九日不食　再煉大週天功法

大地之时，先天真炁入于窍中窍内，大定得矣，能定一七、二七，久之可能定四十九日不食，再炼大周天功法。

性命法訣明指第九步口訣法輪自轉

千峯老人趙避塵著

踵蒂吸呼圖

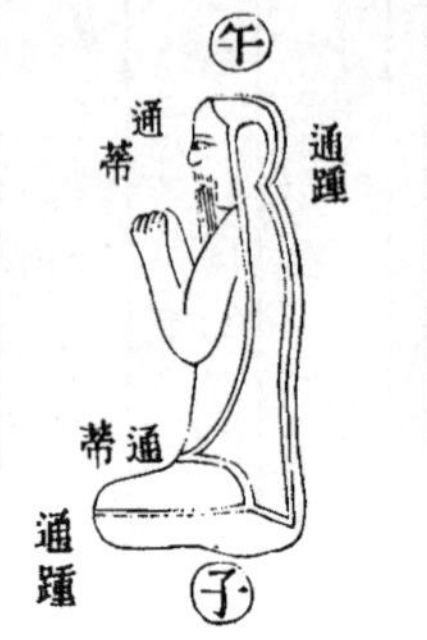

門生玄湘子果仲蓮刻板
坤生玄素姑余素霞印刷
門生玄舉子戴文宣參訂
門生玄寧子張執中校正
門生玄信子季拂塵校正

闔吸雖是下坤　坤腹元炁踵升上乾　闢呼雖是上乾　乾頂元炁蒂降下坤　此吸呼之氣　非是口鼻吸呼氣　是眞人吸於踵　呼於蒂　之消息也　若用口鼻吸呼氣　非是眞道　若無眞師傳受　法輪不自轉　非是四個吸呼往來

性命法诀明指

千峰老人赵避尘著

门生玄湘子果仲莲刻板
坤生玄素姑余素霞印刷
门生玄举子戴文宣参订
门生玄宁子张执中校正
门生玄信子季拂尘校正

第九步口诀法轮自转

阖吸虽是下坤，坤腹元炁踵升上乾；辟呼虽是上乾，乾顶元炁蒂降下坤。此吸呼之气，非是口鼻吸呼气，是真人吸于踵、呼于蒂之消息也。若用口鼻吸呼气，非是真道。若无真师传授，法轮不自转，非是四个吸呼往来。

前第八步 是蟄藏之法訣 將祖炁收入 安神祖竅內送入下丹田 爲蟄藏之法 此時二目下照丹田 心意無他無我 混沌不分 出息微微 入息綿綿漸漸入而漸漸柔 漸漸和而漸漸定 久則竅中發動息 上不過心 下不過腎 久動而定 自然內氣不出 外氣返進 此是胎息還元之初 衆妙歸根之始也 入我竅中之竅 大定得矣 正在胎息妙凝之時 入無積聚 出無分散 恍恍惚惚 無他無我之時 入定定久 內外合一 動靜俱無璇璣停輪 日月合璧 萬里陰沉春氣合 九宵清徹露華凝 妙矣哉 其陰陽交感之眞景象 得矣 元精吐華

前第八步，是蛰藏之法诀，将祖炁收入，安神祖窍内，送入下丹田，为蛰藏之法。此时二目下照丹田，心意无他无我，混沌不分，出息微微，入息绵绵，渐渐入而渐渐柔，渐渐和而渐渐定。久则窍中发动息，上不过心，下不过肾，久动而定，自然内气不出，外气返进，此是胎息还元之初，众妙归根之始也。入我窍中之窍，大定得矣。正在胎息妙凝之时，入无积聚，出无分散，恍恍惚惚，无他无我之时，入定定久，内外合一，动静俱无，璇玑停轮，日月合璧，万里阴沉春气合，九宵清彻露华凝，妙矣哉。其阴阳交感之真景象得矣。元精吐华，

而乾金出鑛矣　此係重開混沌　再入胞胎　開我後天
胎息之氣　非是著於口鼻　亦非閉氣於丹田　若用口鼻
吸呼氣　卽是傍門外道　非是性命雙修金丹大道　後天
吸呼氣者　吸於踵　呼於蒂　以爲吹噓　逼運眞炁動也
後天吸於踵　呼於蒂　是消息也　一吸踵　由後督脉
上升至巳　一呼蒂　由任脉下降至亥　久久升降　此是
後天吸呼　一上一下　引動先天炁穴內眞炁　發動　自
然而然　先天眞炁　由後督脉　一度一度上升　至泥丸
宮　後天一呼蒂氣　由任脉下降至生死竅　先天眞炁
由泥丸宮　一度一度　下降生死竅　後天吸踵氣　由後

而乾金出矿矣，此系重开混沌，再入胞胎，开我后天胎息之气。非是著于口鼻，亦非闭气于丹田，若用口鼻吸呼气，即是旁门外道，非是性命双修金丹大道。后天吸呼气者，吸于踵，呼于蒂，以为吹嘘，逼运真炁动也。后天吸于踵，呼于蒂，是消息也。一吸踵，由后督脉上升至巳；一呼蒂，由任脉下降至亥。久久升降，此是后天吸呼一上一下，引动先天炁穴内真炁发动。自然而然，先天真炁由后督脉，一度一度上升至泥丸宫，后天一呼蒂气，由任脉下降至生死窍；先天真炁，由泥丸宫一度一度下降生死窍，后天吸踵气，由后

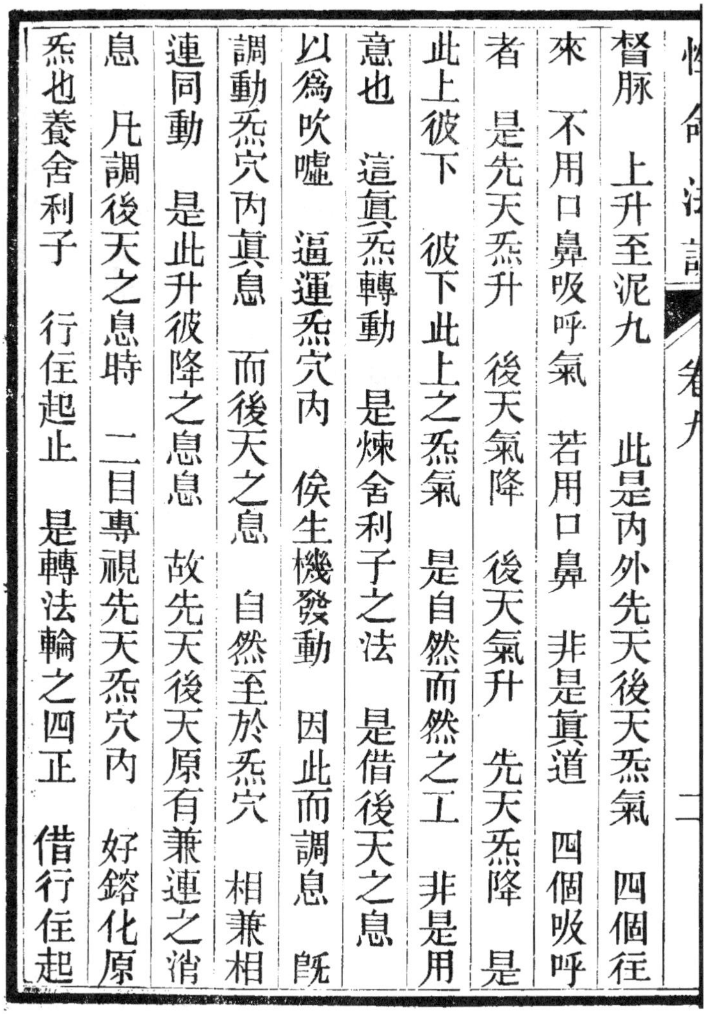
性命法訣　卷九　二

督脉上升至泥丸。此是内外先天后天炁气四个往来，不用口鼻吸呼气。若用口鼻，非是真道。四个吸呼者，是先天炁升，后天气降；后天气升，先天炁降。是此上彼下，彼下此上之炁气，是自然而然之功，非是用意也。这真炁转动，是炼舍利子之法，是借后天之息，以为吹嘘，逼运炁穴内，俟生机发动，因此而调息。既调动炁穴内真息，而后天之息，自然至于炁穴，相兼相连同动，是此升彼降之息息。故先天后天原有兼连之消息，凡调后天之息时，二目专视先天炁穴内，好熔化原炁也。养舍利子，行住起止，是转法轮之四正。借行住起

止　鎔化眞炁　養我眞命　此眞炁　與後天之息轉動
是無時無候無間斷　自然而然眞息轉動　此爲法輪自轉
大週天也　工至此　防夜内走失元陽　一不留神　元
精失去　前功罔費　學者至此　細心煉之　若有一日不
用工　夜内睡魔生夢　失去元精　工勤者無夢　丹經云
至人無夢　非無夢也　無惡夢也　分爲四等　一至人
二眞人　三聖人　四賢人　世上色魔食魔好煉　爲有
睡魔難煉　世人睡覺時　夢見好看的　自已看的見　傍
人看不見　夢自已走路　實無走路　夢手拿好花　實無
有花　夢遇人說話　實無其人　夢得多少銀錢　實無有

止熔化真炁，养我真命。此真炁，与后天之息转动，是无时无候无间断，自然而然真息转动，此为法轮自转，大周天也。功至此，防夜内走失元阳，一不留神，元精失去，前功枉费。学者至此，细心炼之，若有一日不用功，夜内睡魔生梦，失去元精。功勤者无梦，丹经云：至人无梦。非无梦也，无恶梦也。分为四等：一至人，二真人，三圣人，四贤人。世上色魔食魔好炼，惟有睡魔难炼。世人睡觉时，梦见好看的，自己看的见，旁人看不见；梦自己走路，实无走路；梦手拿好花，实无有花；梦遇人说话，实无其人；梦得多少银钱，实无有

銀錢　夢失去多少錢財　實無失去錢財　夢失元精　實在失去　所以一切夢　通是假的　惟有失精　是眞的　若欲敵此睡魔　不作夢　用五龍盤體之法訣　將睡魔消化　其夢全無　其精自固不失　保命之眞寶無憂也　將元精煉足　成爲舍利子　全憑四個吸呼往來　不用口鼻吸呼氣　此是眞息　伍祖冲虛云　火候誰云不可傳　隨機默運入玄玄　達觀往昔千千聖　呼吸分明了卻仙　吸呼氣無者　須得靜定之極　不省人事　氣息全無　六脈皆住　此是蟄藏　前項八步之法　是小定靜　這無口鼻吸呼氣　是大定靜　初入定靜時　小靜一日　混沌無知

银钱；梦失多少钱财，实无失去钱财；梦失元精，实在失去。所以一切梦，通是假的，惟有失精是真的。若欲敌此睡魔，不作梦，用五龙盘体之法诀，将睡魔消化，其梦全无，其精自固不失，保命之真宝无忧也。将元精炼足，成为舍利子，全凭四个吸呼往来，不用口鼻吸呼气，此是真息。伍祖冲虚云：火候谁云不可传，随机默运入玄玄。达观往昔千千圣，呼吸分明了却仙。吸呼气无者，须得静定之极，不省人事，气息全无，六脉皆住，此是蛰藏。前项八步之法，是小定静。这无口鼻吸呼气，是大定静。初入定静时，小静一日，混沌无知，

如氣絶身死一般　中静三日　大静七日　不可認爲坐化　是神炁歸根　復命之時　是炁養舍利子成珠之景象　正要侶伴護持　千萬不可驚動入定之陽神　修士亦不可因機而動　妄自出静　更當由炁住　自然神入於大定　將見先天一炁　自虛無中來　古仙云　人有生死　因有口鼻吸呼氣　若無口鼻吸呼氣　自無生死　無有口鼻吸呼氣　便爲入定　由息住而胎穩如山　用工久之　小定大定得矣　萬象全憑虛無感化　晝夜凝神入於其中　而舍利子　全憑虛無静定養成　若不能入定　皈於虛無　永無結舍利子之理　入定者　如同命將絶　然絶後復

如气绝身死一般。中静三日，大静七日，不可认为坐化，是神炁归根复命之时，是炁养舍利子成珠之景象。正要侣伴护持，千万不可惊动入定之阳神。修士亦不可因机而动，妄自出静。更当由炁住，自然神入于大定，将见先天一炁自虚无中来。古仙云：人有生死，因有口鼻吸呼气，若无口鼻吸呼气，自无生死。无有口鼻吸呼气，便为入定，由息住而胎稳如山，用功久之，小定大定得矣。万象全凭虚无感化，昼夜凝神入于定中，而舍利子全凭虚无静定养成，若不能入定，皈于虚无，永无结舍利子之理。入定者，如同命将绝，然绝后复

生是正工 如何絶後有復生 此是煉舍利子之正工 當性命入於混沌竅內 一不小心謹守 神離竅中 夜內眞寶遺失 此正是 接命在此 傷命亦在此 要死心入定凝神於竅中 而爲緊要之法訣 古仙云 當初一念轉動 墜入苦海 我今一念主靜 渡過彼岸 生死輪廻皆在一念耳 如有身冷出涼氣之時 無師傳之過耳 此皆因自然之吹噓間斷 元神不守竅內 內養不到 而丹田火冷 丹光不現 故有此陰景 然而陰景之變化 非是指一而言之 變化多端 皆是丹田炁冷之故 若何爲之 法訣曰 聚我三昧眞火 而煆煉之 凝神入於中宮

生是正功。如何绝后有复生?此是炼舍利子之正功。当性命入于混沌窍内,一不小心谨守,神离窍中,夜内真宝遗失。此正是:接命在此,伤命亦在此。要死心入定,凝神于窍中,而为紧要之法诀。古仙云:当初一念转动,坠入苦海,我今一念主静,渡过彼岸。生死轮回,皆在一念耳。如有身冷出凉气之时,无师传之过耳。此皆因自然之吹嘘间断,元神不守窍内,内养不到,而丹田火冷,丹光不现,故有此阴景。然而阴景之变化,非是指一而言之,变化多端,皆是丹田炁冷之故。若何为之?法诀曰:聚我三昧真火,而煅炼之,凝神入于中宫,

注意於胎息處　以二目合並　爲眸光射定炁穴內　武火吹噓　存心結想　一團眞火　烈焰騰騰　滿鼎神光　照耀周身　薰蒸四大　則陰魔壞景自然消滅　而中宮之丹光復明矣　這修性煉命之眞工　實則細心煅煉　若有一點粗心　丹失光無　豈不徒勞哉　亦有靜坐生邪火者　是肝腎兩處生出　先是兩眼雲朦昏花　覩物或成二體　久視則光不收　瞳人散大　白眼珠發紅　而不能使之消滅　欲防邪火夜內走失眞寶　此患因多嗜飲食　內有生邪火之物　或因心想邪火之事　或因熱水浴身　引動丹火　到處流光　火焰焚自身者有之　其幻景亦有多端

注意于胎息处。以二目合并，为眸光射定炁穴内，武火吹嘘，存心结想一团真火烈焰腾腾，满鼎神光，照耀周身，薰蒸四大，则阴魔坏景自然消灭，而中宫之丹光复明矣。这修性炼命之真功，实则细心煅炼，若有一点粗心，丹失光无，岂不徒劳哉？亦有静坐生邪火者，是肝肾两处生出，先是两眼云蒙昏花，睹物或成二体，久视则光不收，瞳人散大，白眼珠发红，而不能使之消灭。欲防邪火夜内走失真宝，此患因多嗜饮食，内有生邪火之物，或因心想邪火之事，或因热水浴身，引动丹火，到处流光，火焰焚自身者有之。其幻景亦有多端，

皆是自已不戒於火象　或覺心熱　煩燥發渴　飲食不
休　倘不知制伏　夜內亦是走失眞寶　工夫至此　學者
應注意然而以何法滅之　若是肝腎之火　可用第五步
工　可將此火滅之　若是心邪之火　飲食等等之火　可
於靜坐時　存心結想　面前一團黑毬　其大如拳　黑雲
亦可　卽以眞意凝聚　用第七步翕聚法　將黑光收歸我
有　用口意吸清涼氣　送入丹田內　再一呼氣　微微噴
出　邪火慢慢被引出　自然消滅　心地自然清涼　其想
面前黑雲黑球　吸入丹田　呼出毒火　不拘次數　總以
熱氣邪火退盡爲止　從此安樂太平　神清氣爽　方保無

皆是自己不戒于火象，或觉心热，烦燥发渴，饮食不休，倘不知制伏，夜内亦是走失真宝。功夫至此，学者应注意。然而以何法灭之？若是肝肾之火，可用第五步功，可将此火灭之。若是心邪之火，饮食等等之火，可于静坐时，存心结想，面前一团黑球，其大如拳，黑云亦可。即以真意凝聚，用第七步翕聚法，将黑光收归我有。用口意吸清凉气，送入丹田内；再一呼气，微微喷出。邪火慢慢被引出，自然消灭，心地自然清凉。其想面前黑云黑球，吸入丹田，呼出毒火，不拘次数，总以热气邪火退尽为止。从此安乐太平，神清气爽，方保无

失矣
玄宗子陳寶宗問曰　師傳內外吸呼　四個往來　不用口鼻　若用口鼻吸呼氣　非是眞道　這吸呼氣　不由口鼻出入　是由何處出入　還得四個吸呼　乞師細細解明傳出
千峯老人答曰　此後天吸呼消息　攝之丹田內眞炁發動是先天炁升　後天氣降　後天氣升　先天炁降　是此升彼降　彼升此降　是四個往來　非是用口鼻吸呼氣是內裏後天一吸踵　一呼蒂　是後天踵蒂消息往來　兩個吸呼　引動先天眞炁發動　由後督脈上升泥丸宮　復

失矣。

玄宗子陈宝宗问曰：师传内外吸呼，四个往来，不用口鼻，若用口鼻吸呼气，非是真道。这吸呼气，不由口鼻出入，是由何处出入，还得四个吸呼？乞师细细解明传出。

千峰老人答曰：此后天吸呼消息，摄之丹田内真炁发动，是先天炁升，后天气降，后天气升，先天炁降，是此升彼降，彼升此降，是四个往来。非是用口鼻吸呼气，是内里后天一吸踵，一呼蒂，是后天踵蒂消息往来，两个吸呼；引动先天真炁发动，由后督脉上升泥丸宫，复

由泥丸宮經任脉　下降生死竅　此是先天任督眞炁升降
兩個往來　先天後天　是四個往來　不用口鼻吸呼氣
然而後天吸踵呼蔕　若無師傳　不敢自用　若是用口鼻
吸呼氣　亂提亂煉　將先天眞炁　提衝心竅胞絡油衝開
不能包守心竅　準得道魔　或是自歌自舞　口發狂言
題詩作賦　說妙談玄　自言自得無上妙道　實在是識
神發動心竅　神不守舍　腦筋錯亂　若是稍有喜怒憂懼
悲傷情形　即是搖動腦氣筋　神經錯亂　哭了又笑
喜盡復悲　皆是心竅之炁　衝動元神　性亂不能修養
此皆是錯用後天吸呼氣之過也　工至此　要細細請問老

由泥丸宫经任脉，下降生死窍，此是先天任督真炁升降。两个往来。先天后天，是四个往来，不用口鼻吸呼气。然而后天吸踵呼蒂，若无师传，不敢自用。若是用口鼻吸呼气，乱提乱炼，将先天真炁，提冲心窍，胞络油冲开，不能包守心窍，准得道魔。或是自歌自舞，口发狂言，题诗作赋，说妙谈玄，自言自得无上妙道，实在是识神发动心窍，神不守舍，脑筋错乱。若是稍有喜怒忧惧悲伤情形，即是摇动脑炁筋，神经错乱，哭了又笑，喜尽复悲，皆是心窍之炁，冲动元神，性乱不能修养，此皆是错用后天吸呼气之过也。功至此，要细细请问老

師 這眞人吸呼於踵蒂處 由何處吸 由何處呼 不用
口鼻 請問明白之後 再用四個吸呼 大週天之工 是
無時無候無間斷也 非是不傳 實在有險 我吸於踵
你看看 是由祖竅內 至延髓梗 下通於踵 卽脚後根
之管 祖竅內一吸氣 心意由祖竅至延髓梗 此爲消
後天眞氣 由踵管上升至尾閭 過夾脊玉枕至泥丸宮
此爲根生於踵 又呼於蒂 是由延髓望外至祖竅 下通
任脉管根 卽是生死竅 延髓至祖竅一呼氣 心意由延
髓至祖竅 此爲息 後天眞氣 由蒂管下降至祖竅過十
二重樓絳宮炁穴至生死竅 此爲發於蒂 此是後天兩個

师，这真人吸呼于踵蒂处，由何处吸，由何处呼，不用口鼻。请问明白之后，再用四个吸呼。大周天之功，是无时无候无间断也，非是不传，实在有险。我吸于踵，你看看。是由祖窍内至延髓梗下通于踵，即脚后根之管。祖窍内一吸气，心意由祖窍至延髓梗，此为消，后天真气，由踵管上升至尾闾，过夹脊玉枕至泥丸宫，此为根生于踵；又呼于蒂，是由延髓往外至祖窍，下通任脉管根，即是生死窍，延髓至祖窍一呼气，心意由延髓至祖窍，此为息，后天真气，由蒂管下降至祖窍过十二重楼、绛宫、炁穴至生死窍，此为发于蒂。此是后天两个

吸呼　踵蒂消息　不用口鼻吸呼氣　此踵蒂消息氣久煉
自然先天眞炁　被後天氣引動　先天眞炁生　後天眞
氣降　後天眞氣升　先天眞炁降　此是四個吸呼　不用
口鼻之氣　爲大週天　無時無候無間斷也　我師曰　吸
呼分明了却仙
玄忠子王忠問曰師言色魔食魔好煉　爲有睡魔難消　又
言至人無夢　何用五龍盤體之法訣　其夢全消　其精自
固不失　乞師示知
千峯老人答曰　這色魔　可用巽風橐籥六候　將色魔化
的馬陰藏相　其魔自消　這食魔　是身體足壯　可食素

吸呼踵蒂消息，不用口鼻吸呼气。此踵蒂消息气久炼，自然先天真炁被后天气引动。先天真炁生，后天真气降；后天真气升，先天真炁降。此是四个吸呼，不用口鼻之气，为大周天，无时无候无间断也。我师曰：吸呼分明了却仙。

玄忠子王忠问曰：师言色魔食魔好炼，惟有睡魔难消。又言至人无梦，可用五龙盘体之法诀，其梦全消，其精自固不失。乞师示知。

千峰老人答曰：这色魔，可用巽风、橐籥、六候，将色魔化的马阴藏相，其魔自消。这食魔，是身体足壮，可食素

飯素菜　戒諸香五辛　味香散炁　五辛能生淫精　謹戒五葷　即是消除食魔　惟有睡魔難煉　是以禪家有長坐不卧之法　世人睡覺時　夢見一切之事　覺時全是無有其事　夢得多少銀錢　覺時無有銀錢　夢失多少物件　覺時無失物件　夢失去元精　覺時眞失去元精　一切作夢　通是假的　惟有遺失元精　這是眞的　失去元精　傷自已性命　何不求師法訣　保自已性命　余眼見民國多少大偉人　得了多少銀錢地盤　死後帶不去寸土分文　全是假的　如同作夢一樣　惟有生前作的善事惡事　死後可是眞的　多作善事保民衆　日後民衆修廟塑像燒

饭素菜，戒诸香五辛，味香散炁，五辛能生淫精，谨戒五荤，即是消除食魔。惟有睡魔难炼，是以禅家有长坐不卧之法。世人睡觉时，梦见一切之事，觉时全是无有其事；梦得多少银钱，觉时无有银钱；梦失多少物件，觉时无失物件；梦失去元精，觉时真失去元精。一切作梦，通是假的，惟有遗失元精，这是真的。失去元精，伤自己性命，何不求师法诀，保自己性命？余眼见民国多少大伟人，得了多少银钱地盘，死后带不去寸土分文，全是假的，如同作梦一样。惟有生前作的善事恶事，死后可是真的。多作善事保民众，日后民众修庙塑像烧

香叩頭　萬古千秋　爲一個好人　若是淨作惡事　死後受民衆唾駡　遺臭萬年　請看民衆　崇拜岳夫子　燒香叩頭　轉臉就駡秦檜　因岳武穆是好人　秦檜是壞人　我民國大偉人　可不戒哉　黎總統　與民衆同樂　吳大帥　家無私財　一心向善　此二位　眞我民國之仙佛也　世人作好事壞事　就在心耳　這作夢與人作事　就在一念　至人無夢　好善人不作惡事　然而無夢　夜內走失元精　是何道理　世人不知眞理　人的識神　晝寄於目　夜寐而安藏於腎　睡熟時打呼嚕　震動六根　其元精自出　故而失之　戒失之法　吾人於睡時　舌頂上腭

香叩头，万古千秋，为一个好人；若是净作恶事，死后受民众唾骂，遗臭万年。请看民众崇拜岳夫子，烧香叩头，转脸就骂秦桧，因岳武穆是好人，秦桧是坏人。我民国大伟人，可不戒哉！黎总统，与民众同乐；吴大帅，家无私财，一心向善。此二位，真我民国之仙佛也。世人作好事坏事，就在心耳，这作梦与人作事，就在一念。至人无梦，好善人不作恶事，然而无梦夜内走失元精，是何道理？世人不知真理，人的识神，昼寄于目，夜寐而安藏于肾。睡熟时打呼噜，震动六根，其元精自出，故而失之。戒失之法，吾人于睡时，舌顶上腭，

收神下藏丹田　心空無念　閉口氣由鼻孔入　下降丹田　與炁交合　水火合一　氣息綿綿　神氣相抱　似睡熟　非睡熟　自然之睡　其元精如何遺失　還有五龍盤體之法　訣曰　東首而寐　側身而卧　如龍之蟠　如犬之曲　一手曲肱枕頭　一手直摩臍腹　一隻脚伸　一隻脚縮　未睡心先睡目　致虛極　守靜篤　神氣自然歸根　吸呼自然含育　不調息而息自調　不伏氣而氣自伏　照此睡法　自然無夢　保守元精不失　昔華山祖師　陳希夷留形於廟內　這睡禪工　總得會宴息法工　若是混睡　濁氣念慮未斷　一覺睡熟　陽氣盡爲陰氣所壓　如

收神下藏丹田，心空无念，闭口气由鼻孔入，下降丹田，与炁交合，水火合一，气息绵绵，神气相抱，似睡熟，非睡熟，自然之睡，其元精如何遗失？还有五龙盘体之法，诀曰：東首而寐，侧身而卧，如龙之蟠，如犬之曲。一手曲肱枕头，一手直摩脐腹，一只脚伸，一只脚缩。未睡心先睡目，致虚极，守静笃，神气自然归根，吸呼自然含育，不调息而息自调，不伏气而气自伏。照此睡法，自然无梦，保守元精不失。昔华山祖师陈希夷留形于庙内，这睡禅功，总得会宴息法功。若是混睡，浊气念虑未断，一觉睡熟，阳气尽为阴气所压，如

死人一般　是因不知宴息法訣之過耳
玄輔子盧有德問曰　這睡覺　還得用宴息禪工　不能混睡乞師傳出
千峯老人答曰　非但是睡覺時　用宴息法　每日參禪時亦得用宴息法　其法曰　如睡時　打坐之前　寬放衣襟　呵出濁氣　吸進清氣　然後心平氣和　靜坐靜睡時耳不聞聲　目無視物　閉口藏舌　舌舐上腭　心無思慮　鼻吸下降　四肢不動　凝一點元神　入於炁穴　相依相戀　如爐中火種不斷　久久養之　自然神足不思睡氣滿不思食　精滿不思慾　其身自壯而覺輕　其心自

死人一般，是因不知宴息法诀之过耳。

玄辅子卢有德问曰：这睡觉，还得用宴息禅功，不能混睡？乞师传出。

千峰老人答曰：非但是睡觉时用宴息法，每日参禅时，亦得用宴息法。其法曰：如睡时、打坐之前，宽放衣襟，呵出浊气，吸进清气，然后心平气和。静坐静睡时，耳不闻声，目无视物，闭口藏舌，舌舐上腭，心无思虑，鼻吸下降，四肢不动，凝一点元神，入于炁穴，相依相恋，如炉中火种不断。久久养之，自然神足不思睡，炁满不思食，精满不思欲。其身自壮而觉轻，其心自

覺明而靈　其氣自覺氣无　而炁清　其神自覺圓通而神明　如此便入長生路　此是宴息之法訣　與胎息法訣遠矣

玄物子田萬年問曰　師前圖所言　法輪自轉　無師傳不能自轉　乞師示下

千峯老人答曰　這法輪自轉　是眞陽之炁　不能自出　出來不能自轉　揔得用後天吸呼之踵蒂氣　吹動炁穴內眞炁　槖籥之消息　逼逐眞炁通任督　達乾坤轉運　用法　借後天之氣　催動先天之炁　法輪自轉　闔戶卽是吸機者　往下也　故曰爲坤　闢戶卽是呼機者　往上也

觉明而灵，其气自觉气无而炁清，其神自觉圆通而神明，如此便入长生路。此是宴息之法诀，与胎息法诀远矣。

玄物子田万年问曰：师前图所言，法轮自转，无师传不能自转。乞师示下。

千峰老人答曰：这法轮自转，是真阳之炁，不能自出，出来不能自转，总得用后天吸呼之踵蒂气，吹动炁穴内真炁，橐籥之消息，逼逐真炁通任督，达乾坤转运。用法借后天之气，催动先天之炁，法轮自转。阖户即是吸机者，往下也，故曰为坤；辟户即是呼机者，往上也，

故曰乾矣　此是後天之吸呼　兩個往來　引動先天眞陽之炁生出　由炁穴發動　下通尾閭督脉　陽炁由籥管一點一點上升至乾　後天吸機下降至坤　陽炁由橐管任脉一點一點下降至坤　後天呼機上升至乾　是彼上此下此上彼下　若以口鼻一呼一吸　謂之往來不窮者　則去先天大道遠矣　燃燈佛曰　常轉法輪　世尊曰　常轉如是妙法輪　余在民國十一年二月　年六十歲用功　這日卯時　余週身如蟻行　不知不覺　忽然丹田發熱　通身蘇麻　快樂難當　忽然心內莫知所知　陽物勃然而舉恍惚之中　橐管先天眞炁發動　余淫根往回一縮　心

故曰乾矣。此是后天之吸呼，两个往来。引动先天真阳之炁生出，由炁穴发动，下通尾闾督脉，阳炁由籥管一点一点上升至乾，后天吸机下降至坤；阳炁由橐管任脉一点一点下降至坤，后天呼机上升至乾。是彼上此下，此上彼下。若以口鼻一呼一吸，谓之往来不穷者，则去先天大道远矣。燃灯佛曰：常转法轮。世尊曰：常转如是妙法轮。余在民国十一年二月，年六十岁用功。这日卯时，余周身如蚁行，不知不觉，忽然丹田发热，通身苏麻，快乐难当。忽然心内莫知所知，阳物勃然而举，恍惚之中，橐管先天真炁发动。余淫根往回一缩，心

中不肯捨其炁　炁被淫根勒住　合成一團　其中景象似失似泄　而實無失泄　眞陽之炁　自下往後　一點一點上升　此時任督二脉自開　余速用後天闔之吸踵氣相連催運逼眞炁上升　復又用先天陽炁　由前一點一點下降　後天闢之呼蔕氣　相連催逼眞炁下降　此爲大轉法輪　乃是乾坤中之主宰　即是我的眞意　使先天炁後天氣轉運　此上彼下　彼上此下　其內裡奧妙　不可以言語形容　雖然若不明言　後學又從何悟入　此四個吸呼　不用口鼻　就在遇師不遇師耳　大道最秘　誰敢全泄　余訪道　至七十三歲　今將訣法全泄　願有志者

中不肯舍其炁，炁被淫根勒住，合成一团，其中景象，似失似泄，而实无失泄。真阳之炁，自下往后一点一点上升。此时任督二脉自开，余速用后天阖之吸踵气，相连催运逼真炁上升，复又用先天阳炁，由前一点一点下降，后天辟之呼蒂气，相连催逼真炁下降。此为大转法轮，乃是乾坤中之主宰，即是我的真意，使先天炁、后天气转运，此上彼下，彼上此下。其内里奥妙，不可以言语形容。虽然，若不明言，后学又从何悟入？此四个吸呼，不用口鼻，就在遇师不遇师耳。大道最秘，谁敢全泄？余访道至七十三岁，今将诀法全泄，愿有志者

不出數日　訣法全看明白　由古至今　秘而不泄　佛佛秘授　祖祖口傳　任爾各門　千訣萬法　若離此四個吸呼　舍利子無所成也　爾要知到　身中精蟲　無有先天眞炁助養　不能成舍利子　舍利子養足　發出慧光未到之事　無所不知　如同無線電力一養　精蟲　是後天之中先天之炁所養　舍利子　是先天之中先天之炁所養　所以煉精化炁爲藥　煉炁化神爲丹　藥是治病之方人自幼至老　莫不有病　但不自覺耳　必先採補其精化炁　將五臟六腑四肢百骸補足　身體無病　筋骨强壯精神百倍　再煉四個吸呼往來　補助精蟲化爲舍利子

不出数日，法诀全看明白。由古至今，秘而不泄，佛佛秘授，祖祖口传，任尔各门，千诀万法，若离此四个吸呼，舍利子无所成也。尔要知道，身中精虫，无有先天真炁助养，不能成舍利子。舍利子养足，发出慧光，未到之事，无所不知，如同无线电力一样。精虫是后天之中先天之炁所养，舍利子，是先天之中先天之炁所养。所以炼精化炁为䕩，炼炁化神为丹。药是治病之方，人自幼至老，莫不有病，但不自觉耳。必先采补其精化炁，将五脏六腑四肢百骸补足，身体无病，筋骨强壮，精神百倍。再炼四个吸呼往来，补助精虫化为舍利子，再使後天中之先天炁　將舍利子養足　發出先天中之先天炁　此爲慧光　此炁乃是元始祖炁　先天至精至靈至聖之炁　有此先天炁之慧光　是不死之藥也　此藥不在海上　不在世界藥舖　是在自已身內求之　崔公入藥鏡云　先天炁　後天炁　得之者　常似醉　學者知會用此炁　便得眞長生　就在你祖上有德無德　有德者　一傳便知　無德者　莫明其妙　明說明傳　明學樣子教他看　祖上無德　自已不作善事　還是不會　昔年我師了然了空傳我時曰　四個吸呼分先後　若用口鼻道不眞　吸踵呼蒂連眞炁　這箇消息引轉輪　又曰　後天吸呼

再使后天中之先天炁，将舍利子养足，发出先天中之先天炁，此为慧光。此炁乃是元始祖炁，先天至精、至灵、至圣之炁。有此先天炁之慧光，是不死之药也。此药不在海上，不在世界药铺，是在自己身内求之。崔公《入药镜》云：先天炁，后天炁，得之者，常似醉。学者知会用此炁，便得真长生，就在你祖上有德无德。有德者，一传便知；无德者，莫明其妙。明说明传，明学样子教他看，祖上无德，自己不作善事，还是不会。昔年我师了然、了空传我时曰：四个吸呼分先后，若用口鼻道不真；吸踵呼蒂连真炁，这个消息引转轮。又曰：后天吸呼

在山根 先天眞炁丹田升 二炁一合連上下 差之毫厘不轉輪 這踵之頭 在後腦海 即是延髓 下通脚後根 一吸踵處至山根 即是蒂處 其後天氣 由脚後根上升 至尾閭關 過夾脊玉枕至泥丸宮 此是後天一吸踵之處 這蒂之頭 在山根 即是祖竅內 下通生死竅 一呼蒂處 至後腦海 其後天氣 由泥丸宮 下降通上鵲橋 玄膺穴 十二重樓 至絳宮 下降眞炁穴 至生死竅 此爲後天一呼蒂之處 此是後天兩個吸呼 我吸呼一回爾看 是這箇吸法 是這箇呼法 是引動先天眞炁發生 由炁穴內生出 下通尾閭關 一度一度上升至

在山根，先天真炁丹田升；二炁一合连上下，差之毫厘不转轮。这踵之头，在后脑海，即是延髓，下通脚后根。一吸踵处至山根，即是蒂处。其后天气由脚后根上升，至尾闾关，过夹脊、玉枕至泥丸宫，此是后天一吸踵之处。这蒂之头，在山根，即是祖窍内，下通生死窍。一呼蒂处至后脑海，其后天气，由泥丸宫下降通上鹊桥、玄膺穴、十二重楼，至绛宫下降真炁穴至生死窍，此为后天一呼蒂之处。此是后天两个吸呼。我吸呼一回尔看，是这个吸法，是这个呼法。是引动先天真炁发生，由炁穴内生出，下通尾闾关，一度一度上升至

乾頂　後天氣　一點一點下降至生死竅　先天炁　由乾頂　一度一度下降坤處　後天氣　由生死竅　進尾閭關　一點一點上升至乾頂　此爲先後天吸呼　四個往來　不用口鼻　昔年你師爺　在北京仁壽寺　受傳時曰　凡借後天之息　以爲吹嘘　逼運眞炁穴內　眞炁發動　而後天之息　遇先天眞息　相兼相連同動矣　是此上彼下　彼上此下　全在消息之機　則先天後天之息　不待辨而能自明矣　你師爺吸呼一回　我當時就會吸呼　此法總在乎　祖上有德無德　又在自已心地如何　若是學人心地不好　無作過善事　浄作壞事　先天眞炁　上一衝

乾顶，后天气一点一点下降至生死窍；先天炁由乾顶一度一度下降坤处，后天气由生死窍进尾闾关一点一点上升至乾顶。此为先天后天吸呼，四个往来，不用口鼻。昔年你师爷，在北京仁寿寺受传时曰：凡借后天之息，以为吹嘘，逼运真炁穴内真炁发动，而后天之息，遇先天真息，相兼相连同动矣。是此上彼下，彼上此下，全在消息之机，则先天后天之息，不待辨而能自明矣。你师爷吸呼一回，我当时就会吸呼，此法总在乎祖上有德无德，又在自己心地如何。若是学人心地不好，无作过善事，净作坏事，先天真炁，上一冲

心準得道瘋之病　其危險大矣　心地不正　不如不學道　實在良言也　若會前八步　是煉精補身之法　可以延年益壽　此是煉炁補精蟲　成舍利子之法　預備採大鼈　過大關之用

余胞兄趙魁一曰　這四個吸呼轉動時　非是用心意轉動　是自然而然之轉動　內裡先天炁升　呼蒂氣一降　內裡先天炁降　吸踵炁一升　是此升彼降　彼升此降　非是難學之事　就在平日用工不用工耳　我在外訪道　有工勤工慢之時　有不能用工之時　三年後　將舍利子養足　纔過大關　是劉子華道侶　侍候過的大關　若無四

心，准得道疯之病，其危险大矣。心地不正，不如不学道，实在良言也。若会前八步，是炼精补身之法，可以延年益寿，此是炼炁补精虫、成舍利子之法，预备采大鼈、过大关之用。

余胞兄赵魁一曰：这四个吸呼转动时，非是用心意转动，是自然而然之转动。内里先天炁升，呼蒂气一降；内里先天炁降，吸踵气一升，是此升彼降，彼升此降。非是难学之事，就在平日用功不用功耳。我在外访道，有功勤功慢之时，有不能用功之时，三年后，将舍利子养足，才过大关，是刘子华道侣侍候过的大关。若无四

個吸呼往來　舍利子不能成也
敲蹻道人　劉名瑞老師曰　吸呼通乎蒂踵機　動靜同乎
造化引
來生眞人　譚至明老師曰　吸機腦後是踵氣　呼機祖竅
是蒂氣
天津堤頭　劉雲普老師曰　明明非是吸呼氣　引動眞炁
轉法輪
小平島　彭茂昌老師曰　非是運氣行上下　内裡眞息引
轉輪
北平潤亭　張懋德師叔曰　吸呼眞氣通任督　相兼相連

个吸呼往来，舍利子不能成也。

敲蹻道人刘名瑞老师曰：吸呼通乎蒂踵机，动静同乎造化引。

来生真人谭至明老师曰：吸机脑后是踵气，呼机祖窍是蒂气。

天津堤头刘云普老师曰：明明非是吸呼气，引动真炁转法轮。

小平岛彭茂昌老师曰：非是运气行上下，内里真息引转轮。

北平润亭张懋德师叔曰：吸呼真气通任督，相兼相连

引炁行
淮安小會經堂 悟禪師曰 念經傷氣養太和 無他無我
轉法輪
龍門冲虛伍守陽祖師云 用後天之眞吸呼 尋連眞人吸
呼處
南昌眞陽伍守虛祖師云 達觀往昔千千聖 吸呼分明了
却仙
六安廬江李虛庵祖師云 只就眞人吸呼處 放教姹女往
來飛
王重陽祖師云 神不離氣 氣不離神 吸呼往來 通乎

引炁行。

淮安小会经堂悟禅师曰:念经伤气养太和,无他无我转法轮。

龙门冲虚伍守阳祖师云:用后天之真吸呼,寻连真人吸呼处。

南昌真阳伍守虚祖师云:达观往昔千千圣,吸呼分明了却仙。

六安庐江李虚庵祖师云:只就真人吸呼处,放教姹女往来飞。

王重阳祖师云:神不离气,气不离神,吸呼往来,通乎

二源　世人不解　便猜爲吐濁吸清　播弄口鼻　吞吸日
精月華　運行氣脉　後上前下　終夜不休　以致成疾
丹經云　人人氣血本通流　榮衛傾行百刻周　豈在閉門
學行氣　正如頭上又安頭
千峯老人曰　以上各位祖師皆云　後天吸呼氣者　非是
住於口鼻　又非是閉氣　總得師傳　方敢自用　無師者
不能用　用則生病　非虛語也

二源。世人不解，便猜为吐浊吸清，播弄口鼻，吞吸日精月华，运行气脉，后上前下，终夜不休，以致成疾。丹经云：人人气血本流通，荣卫倾行百刻周；岂在闭门学行气，正如头上又安头。

千峰老人曰：以上各位祖师皆云后天吸呼气者，非是住于口鼻，又非是闭气，总得师传，方敢自用，无师者不能用，用则生病，非虚语也。

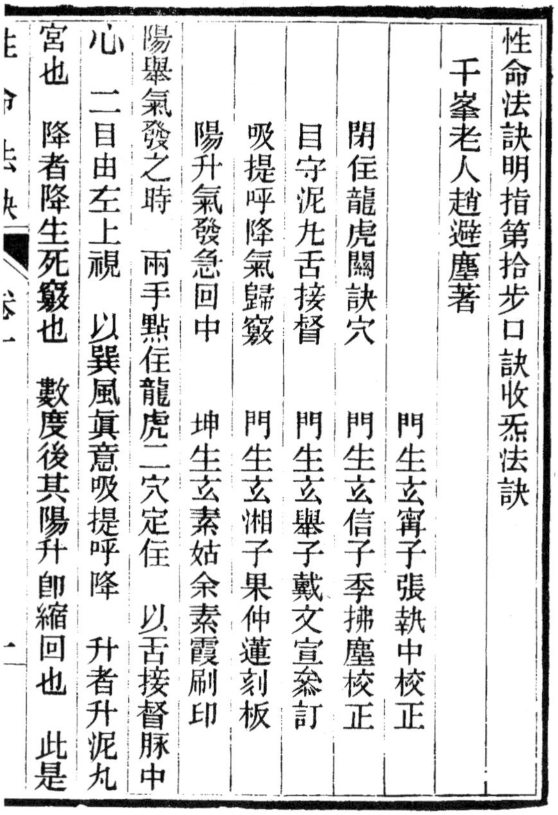
性命法訣明指第拾步口訣收烝法訣
千峯老人趙避塵著
門生玄寗子張執中校正
門生玄信子季拂塵校正
門生玄舉子戴文宣叅訂
門生玄湘子果仲蓮刻板
坤生玄素姑余素霞刷印
閉住龍虎關訣穴　目守泥丸舌接督
吸提呼降氣歸竅　陽升氣發急回中
陽舉氣發之時　兩手點住龍虎二穴定住　以舌接督脉中心　二目由左上視　以巽風眞意吸提呼降　升者升泥丸宮也　降者降生死竅也　數度後其陽升卽縮回也　此是

性命法诀明指

千峰老人赵避尘著

门生玄宁子张执中校正

门生玄信子季拂尘校正

门生玄举子戴文宣参订

门生玄湘子果仲莲刻板

坤生玄素姑余素霞印刷

第十步口诀收烝法诀

闭住龙虎关诀穴　目守泥丸舌接督

吸提呼降气归窍　阳升气发急回中

阳举气发之时，两手点住龙虎二穴定住，以舌接督脉中心，二目由左上视，以巽风真意吸提呼降。升者升泥丸宫也，降者降生死窍也，数度后其阳升即缩回也，此是

收炁收精之法訣也　收炁者接炁也　收精者添油也　由此保住可長生　精要足預防夜漏眞寶　左手在上　右手在下　兩手中指點住龍虎二穴　舌接督脉　頂住人中吸升呼降保精不失是閉精炁法

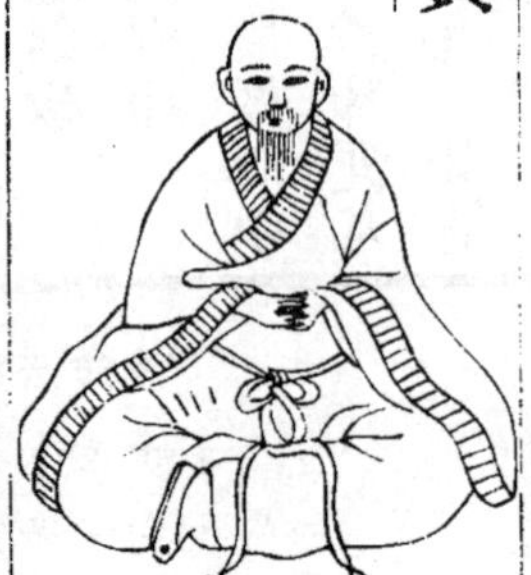

前第九步　是精炁成舍利子之法　其舍利子要成未成之時　夜內作怪　無夢無念自己洩出　修至此愼重習煉　然而以何訣法戒之　必得用第十步口訣　可以保護夜內不失眞寶　這眞精足時　或是採取有念的幻精　或是眼視色慾而心動　或是耳聞淫聲而念動　不論有何動　總

收炁收精之法诀也。收炁者接炁也，收精者添油也，由此保住可长生。精要足预防夜漏真宝，左手在上，右手在下，两手中指点住龙虎二穴，舌接督脉，顶住人中，吸升呼降保精不失是闭精炁法。

前第九步，是精炁成舍利子之法。其舍利子要成未成之时，夜内作怪，无梦无念自己泄出，修至此慎重习炼。然而以何诀法戒之？必得用第十步口诀，可以保护夜内不失真宝。这真精足时，或是采取有念的幻精，或是眼视色欲而心动，或是耳闻淫声而念动，不论有何动，总

以淫根自動爲是　淫根自動者　是無念之中　淫根由根一動一動　非是自舉也　此景象　是夜內要遺失眞寶之兆也　如不用第十步法訣　夜內遺失眞寶　甚可惜也　回想民國十九年　有一弟子　玄存子汪振勳年已七十　與我同歲　來佛堂泣曰　弟子千辛萬苦修至此　今夜內遺失元陽　請問老師可有法挽回否　答曰　由初步功再煉補至此　可以挽回　若不煉回家等死　無有別的法訣　昔日傳你時曾曰　如有淫根一動一動之景　卽是夜內遺失元陽之景到　睡覺前急速用第十步收炁法訣　若不煉夜內准洩漏元陽　爾不細心用工　有移失之景到

以淫根自动为是。淫根自动者，是无念之中，淫根由根一动一动，非是自举也。此景象，是夜内要遗失真宝之兆也，如不用第十步法诀，夜内遗失真宝，甚可惜也。回想民国十九年，有一弟子玄存子汪振勋，年已七十，与我同岁，来佛堂泣曰：弟子千辛万苦修至此，今夜内遗失元阳，请问老师可有法挽回否？答曰：由初步功，再炼补至此，可以挽回，若不炼回家等死，无有别的法诀。昔日传你时曾曰：如有淫根一动一动之景，即是夜内遗失元阳之景到，睡觉前急速用第十步收炁法诀，若不炼夜内准泄漏元阳。尔不细心用功，有遗失之景到，

睡覺時忘了用工　至夜內失去元陽　你怨何人　回答曰
弟子白天時　自覺淫根發動　心想今夜睡時　用第十
步工夫　這一天淨辦家務之事　睡覺時忘却用工　至有
遺失之患　余曰爾今年七十歲　性命不顧　操勞家務
輕看佛祖法訣　至有今日　爾今來泣問　由今往後　每
日早晚工勤　要平心靜坐　家務之事一切不想　將二目
合並歸一　下視丹田　鼻內吸呼氣　由內下降丹田　百
日內外丹田發熱　眼發電光　耳內風聲　至此可將失去
元陽煉回　可用小週天採補之法　爾當細心煆煉　不可
粗心　由此煉舍利子成也　這煉養舍利子　要足不足之

睡觉时忘了用功，至夜内失去元阳，你怨何人？回答曰：弟子白天时，自觉淫根发动，心想今夜睡时，用第十步功夫，这一天净办家务之事，睡觉时忘却用功，至有遗失之患。余曰：尔今年七十岁，性命不顾，操劳家务，轻看佛祖法诀，至有今日。尔今来泣问，由今往后，每日早晚功勤，要平心静坐，家务之事一切不想，将二目合并归一，下视丹田，鼻内吸呼气，由内下降丹田，百日内外，丹田发热，眼发电光，耳内风声，至此可将失去元阳炼回，可用小周天采补之法。尔当细心煅炼，不可粗心，由此炼舍利子成也。这炼养舍利子，要足不足之

時 內裡作怪 發動淫根漲動 不定時間有此現象 臨睡時平心靜坐 將左手中指一回 點住之處 即是龍穴 此穴是活的 內炁通心 故爲龍穴 再用右手中指點住龍穴處 左中指伸開 有圖列後

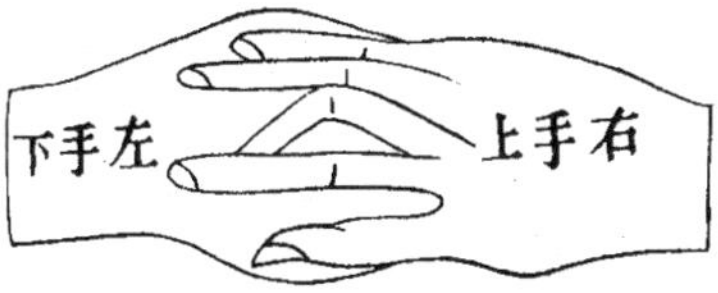

此兩手心之脉 通手腕之脉 手腕之脉能通心腎 將手心點住 能閉心腎之炁不動 將炁管閉住 用神氣即口鼻之氣 神者眼轉也 將內裡真炁收閉之 如何有遺失之患也

點住右手心 爲虎穴 此穴內炁通腎此龍虎二穴 下通

时，内里作怪，发动淫根涨动，不定时间有此现象。临睡时平心静坐，将左手中指一回，点住之处即是龙穴，此穴是活的，内炁通心，故为龙穴；再用右手中指点住龙穴处，左中指伸开，点住右手心，为虎穴，此穴内炁通肾。此龙虎二穴，下通

腎精炁管　用左手中指　點住右手心　右手中指點住左手心　即是龍虎二穴　盤腿靜坐　將龍虎二穴點住　用意將淫根望回一縮　閉口舌頂督脉絃　由鼻內望回一吸氣　眼要由下左邊　望上一看　又鼻內往外一呼氣　眼要由上右邊　向下一看　此爲神氣一吸一呼一轉　如此轉九回一定　稍定一刻　照前將淫根望回一縮　神氣目照前再轉九回　又一定　如此共轉四個九回　神氣轉時舌尖倒頂　內牙齒外　正中是督脉絃　接我任督二脉轉完三十六回再睡覺　精炁管閉住　如何有夜失之患精炁由前不能洩漏　還得用小週天採補之法補之　越

肾精炁管。用左手中指点住右手心，右手中指点住左手心，即是龙虎二穴。有图列后。此两手心之脉通手腕之脉，手腕之脉能通心肾，将手心点住，能闭心肾之炁不动，将炁管闭住。用神气即口鼻之气，神者眼转也，将内里真炁收闭之，如何有遗失之患也？盘腿静坐，将龙虎二穴点住，用意将淫根往回一缩，闭口，舌顶督脉弦，由鼻内往回一吸气，眼要由下左边往上一看，又鼻内往外一呼气，眼要由上右边向下一看，此为神气一吸一呼一转。如此转九回一定，稍定一刻，照前将淫根往回一缩，神气目照前再转九回，又一定，如此共转四个九回。神气转时，舌尖倒顶，内牙齿外，正中是督脉弦，接我任督二脉。转完三十六回再睡觉，精炁管闭住，如何有夜失之患？精炁由前不能泄漏，还得用小周天采补之法补之。越